医学实验动物学

主编 李 垚 陈学进

Laboratory Animal Science

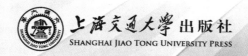
上海交通大学出版社
SHANGHAI JIAO TONG UNIVERSITY PRESS

内容提要

　　本书根据实验动物在生命科学研究领域中所起的作用,参照国内外实验动物科学的最新发展状况,结合医学院校实验动物学的开课特点,以及动物实验与比较医学之间的关系,系统介绍了实验动物科学的一些基本概念以及实验动物在生物医学研究领域中的应用。内容包括实验动物学绪论、实验动物分类、实验动物常见疾病和质量监测、环境和营养因素对实验动物的影响、实验动物的生物学特性、人类疾病动物模型、免疫缺陷动物及应用、实验动物选择和应用、实验动物福利和伦理、实验动物胚胎工程、动物实验与生物安全、动物实验技术和方法等章节。

　　本书适用于医学、药学及生物学等专业研究生和本科生的实验动物教学,亦可作为动物实验研究人员的参考工具书。

图书在版编目(CIP)数据

　　医学实验动物学/ 李垚,陈学进主编. —上海:
上海交通大学出版社,2019(2022 重印)
　　ISBN 978 - 7 - 313 - 21591 - 8

　　Ⅰ.①医…　Ⅱ.①李…　②陈…　Ⅲ.①医学—实验动
物学　Ⅳ.①R - 332

　　中国版本图书馆 CIP 数据核字(2019)第 147479 号

医学实验动物学

YIXUE SHIYAN DONGWUXUE

主　　编:李　垚　陈学进
出版发行:上海交通大学出版社　　　　　　　　地　　址:上海市番禺路 951 号
邮政编码:200030　　　　　　　　　　　　　　电　　话:021 - 64071208
印　　制:上海万卷股份有限公司　　　　　　　经　　销:全国新华书店
开　　本:787 mm×1092 mm　1/16　　　　　　印　　张:18
字　　数:416 千字
版　　次:2019 年 12 月第 1 版　　　　　　　　印　　次:2022 年 1 月第 2 次印刷
书　　号:ISBN 978 - 7 - 313 - 21591 - 8
定　　价:48.00 元

编 委 会

主 编

李 垚　陈学进

副主编

邢凤英　李善刚　马政文　方贞付

编写人员名单

（按姓氏汉语拼音为序）

陈学进　方贞付　李善刚　李　垚

马政文　邢凤英　严国锋　周　晶

审稿人

周光兴

努力發展其臨新物

學·使進、我國医学、

药学和生命科学全面

達列國際先进水平

陈竺 二〇〇一年冬

序 | Preface

　　最近我的案头多了一本崭新的教科书《医学实验动物学》，翻阅之余，感慨颇深。我不禁回想起在医学院攻读研究生以及自己指导研究生进行实验研究期间，总感到手头缺少这样一部既有理论指导意义又有实践参考价值的教科书。

　　回溯医学发展的漫长历程，实验动物的医学研究发挥了不可替代的重要作用：如果没有 Robert Koch(1843—1910) 和 Louis Pasteur(1822—1895) 的实验动物研究，就没有今天的微生物和免疫学成就，甚至没有今天的现代医学。1996 年"多利羊"的诞生标志着哺乳动物体细胞克隆技术的突破性成功，2018 年非人灵长类体细胞克隆猴"中中"和"华华"在中国诞生，更为研究人类疾病的发病原因和机制，以及疾病的预防、预测、诊断和治疗开辟了全新的途径。

　　实验动物科学是伴随着现代医学和生物学，通过漫长的动物实验过程逐渐形成的。实验动物科学作为现代科学技术不可分割的一个重要组成部分，迄今为止已形成一门独立的综合性基础学科。随着实验动物科学日新月异的迅速发展，实验动物的研究价值已经与许多科学领域的实验研究紧密地联系在一起，成为保证现代生命科学实验研究的一项必不可少的支撑条件。实验动物科学既是现代科学技术的重要组成部分，亦是生命科学领域的重要基础和条件，更是衡量一个国家医学和生命科学研究水平的重要标志。

　　医学实验动物科学发展的最终目的，就是要通过对动物本身生命现象的研究，进而推及应用到人类，探索人类的生命奥秘，控制人类的疾病，推迟人类的衰老和延长人类的寿命。医学生命科学研究的主要任务是预防与治疗人类的疾病，保障人民健康，提高人民的生活质量。它是通过临床研究和实验室研究两个基本途径来实现的，而不论临床研究还是实验室研究均离不开使用实验动物，也离不开实验动物科学的基础知识。特别是医学科学从"经验医学"发展到"实验医学"阶段，动物实验就显得更加重要。实验医学的主要特点是不仅对正常人体或病人(在不损害病人的前提下)，而且利用实验室条件，开展包括试管内，动物离体器官、组织、细胞和分子水平的实验，尤其是整体动物的实验研究。因此，在医学院校中开设"医学实验动物学"这门课程，对于医学生，尤其是研究生的培养具有重要的意义。

　　欣喜地看到，以李垚、陈学进教授为首的教学团队，在长期教学实践的基础上，编写了

《医学实验动物学》教材,用于医学院研究生和本科生的教学中。两位主编均为训练有素和业内认可的行家,他们领导的实验室已获得国际实验动物评估和认可委员会(Association for Assessment and Accreditation of Laboratory Animal Care)的证书。此教材在原有的教学讲义基础上,根据教学团队的特色以及目前国内外实验动物科学发展的趋势,注重理论与实践相结合,具有非常鲜明的特色。例如,新设立的"实验动物胚胎工程"一章中突出了作者教学团队的研究内容;"人类疾病动物模型"一章中收集了最新的基因突变小鼠模型和 PDX 模型;还有"实验动物伦理与福利"和"实验动物的生物安全"两个章节中,都收集有目前国际上最新的研究成果和观点。我深信,本教材的正式出版发行并用于医学院的教学工作,对于医学生的科研素质培养,加强学生的动物实验动手能力,均大有裨益。我愿意向医学生、研究生和实验医学工作者推荐本书。

上海交通大学医学院顾问

原上海第二医科大学校长

2019 年 11 月 19 日

前言 | Foreword

  实验动物科学作为现代科学技术发展带动下崛起的一门以生物学为主体，以医学和动物医学为核心的新兴综合交叉学科，目前正以崭新的面貌、异乎寻常的速度，影响着生命科学的各个领域，成为生命科学研究中不可替代的重要基础和支撑条件。自20世纪80年代末，本教研室在原上海第二医科大学研究生院的指导下，为医学专业研究生和部分专业本科生开设"医学实验动物学"以来，经过30多年的教学实践，本课程对培养和提高选课学生的专业素质及动物实验能力取得了良好的效果。

  本教材是在原有教学讲义的基础上，根据目前本课程在上海交通大学医学院研究生培养方案中的开设学时数，结合实验动物科学和比较医学的研究内容，组织教研室全体教师集体编写完成。本书的编写受到了"上海交通大学医学院研究生教材建设项目"的资助。在编写过程中，我们根据目前国内外实验动物科学的发展趋势和现状，删除了讲义中的部分章节内容，重新增加了一些新的实用性章节，如实验动物生物学特性、实验动物福利和伦理以及实验动物胚胎工程等章节，以进一步增强教材的全面性和实用性。编写内容汲取本学科领域的许多最新研究成果，参考并引用了曾经为实验动物科学发展作出重大贡献的专家学者们的教学经验，这是本教材能够顺利完成并出版的重要学术保证。我们对这些专家学者们表示诚挚的谢意，尤其对为原《医学实验动物学》教学讲义编写付出辛勤劳动的尹松林和潘振业教授，在此一并致谢！

  目前，生命科学研究领域中有关实验动物应用、动物实验条件控制和转基因动物模型开发等新知识、新技术及新方法不断涌现，实验动物科学的知识内容也在日新月异地迅猛发展，限于编写水平的限制，如有缺点和错误，恳请读者予以谅解并批评指正。

编 者

2019 年 8 月 26 日

目录 | Contents

第一章

绪　　论

　　实验动物科学诞生于 20 世纪 50 年代初期,现在已发展成为一门独立的、综合性的基础科学。它是结合生物学、动物学、兽医学和医学等专业的知识,并引用了其他自然科学的成就发展起来的。研究内容主要包括实验动物和动物实验两个方面。前者是以实验动物本身为研究对象,专门研究它的育种和保种,生物学特性和饲养管理,疾病的诊断、治疗和预防,以便达到如何提供标准的实验动物;后者则是以实验动物为研究材料,采用各种方法在实验动物身上进行实验,研究动物实验过程中实验动物的反应、表现及其发生发展规律等问题,着重解决实验动物如何开展应用。经过众多领域的科学家们对实验动物本身和动物实验过程中的许多重要因素开展的广泛研究和大量资料积累,实验动物学至今已成为一门具有独特理论体系的基础学科。

第一节　基本概念

一、实验动物学

　　实验动物学(laboratory animal science)是以实验动物为主要研究对象,将培育的实验动物应用于生命科学等研究领域的一门综合性学科。实验动物学的主要内容包括以下几点。

　　1. 实验动物育种学

　　实验动物育种学(laboratory animal breeding science)是一门主要研究实验动物的遗传改良和遗传控制,培育新的实验动物品种(系),以及野生动物和家畜实验动物化的科学。

　　2. 实验动物微生物与寄生虫学

　　实验动物微生物与寄生虫学(laboratory animal microbiology and parasitology)是一门研究实验动物微生物和寄生虫学的分类、质量控制及标准的科学。研究各种快速、敏感、特异的检测技术和方法,利用这些方法对实验动物开展定期健康检查及质量评价,指导实验动物的生产、使用和管理。

　　3. 实验动物环境生态学

　　实验动物环境生态学(laboratory animal environmental ecology)是一门研究实验动物生存环境与控制条件的科学,主要研究内容包括外界气候因素、理化因素、营养因素、居住环境、生物因素等对实验动物的影响。

4. 动物实验技术

动物实验技术（animal experiment technique）主要研究开展动物实验时的各种操作技术和实验方法，也包括实验动物本身的饲养管理技术和各种监测技术等。

5. 实验动物医学

实验动物医学（laboratory animal medicine）是一门专门研究实验动物疾病的诊断、预防和治疗及其在生物医学领域应用的科学。

6. 比较医学

比较医学（comparative medicine）是一门研究所有动物（包括人）基本生命现象的科学。对动物和人的基本生命现象，特别是各种疾病进行类比研究是比较医学的主要特征。

7. 实验动物福利和伦理学

实验动物福利和伦理学（laboratory animal welfare and ethics）是在实验动物生产和使用中，强调对各种不良因素进行有效控制和条件改善，从伦理学角度提倡对实验动物的福利保护。在兼顾科学研究的基础上，寻找各种动物实验的替代和优化方法，探讨研究各种如何保证动物健康，改善和提高动物生活的舒适程度，控制动物生活环境及实验条件，满足动物"内心感受"以及人道的动物实验技术等。

8. 实验动物管理学

实验动物管理学（laboratory animal administration）主要包括宏观管理（由政府部门制定有关法律、法规、条例或相关的国家标准和规程等）和饲养管理（研究实验动物饲养、繁殖的科学管理以及规模化生产、供应的相关技术）两个方面。

二、实验用动物

实验用动物指所有可用于教学、科研及其他科学实验的动物，包括实验动物、经济动物、观赏动物和野生动物。

1. 实验动物

实验动物（laboratory animal）是指经过人工培育，对其携带的微生物实行控制，遗传背景明确或来源清楚，专门用于科学实验的动物。它是根据科研需要在实验室条件下有目的、有计划地进行人工驯养繁殖和科学培育而成的动物，主要来源于野生动物、经济动物或观赏动物。实验动物既有野生动物和经济动物的某些特点，如不同程度地带有细菌、病毒和寄生虫，又具有其自身的三大特点：① 明确的遗传背景和生物学特性；② 体内的微生物和寄生虫被人为控制；③ 对外界刺激因素敏感或反应均一。这三大特点是实验动物与其他动物最大的区别，也是动物实验结果具有良好科学性、可靠性和可重复性的重要前提。目前，国内外最常用的实验动物主要有小鼠、大鼠、豚鼠、家兔、犬和非人灵长类动物等。

2. 经济动物

经济动物（economical animal）是指为人类社会生活需要而驯养、培育、繁殖生产的动物。经济动物主要指为人类生活提供动物性蛋白质及皮毛等用途的家畜（禽），它们虽然符合人工培育的条件，但其遗传学及微生物学控制的目的、方向、程度均与实验动物不同。经济动物的遗传学控制重点是高生产性能优良品种的培育以及杂交优势的利用；而微生物学控制重点则主要保证动物的健康及疾病预防。经济动物对某些实验具有较高的敏感性，实验操作也相对方便,如果按照实验动物的标准加以培育开发,其中某些种类具备作为实验动物的潜力,如小型猪、羊、牛等。

3. 野生动物

野生动物(wild animal)是指作为人类特殊需要,直接从自然界捕获,而未进行人工繁殖及饲养的动物。除了非人灵长类等少数已经过驯化的野生动物外,一般均不能进行人工繁殖生产。未经驯化的野生动物,有时亦可用于实验研究;但由于其遗传背景不明确,健康状况不稳定,对实验反应缺乏一致性,实验结果的科学性和重复性都很差。

4. 观赏动物

观赏动物(exhibiting animal)是指作为人类生活中的宠物或在公园里供人观赏而饲养的动物,如宠物犬和猫等。有些品种的犬已经被开发培育成为实验动物,但由于其与人类的特殊关系,目前开展动物实验面临很大的动物伦理限制。

三、模式生物

模式生物(model organism)指作为实验模型用以研究特定生物学现象的动物、植物和微生物。科研人员通过对选定的生物物种进行科学研究,可用于揭示某种具有普遍规律的生命现象,此时这种被选定的生物物种即为模式生物。生物进化的保守性,在某一种生物内的生物过程,很可能与高等生物(如人类)类似甚至完全相同。目前,生命科学领域应用较多的模式生物主要包括:噬菌体、大肠埃希菌、酿酒酵母、秀丽隐杆线虫、海胆、果蝇、斑马鱼、爪蟾和小鼠。以下介绍主要的几种模式生物。

1. 果蝇

果蝇(*Drosophila melanogaster*)的性状表现极为丰富,突变类型众多,而且具有许多易于诱变分析的遗传特征。果蝇的染色体数目极少,基因组大小约为 180 Mb,仅包括 4 对同源染色体,便于分析。与其他实验动物相比,果蝇具有体型幼小、饲养管理简单、生活史短暂、繁殖高效、胚胎发育速度极快和完全变态等优点。到目前为止,果蝇已在发育生物学、神经科学、人类疾病研究等领域得到广泛应用,并作出了许多重要的贡献。

2. 斑马鱼

斑马鱼(*Danio rerio*)是继小鼠后又一生物学研究的重要模式脊椎动物。斑马鱼的中枢神经系统、内脏器官、血液以及视觉系统的发育都与人类相似,尤其是心血管系统的早期发育与人类极为相似。比较斑马鱼与人类的基因组发现,大约 70% 的人类基因至少有一个明显的斑马鱼同源基因。由于斑马鱼在胚胎发育上的绝对优势,近年来它已成为研究动物胚胎发育的优良材料和人类疾病起因的最佳模式生物之一。作为一种新型的脊椎模式生物,它具有繁殖能力强、体外受精和发育、胚胎透明、性成熟周期短、个体小、易养殖等诸多优点,特别是可以进行大规模的正向基因饱和突变与筛选。

3. 线虫

秀丽隐杆线虫(*caenorhabditis elegans*)也是目前发育生物学上一种重要的模式生物,其构造简单、生长快速,可大量养殖,易产生突变。线虫喜欢自由生活,以大肠埃希菌为食,易在实验室培养。由于具有雄性和雌雄同体这两种性别特征,线虫在遗传学研究上具有无可比拟的优势。不同遗传背景的线虫也可以像果蝇一样遗传交配,进行遗传分析或获得具有多种性状的个体;经突变或交配产生的新性状无须再经交配,只需转接继代就可以保持了。同时,线虫可以具有像培养细胞一样储存在-80℃冰箱或液氮中的特点,这为大量保存各种遗传背景的线虫株系提供了极大的便利,这也是其他模式动物(如果蝇和小鼠等)所不具备的。

4. 家蚕

家蚕(*Bombyx mori*)是目前唯一完成全基因组测序的鳞翅目生物,也是第一个由中国主导完成基因组研究工作的模式生物。特有的生物学特性使家蚕在生物学教学及研究中具有很多独特的优点。它作为完全变态休眠性鳞翅目昆虫,一个世代经历卵、幼虫、蛹(茧)、成虫(蛾)4个显著不同的发展阶段,遗传性状丰富。家蚕可在室内饲养,并能在较小空间内进行群体饲养,不受外界条件限制。家蚕的繁育系数高,雄蛾可以与多个雌蛾进行有效重复交配;其个体大小适中,雌雄易于分辨,更便于观察和采集。近年来,一些与生理活性物质、癌变、神经功能、寿命等有关的酶、蛋白质等家蚕突变体被不断发现,这些突变体作为人类疾病、老化、致癌等相关研究的实验对象具有非常重要的实用价值。

第二节　实验动物科学的重要性及其主要应用领域

一、重要性及意义

1. 重要性

实验动物学是伴随着生命科学领域的发展,通过漫长的动物实验过程逐渐形成的。到目前为止,人类使用实验动物的历史已有近千年,但对实验动物赋予科学定义并使之迅猛发展则才仅有近百年历史。20世纪初,美国遗传学、癌症学家 Little CC 首次采用近亲繁殖的方法培育出第一个近交小鼠品系——DBA 小鼠,从此揭开了现代实验动物科学的发展序幕,他坚信对小鼠遗传学的研究将是癌症研究的关键。他在冷泉港实验室工作期间培育出著名的 C57BL 小鼠,如今已经成为制作人类疾病模型的主要研究对象。

目前,实验动物已成为现代科学研究中不可替代的重要支撑条件,其研究价值不仅体现在生命科学领域,而且广泛应用于很多科学领域的研究中。回顾生命科学发展的历史不难发现,许多具有里程碑式的划时代研究成果,往往与实验动物或动物实验的发展密切相关。

在生命科学研究领域,目前公认"AEIR"是生命科学研究的四大基本条件,"A"即 animal(实验动物),"E"即 equipment(设备),"I"即 information(信息),"R"即 reagent(化学试剂)。实验动物作为四大基本条件之一,居于最重要的首要位置。随着现代科学技术的发展,科学研究中获得高、精、尖的仪器设备,高敏感度和高纯度的化学试剂,最新、最全的情报信息等条件已经通过设备制造业、化学工业及网络信息化技术的科学进步得以满足。实验动物是具有生命的"活的试剂",培育和饲养标准化的实验动物已成为迫切需求,但标准化的动物实验条件的控制却受制于很多因素。由于实验动物具有品种(系)复杂、繁殖规律较难控制、质量标准保持困难、可使用的时间相对短暂、对生活环境依赖性高等特点,导致它比其他三个基本条件更难高质量获得和大批量生产,而且在生产及实验过程中也常常会遇到特殊的困难。如果动物质量达不到标准,既会影响动物实验的敏感性、准确性及重复性,又可导致科研成果的科学性及可信度降低,甚至可造成难以估量的经济损失。

2. 意义

实验动物科学发展的最终目的,就是通过对动物本身生命现象的研究,将结果应用到人类,探索人类的生命奥秘,控制人类的疾病和衰老,保证人类的健康,延长人类的寿命。目前,人类已经步入生命科学的新时代,作为生命科学研究的基础和条件——实验动物科学,已受到世界各国的普遍重视。培育开发新的动物品(种)系及模型动物,已成为生命科学研究的重要内容。现代分子生物学技术不仅加快了实验动物新品系的培育速度,而且为各种人类疾病动物模型的建立提供了更好的手段和更广阔的空间。新的动物品系和疾病动物模型的建立,为生命科学的各个领域提供了可靠而有效的实验材料和工具,既促进了生命科学研究的快速发展,也促进了现代科学技术向更高的层次迈进,具有极其广阔的应用前景。根据研究工作的需要,世界上现已培育出近交系、突变系、杂交一代、基因敲除、转基因和克隆等动物。为了满足培育及饲养各种特殊实验动物的需要,人们发明了特殊的育种、保种和专门的饲养繁殖技术,通过遗传育种开发出许多具有明显人类疾病模型特征的动物品系。通过转基因和基因敲除的方法制作开发新的动物品系及动物模型,目前已成为实验动物科学发展的新领域。同时,其他专业领域的很多技术和方法亦开始应用于实验动物领域,如现代光学技术、电子技术、显微摄影及成像技术应用于实验动物科学研究;建筑工程设计、环境控制、空气净化和自动调控等技术应用于实验动物环境设施建设中;现代信息及计算机技术用于实验动物管理工作中。这些技术的应用进一步促进了实验动物标准化和动物实验规范化。

生命科学领域内,以人体为实验对象开展研究受到法律和伦理的限制。实验动物作为不可替代的重要工具,已广泛应用于生命科学领域的各种实验研究中。在药品及生物制品、农药、食品及添加剂、化工产品、化妆品和军工产品的研究、试验与生产中,在进出口商品检验中,实验动物均是不可缺少的材料。生命科学领域内的很多研究课题,最终必然要通过动物实验(包括动物疾病模型的开发等)来阐明并解决。随着实验动物的重要性越来越被人们所认识,实验动物学现已成为生命科学的重要组成部分,已发展成为一门独立的综合性基础学科。实验动物科学既是现代科学技术的重要组成部分,又是生命科学的基础和条件,亦是衡量一个国家生命科学研究水平的重要标志。

二、主要应用领域

1. 生命科学研究领域中的应用

生命科学研究领域的主要任务是预防与治疗人类疾病、保障人类健康、延长人类寿命。这些任务的完成是通过临床研究和基础研究两条途径得以实现,而无论临床研究还是基础研究均需要开展动物实验和使用实验动物。动物实验(animal experiment)是指在特定条件下以实验动物为研究对象,采用各种实验手段研究动物受试过程中的应激反应、临床表现及其发生发展规律的一种方法。生命科学研究领域中,应用实验动物开展动物实验是最常用的研究手段,其应用主要包括三个方面:首先是制备建立各种疾病动物模型用于教学和科学研究;其次作为检测(对象)工具,应用于如急性毒性试验、热源试验、药效试验、过敏试验等各种生物学试验;最后是作为微生物分离、分型、毒力测定,疾病诊断及生物制品制备等的实验材料。只有经过严格、系统和有效的动物实验,才能把医学真正地置于科学基础之上,才会有现代医学发展至今所取得的辉煌成就。动物实验方法的应用及发展,促进了现代医学科学的迅速发展,解决了许多以往不能解决的实际问题和重大理论问题。根据国际上有关部门的统计,全世界生命科学领域发表的研究论文中 60%以上均采用或涉及实验动物。某些实验性内容很强的学科,如生物学、病理生理学、药理学及毒理学等绝大部分论文也都是通过开展动物实验来完成的。由此可见,动物实验在现代医学的发展过程中起到了极其重要的推动作用,而实验动物在这个过程中扮演着不可替代的重要角色。用实验动物开展各类动物实验,既是生命科学研究及其他一些自然科学研究的重要手段,也是比较医学研究的一项重要内容。

2. 农业科学研究领域的应用

在农业领域中,化肥和农药是提高农业生产的重要基础材料,在目前已合成的很多新型农药化合物中,真正能通过动物试验并对人体和动物没有危害的仅占 1/30 000,大多数都因发现对人体健康有危害而禁止使用。化学肥料、农药的残毒检测均需要使用实验动物来开展动物试验,实验动物是农业领域相关化学材料生物学鉴定的重要工具。畜牧兽医领域使用实验动物开展动物试验的时间最长,涉及动物种类也最多,在兽用疫苗制备和鉴定、生理学试验、胚胎学研究、饲料和添加剂研究、动物疾病防治方面等很多实验中也都要使用实验动物。

3. 制药领域的应用

在新药开发研究和药物质量控制中,实验动物为药品的安全性评价做出了重要贡献,其中就包括动物急性、亚急性及慢性毒理试验,"三致"(致畸、致癌、致突变)试验等。通过动物试验,获得的实验数据证明对人体安全可靠后,方可申报、审批,最终获取生产许可批号。此外,药品正常生产过程中,每一批产品也需要通过动物实验进行安全性检验,以确保产品的安全性,否则将会给人类应用造成十分严重的后果。应用实验动物的细胞、组织或鸡胚等材料生产生物制品,从动物组织中直接提取药用成分、制备单克隆抗体等,都是实验动物在生物制品研发方面所作出的重要贡献。

4. 轻工业及化工领域的应用

涉及人类衣、食、住、行等许多日常生活用品,通常用实验动物开展动物试验,来鉴定评价这些用品的毒性及有害成分,如食品、食品添加剂、消毒剂、洗涤用品、皮毛制品及化学纤维制品等。食品、食品添加剂、皮毛制品等生产上市前,也须使用实验动物进行安全性试验,证明确实对人体无毒性及无致癌、致畸、致突变的作用后,才能够上市销售供应市场。制药、化工等工业领域各生产环节过程中的人体劳动卫生措施,特别是各种职业性中毒(如铅、苯、汞、锰、硅、酸、一氧化碳、有机化合物中毒等)的防治方法,也都必须使用实验动物开展各种动物试验后才能够确定。但随着动物福利理念的提升,2013 年 3 月 11 日,欧盟开始禁止销售采用动物做实验品的美容产品,其他各国也都在研发替代办法和公布禁止使用实验动物在化妆品等行业进行成分试验的法规。目前,韩国和印度已经成为全面终止化妆品动物试验的亚洲国家。我国也发布了相关指导信息:2014 年 6 月 30 日起,针对国产"非特殊用途"

化妆品(洗发液、香水等日常使用的化妆品)去除了强制性动物试验的要求。

5. 国防和军事科学领域的应用

实验动物在军事医学研究上具有特殊的应用价值,如世界上首次宇宙飞船飞行中,代替人类受试做生理实验的就是实验动物。通过动物实验,研究人体在太空状态下失重、辐射和太空环境因素对机体生理状态的影响。军事科学上各种武器对人体杀伤效果的科学数据,如化学、辐射、细菌、激光武器的效果和防护,都是实验动物作为人类的替身而取得的。在核武器爆炸试验中,将实验动物预先放置在爆炸现场,科研人员观察并得到了光辐射、冲击波和电离辐射对生物机体损伤的实验依据。此外,在野战外科的研究中,如何预防化学毒剂和生物武器对人体的伤害,并制定有效的防治措施也都是实验动物所做出的贡献。

6. 其他科学领域的应用

实验动物在行为科学的研究中也占有重要地位。在商品鉴定和国际贸易领域中,很多商品的鉴定除了使用仪器外,都已将应用实验动物的试验鉴定列入相关法规,鉴定结果可直接影响国家之间对外贸易的质量、数量及信誉。在交通、建筑、海洋和石油等领域实验动物也具有广泛的应用。实验动物的特点决定了其应用的广泛性,对国民经济的发展起着非常重要的作用。

第三节 实验动物科学发展概况

一、国内实验动物立法及发展概况

(一)发展概况

1949 年以前,国内仅有极少数的高等院校、医药部门繁殖少量实验动物,但数量品种极少,实验动物科学发展水平非常落后。国家当时的经济水平相对落后,导致科研人员的研究环境很差,可使用的科研经费极少,且管理工作亦很不规范。与发达国家相比,我国实验动物领域的整体水平较低,实验动物尚未形成学科。

1949 年以后,在国家的重视下,通过广大科研工作者的共同努力,在实验动物的饲养管理、繁殖育种、疾病防治、环境控制及其他监测技术方面,均取得了长足的进步,获得了一些具有世界水平的成果,这些成果为保障人民健康与国民经济发展作出了贡献。但受历史条件所限,当时并未形成全国范围内的实验动物管理体系和主管部门,也未制定相应的实验动物标准和法规。大部分实验动物饲养室及动物实验室均是普通环境设施,绝大多数单位都处于自繁、自养和自用的发展状况,供应的实验动物数量和品种很少,质量普遍较差。动物实验由于缺乏合格的设备条件,造成很多科研项目无法顺利开展。全国尚未建立实验动物专业领域的管理机构和学术团体,实验动物从业人员技术素质普遍较差,无法适应国内外实验动物科学发展的需要。

党的十一届三中全会以后,我国实行改革开放政策,实验动物科学得到了迅速发展并取得了令人鼓舞的成绩。到目前为止,在各级职能管理部门和广大实验动物工作者的不懈努力下,国内相继建立了相应的管理机构和专业单位,制定了很多重要的法律法规,初步形成了一个多层次的国家实验动物网络体系,培养形成了具有一定规模的实验动物科技队伍,我国的实验动物科学事业已在世界上具有与国家经济发展状况相匹配的地位。

（二）实验动物法制化和标准化建设

1979 年,国家卫生部批准和颁布了我国有关实验动物第一个法规性质的文件——《实验小动物饲养管理规程》。1982 年,国家科学技术委员会在组织全国范围调研的基础上,在云南西双版纳主持召开了第一届全国实验动物工作会议,拉开了我国实验动物现代化的序幕。1983 年,卫生部召开第一次全国医学实验动物工作座谈会,会上制定了(1983—1990)实验动物工作发展规划和卫生系统实验动物管理暂行条例。

1984 年,国务院批准建立了中国实验动物科学技术开发中心,在国家科学技术发展总方针的指导下,研究并提出发展我国实验动物科学技术的方针、政策、法规和规划;协调管理实验动物科学技术的开发研究和人才培训;安排落实实验动物科技有关条件的开发、建设和经营业务;组织实施实验动物科技领域的国际合作和学术交流;抓好实验动物科学技术情报、学术活动以及提供科技咨询等。这些举措对促进我国实验动物科学工作的良性发展起着重要的推动作用。

1985 年,国家科学技术委员会在北京召开了第二届全国实验动物工作会议,制定了我国实验动物科学发展规划和相关实验动物法规。1988 年,经国务院批准、国家科学技术委员会颁布了《实验动物管理条例》。这是我国专门为实验动物而制定的首部法规,从此我国实验动物进入了立法管理的新阶段。1989 年,作为国内使用实验动物最多的部门,卫生部制定了《医学实验动物管理实施细则》。1992 年,卫生部颁布了《医学实验动物标准》,比较全面地规定了实验动物的相关标准,对实验动物的生产和应用起到了重要的指导和促进作用。1994 年批准并颁布实施国家技术监督局组织专家制订的《实验动物标准》。这些国家标准,涉及实验动物微生物和寄生虫检测等级、哺乳类实验动物遗传控制、实验动物全价营养饲料及实验动物环境设施,使我国实验动物生产和使用逐步纳入标准化轨道,开始与国际接轨。

1997 年,国家科学技术委员会和国家技术监督局联合颁发了《实验动物质量管理办法》,这是我国政府主管部门颁布的第一个有关实验动物质量管理的规范性文件,文件中明确提出了我国实验动物生产和使用将实行许可证制度,并对许可证的申请和管理做出了明确规定。为贯彻落实《实验动物质量管理办法》中提出的任务,科技部又先后制定和发布了《国家实验动物种子中心管理办法》《国家啮齿类实验动物种子中心引种、供种实施细则》《关于当前许可证发放过程中有关实验动物种子问题的处理意见》《省级实验动物质量检测机构技术审查准则》和《省级实验动物质量检测机构技术审查细则》等指导性文件。随着管理办法的具体实施及相关配套指导性文件的先后发布,大力促进了全国范围内实验动物种质的保存利用和资源共享,推动了国家和地方两级实验动物检测机构的建设,开始形成了有效的全国实验动物质量检测体系。1997 年,国家科学技术委员会等四部委联合发布了《关于"九五"期间实验动物发展的若干意见》,这份法规性文件中首次出现了"3R"的基本概念。自1998 年起,国家在北京和上海等地分别建立了国家啮齿类实验动物种子中心和分中心、国家遗传工程小鼠资源库,集中开展实验动物种质资源的收集、整合及保存并开展标准化研究。

为适应国际实验动物科学发展的最新趋势,我国分别于 2011、2013 和 2017 年对《实验动物管理条例》进行了修订。2001年,国家科技部等7部、局联合颁布了《实验动物许可证管理办法》,并于2002年1月1日起执行。2002年起,我国开始全面实行实验动物许可证制度,包括实验动物生产许可证、实验动物使用许可证和从业人员上岗许可证。这一制度的实施,使我国的实验动物科学事业起了翻天覆地的变化,并大大缩短了与发达国家间的差距。随着形势的变化,从业人员上岗许可证制度于2016年被废除。同年科技部发布了《科研条件建设"十五"发展纲要》,其中明确提出了与国际接轨的动物福利保障制度,并将此项工作当作"全面推行实验动物法制化管理"的重要内容之一。2002年以来,国家先后启动了"国家实验用小型猪种质资源基地""国家实验兔种质资源基地""国家实验用猕猴种源基地""国家SPF禽类种质资源中心""实验用Beagle犬种源基地"和"国家实验灵长类种质资源中心"等项目的建设,使实验动物生产开始有序地向规模化和社会化转变,优化和整合了实验动物种质资源的管理程序,进一步提升了我国实验动物种质资源的国际地位。

2005年,经国家标准化管理委员会批准成立了"全国实验动物标准化技术委员会",专门负责实验动物相关标准化技术的管理,组织实验动物国家标准及行业标准的制定、修订和复审。2006年,科技部发布了《关于善待实验动物的指导性意见》,这是我国首个针对实验动物福利伦理管理的政府部门制定的规范性文件,也是国家发布的第一部关于动物福利的指导性纲领文件。鉴于2001年颁布实施的《实验动物国家标准》在许多方面已不适应科学发展的需要。2010年和2018年,由国家质量监督检验检疫总局(现国家市场监督管理总局)、国家标准化管理委员会又对《实验动物国家标准》进行了反复修订。

(三) 发展趋势

1. 组织机构和学术团体建设

当前,全国性的实验动物学术团体"中国实验动物学会"早已成立并发挥了重要作用。国内许多省市也已相继成立了实验动物学(协)会等学术团体,积极开展与国际实验动物界的学术交流活动。自20世纪80年代,在上海和北京先后成立区域性实验动物管理委员会,此委员会作为实验动物立法执行机构,对国家《实验动物管理条例》的贯彻落实,对《实验动物国家标准》的具体实行,对《实验动物许可证管理办法》的组织实施起到了重要作用。目前,全国各省市(自治区)都相继成立了由科技主管部门牵头的实验动物管理委员会,负责履行相应的职能。同时,全国各省(区)都先后成立了省级实验动物中心,以满足各省(区)有关部门实验动物工作的需要。全国许多高等院校、研究所及医院均设有实验动物科学部或中心,负责承担实验动物的生产供应、动物实验的组织落实和从业人员的管理培训,组成了我国实验动物科学多层次的网络系统。

2. 信息化体系和网络化建设

全国范围内已建立了有效的实验动物监控系统,开展了对小鼠、大鼠、豚鼠、兔、犬和猕猴等实验动物的微生物学、遗传学、营养学、环境卫生和传染病监测,有效地控制了实验动物疾病的发病和流行,保证了我国生产供应的实验动物质量;建立健全了全国性的实验动物质量检测网络,通过国家和地方两级质量网络管理,检测网络在实验动物许可证的实施、质量评价和保障等方面均发挥了重要作用。网络信息技术在我国实验动物资源和信息共享方面也已得到广泛应用,已建成的中国实验动物信息网和各省市的实验动物信息网已为国家科技发展提供了重要支撑。挂靠于各学会专门发表实验动物与动物实验研究成果的学术刊物,也在北京和上海等地成立并发挥着重要作用,如《中国实验动物学报》《中国比较医学杂志》及《实验动物与比较医学》等。2018 年 3 月,又创刊了《动物模型与实验医学》(*Animal Models and Experimental Medicine*,*AMEM*)杂志。此外,实验动物科学领域亦出版了很多关于实验动物及动物实验内容的学术专著,如《哺乳类实验动物》《比较医学》和《人类疾病动物模型》等。

3. 自主创新能力和社会化程度

开发新的实验动物资源,推动野生动物和家畜动物的实验动物化研究亦得到了高度重视。我国科研工作者已开展了一些野生动物的实验动物化研究,包括树鼩、长爪沙鼠、灰仓鼠、东方田鼠、猕猴和小型猪等动物,经过多年努力已经取得了令人可喜的成果。但在野生动物实验动物化工作中,我国仍存在着动物资源不足、专业研究人员缺乏、研发力量分散、自主创新能力不强等问题。此外,我国还积极地开展了实验动物仪器设备和工程的研究工作,目前国内已能生产与国际标准接轨的各种类型的实验动物仪器设备,如正负压无菌隔离器、独立通风饲养笼盒系统、真空高压灭菌器、各种不锈钢实验动物笼具和动物电子标签等产品,加速推动了国内实验动物设施和设备的现代化发展进程。但目前我国仍存在着实验动物种质资源数量不足,以及信息数字化程度不高的现状,影响了实验动物规模化和社会化的发展趋势,亟须通过制定相关的政策法规、共享机制和技术标准,理顺管理体系等举措来予以解决。

4. 规范化管理

目前,我国实验动物和动物实验的质量管理逐步走上正轨,组织机构体系、法规标准体系和质量保障体系不断完善。由国家和省级科技行政主管部门管理实验动物工作,各级实验动物管理机构依法行政,依照标准管理,并与技术质量检测机构、种源基地和社会化生产结合,逐步形成了较为完整的全国实验动物质量保障体系。实验动物科学呈现出快速、健康发展的趋势,使我国取得了国际实验动物学界令人惊讶的发展速度和成就。这是具有我国特色的实验动物法制化、规范化管理体制和发展模式的明显优势。

二、国外实验动物立法及发展概况

人类开展动物实验已有上千年的历史。公元前 4 世纪至公元前 3 世纪,希腊生物学家亚里士多德(Aristotle)应用解剖技术展示各种动物的内在差别和古埃及木乃伊的制作。16世纪中叶,随着第一次科技革命唤醒了人们的科学意识,使得动物实验技术方法得到了迅速发展。许多科学家利用各种实验动物,开展了一系列解剖学、生理学、血液学及免疫学动物实验,取得了许多对现代医学发展影响深远的实验研究成果。19 世纪中叶的第二次科学革命,在推动生物学、地质学、数学、物理学、化学、电磁学、热力学和光学等学科诞生或发展的同时,也促进了自然科学的迅速发展。随着动物实验研究的大量开展,开创了实验医学的发展历程,实验医学的出现是 19 世纪自然科学发展的一大标志,亦成为生物医学的转折点。

在美国,《动物福利法》于 1966 年签署成为法律。这是美国唯一一部规定了研究、展览、运输和经销商对待动物方式的法律。其他法律、政策和指导方针可能包括动物保护和使用的额外物种范围或规范,但都将《动物福利法》视为可接受的最低标准,并且强制执行。美国农业农村部下属的动物与植物健康检查机构作为监督机构,确保《动物福利法》的实施。同时在美国国立卫生研究院下设实验动物福利办公室与公共卫生局,一起对其支持的科研项目所相关的动物福利情况进行监督，并对每个被资助的单位提供许可证号码。

1950年，在芝加哥举行第一次全国性的"动物管理者小组"会议，并于1953年正式成立实验动物管理小组，这就是美国实验动物科学协会（American Association for Laboratory Animal Science，AALAS）的前身。1964年实验动物管理小组的实验动物设施认证理事会正式成立，成为现在大家所熟悉的国际实验动物评估和认可管理委员会（AAALAC International），1967年实验动物管理小组正式更名为美国实验动物科学协会。

在欧洲，1986年3月在法国的斯特拉斯堡通过了《用于实验和其他科学目的的脊椎动物保护欧洲公约》（European Convention for the Protection of Vertebrate Animals Used for Experimental and Scientific Purpose，ETS 123），同年欧洲共同体经济理事会通过了《关于使各成员国有关用于实验和其他科学目的的动物的保护法律、法规和行政规章接近的理事会指令》（86/609/EEC）。1998年，欧盟理事会通过了《关于〈用于实验和其他科学目的的脊椎动物保护欧洲公约〉结论的理事会决定》，并于2003年7月通过了《关于〈用于实验和其他科学目的的脊椎动物保护欧洲公约〉修订议定书结论的理事会决定》。但是从2013年1月1日开始，实施了26年的86/609/EEC被2010/63/EU取代，欧盟成员国将实施新的保护实验用动物指令。2010/63/EU突出了"3R"为中心的概念，同时加强了动物实验伦理审核和持续审核制度、非人灵长类动物的应用、法规的透明度和执行力，以及欧盟成员国间的合作。该项新的法规在一个新的高度上统一了成员国关于保护动物和动物福利的立场，体现了欧洲在实验动物立法方面的先进导向作用。

1824年，英国就成立了防止虐待动物协会（Society for the Prevention of Cruelty to Animals，SPCA），英国是世界上第一个实施保护动物法律的国家。1822年国会便通过了一项法案，以防止对牛的残忍和不当对待。第一部《动物保护法》于1911年颁布，之后又多次修订。2007年，英格兰和威尔士开始实施《动物福利法》，该法案是对《虐待宠物法》的全面修订，取代了之前的《动物保护法》。

三、国际实验动物发展历史与趋势

1. 发展历史

1915年，金属隔离器在世界上问世，1957年又出现塑料薄膜隔离器，使得悉生动物学迅速发展。1940年，美国学者育成无菌大鼠并建立了繁殖种群。此后，世界上又先后育成大鼠、小鼠、豚鼠、兔、猫、犬、猴和鸡等无菌动物，并根据实验要求又培育出无特定病原体动物（specific pathogen free animal，SPF动物）。1956年，联合国教科文组织、医学科学国际组织和国际生命科学会一起，成立了全球性的实验动物学术机构——国际实验动物科学委员会（International Council on Laboratory Animal Science，ICLAS），负责国际上实验动物科学发展的指导协调与管理工作。ICLAS对促进世界上实验动物的标准化、商品化和社会化，推动国际实验动物科学的发展起了重要作用。1987年，我国正式被接纳为该委员会的成员国。

20世纪50年代以后，西方发达国家的实验动物科技水平发展迅猛。通过市场竞争和优胜劣汰，目前实验动物生产已经实现规模化、集约化及商品化。实验动物质量管理则主要依靠市场机制，以行业自律为主，辅以实验动物技术中介机构的质量认证。在实验动物科技和行业最为发达的美国，政府不设专门机构对实验动物进行管理，而是采取立法，通过市场机制、行业自律和民间认证机构进行管理。目前,西方发达国家均已实现了实验动物的专业化分工、规模化生产、商品化供应和社会化服务,实验动物标准化管理已经非常完善和成熟。这些发达国家基本上均已建立了实验动物资源的收集、保存、研究和共享管理体系,通过对这些战略性资源的深入研究和高效利用,达到保护资源、推进国家科技创新和进步的目的。世界范围内实验动物生物学特性数据化及信息化集成的实现,人类疾病动物模型制作的产业化生产、商品化发展和社会化服务水平的提高,最大限度地实现了全球实验动物与相关支撑服务保障资源的共享。实验动物科学已被世界卫生组织(World Health Organization,WHO)所承认,由 WHO 协同其他组织一起向世界各国提供实验动物科学的培训、技术资料及咨询服务等。目前,许多西方发达国家在实验动物科学领域,均有完善的组织机构、教育科研、生产管理与应用体系;实验动物科学已经发展成为独立的科学研究与生产部门,成为推动各国国民经济发展的重要因素。

2. 趋势

(1)实验动物资源多样化趋势:随着实验小鼠基因组测序完成过程中,发现小鼠与人类基因组的蛋白质编码区域有 85% 是相同的,开拓了世界各国开发实验动物资源的新领域。目前,转基因技术、基因敲除技术及克隆技术等现代分子生物技术已在实验动物模型制作中得到广泛应用,使得新的实验动物品种(系)及具有人类疾病特征的模型动物种类、数量呈快速增长。

野生动物的实验动物化也是实验动物资源不断增加的重要来源,如土拨鼠、雪貂和昆虫等,也开始逐步被实验动物化。随着实验动物福利水平的不断提升,采用非人灵长类及犬、猫等高等动物开展的动物实验已面临很大限制,目前已逐渐被鱼类、果蝇等其他模式动物所代替。随着生命科学的发展,世界范围内实验动物种子库的建立及繁殖生产,特别是转基因动物的开发,均极大地增加了实验动物品种(系)的数量。

(2)实验动物产业化、商品化和社会化趋势:进入 21 世纪以来,生命科学领域发展迅猛,随着世界各国对实验动物科学的日益重视,发达国家已从实验动物生产供应的专业化和产业化,开始向动物实验技术和疾病动物模型服务的商品化及社会化发展。人类疾病动物模型的市场化供应,为包括对各类肿瘤、高血压、糖尿病、艾滋病和老年病等许多专业学科的研究,提供了良好的疾病研究材料。应用基因编辑技术制备的以小鼠为代表的基因工程动物模型,由于具有体积小、价格高,以及较强的专一性和较好的经济效益,吸引着世界上很多生物研发公司投入了大量的人力和物力,逐步形成了规模化开发、生产和研究的模式,并已成为实验动物科学的产业化发展趋势。

(3)实验动物福利和伦理全球化发展趋势:目前,提倡实验动物福利和加强动物保护运动已呈现全球化趋势。世界上很多国家普遍接收并开展了以替代(replacement)、减少(reduction)和优化(refinement)为核心的"3R"运动。通过开展"3R"运动,采用低等的单细胞生物、微生物或离体组织细胞及计算机技术来模拟替代整体动物的试验;进行规范化动物试验,提高实验动物利用率,大大减少使用动物的数量;通过适当的实验方法来降低实验动物的精神紧张和痛苦,使得实验动物的使用量逐步减少,促进了动物实验结果的准确性及可靠性不断提高。实验动物福利和伦理的研究内容,既反映了实验动物科学发展建设的成就,又影响着生命科学研究成果的社会性,以及成果被社会公众接受的广泛性。重视实验动物福利和伦理问题,既是世界上自然科学发展的必然趋势,也是社会科学发展的必然结果和社会文明进步的具体体现。为了保证和推动动物实验的质量,美国食品药品监督管理局(FDA)和欧共体强力推荐在有国际 AAALAC 认证的实验室开展动物实验。AAALAC 国际认证是实验动物质量和生物安全水准的象征,也是国际前沿医学研究的质量标志。它的认证评估将推动科学研究的有效性和持续性,表明对人道护理动物的真正承诺。

参考文献

1. 秦川,魏泓,谭毅,等.实验动物学[M].2 版.北京:人民卫生出版社,2015.

2. Howe K,Clark M D,Torroja C F,et al. The zebra fish reference genome sequence and its relationship to the human genome[J]. Nature,2013,496(7446):498-503.

3. 秦峰松,杨崇林.小线虫,大发现:Caenorhabditis elegans 在生命科学研究中的重要贡献[J].生命科学,2006,(5):419-424.

4. National Human Genome Research Institute. Why Mouse Matters[EB/OL].[2010-07-23].https://www.genome.gov/10001345/importance-of-mouse-genome/.

5. Eppig J T,Blake J A,Bult C J,et al. The Mouse Genome Database (MGD):facilitating mouse as a model for human biology and disease[J]. Nucleic Acids Res,2015,43(Database issue):D726-D736.

第二章

实验动物分类及质量控制

按照生物学分类方法,动物可以分为界、门、纲、目、科、属、种。种是动物学分类的最基本单位。同种动物可以实现交配并且繁衍后代,异种动物之间则存在生殖隔离。一般认为,不同种的动物是自然选择的产物。相近的种归并为属,相近的属归并为科,相似的科归并为目,目以上的等级为纲、门,最高为界。有时为了更明确地表明动物间的相似程度,还细分为亚门、亚纲、亚目、总科和亚科、亚属、亚种等。

第一节 实验动物生物学分类

随着实验动物科学的不断发展,实验动物分类越来越细化,也更趋科学化。目前世界上存在的动物大概有 150 万种,分为 42 个门。其中下列 11 个门中几乎都有用作或曾用作实验的动物。

(1) 原生动物门(protozoa):是动物界一门最原始、最简单、最低等的单细胞动物。原生动物门种类约有 30 000 种。原生动物是单细胞,细胞内有特化的各种细胞器,具有维持生命和延续后代所必需的一切功能,如行动、营养、呼吸、排泄和生殖等。每个原生动物都是一个完整的有机体。有些用于生物研究的实验材料,如草履虫、变形虫、眼虫等都属于原生动物门。

(2) 多孔动物门(porifera):为原始的多细胞生物,也称海绵动物门(spongiatia 或 spongia),一般称为海绵。海绵现在被认为是最原始、最低等的水生多细胞动物,因为它们具备了几乎所有的基本动物特征。其细胞虽已开始分化,但未形成组织和器官,也没有形成真正的胚层(即内胚层、中胚层或外胚层),为 2 层细胞动物,外面的一层称皮层(扁细胞层),里面的一层称胃层(襟细胞层)。海绵没有神经系统,但海绵细胞共同捕食、分工消化,所以被认为是动物界器官形成的开始。海绵动物门中有些可以作为医药生物学的研究对象,如脆针海绵和浴海绵。

(3) 腔肠动物门(coelenterata):又称刺胞动物门。除极少数种类为淡水生活外,绝大多数种类均为海洋生活,大多数在浅海,有些在深海,现存种类约有 11 000 种。其中海蜇、海葵和桃色珊瑚等可作药,水螅可作实验材料。

(4) 扁形动物门(platyhelminthes):是一类两侧对称的三胚层无体腔、无呼吸系统和循环系统、有口无肛门的动物。已记录的扁形动物约有 15 000 种。生活于淡水和海水等潮湿处,体前端有两个可感光的色素点,体表部分或全部分布有纤毛。扁形动物门的动物包括对人类危害较大的大部分寄生虫,如血吸虫、肺吸虫等。因此,此类生物也常用于研究人类疾病。

(5) 线形动物门(nematomorpha):体形与线虫动物门近似,没有背线、腹线和侧线,前端钝圆,体细长呈线形,有的体长达 36 cm,甚至更长,但体宽不超过 1 mm。其中许多线形动物门动物为人类体内寄生虫,如蛔虫、钩虫和蛲虫等。

(6) 环节动物门(annelida):为两侧对称、具分节的裂体腔动物。已描述的约有 17 000 种,常见种类有蚯蚓、水蛭、沙蚕等。体长从几毫米到 3 m。栖息于海洋、淡水或潮湿的土壤,是软底质生境中最占优势的潜居动物。可用于实验材料的有蚯蚓和水蛭等。

(7) 软体动物门(mollusca):种类繁多,生活范围极广,分布于海水、淡水和陆地上。已记载 130 000 多种,仅次于节肢动物,为动物界的第二大门。软体动物的结构进一步复杂,功能更趋于完善,它们具有一些与环节动物相同的特征:次生体腔、后肾管、螺旋式卵裂、个体发育中具有担轮幼虫等。因此,软体动物被认为是由环节动物演化而来,朝着不活动的生活方式较早分化出来的一支。例如,乌贼有一条巨大的神经纤维,适用于神经膜电位实验,而乌贼的骨板可作止血中药。

(8) 节肢动物门(arthropoda):是动物界最大的一门,通称节肢动物,包括人们熟知的虾、蟹、蜘蛛、蚊、蝇、蜈蚣以及已绝灭的三叶虫等。全世界有 110 万~120 万现存种,占整个现有生物种数的 75%~80%。节肢动物生活环境极其广泛,无论是海水、淡水,还是土壤、空中都有它们的踪迹。有些种类还寄生在其他动物的体内或体外。

(9) 棘皮动物门(echinodermata):因表皮一般具棘而得名。其特点是辐射对称,具独特的水管系统。体内有与消化道分离的真体腔,体壁有来源于中胚层的内骨骼,幼体两侧对称,发育经过复杂的变态。口从胚孔的相对端发生,属后口动物,在无脊椎动物中进化地位很高。包括海星、蛇尾、海胆、海参和海百合等。

(10) 脊索动物门(chordata):物种丰富多样,也是最高等的一门动物。绝大多数实验动物选自这一门。脊索动物门分为 6 纲,其中尤以哺乳纲为最高等的动物,多数实验动物来源于此纲。哺乳动物纲分为 15 目,除 3 目尚未被用作实验动物外,其余 12 目均有可用于实验的动物(见表 2 - 1)。

表 2 - 1　常用哺乳纲实验动物的分类

目 的 名 称	实验用动物种类	目 的 名 称	实验用动物种类
单孔目(monotremata)	至今无	鲸　目(cetacea)	江豚
有袋目(marsupialia)	袋鼠	食肉目(carnivora)	猫、犬、雪貂
贫齿目(edentata)	犰狳、穿山甲	鳍足目(pinnipedia)	海狗
食虫目(insectivora)	刺猬	长鼻目(proboscidea)	至今无
翼手目(chiroptera)	蝙蝠	海牛目(sirenia)	至今无
灵长目(primates)	猕猴、松鼠猴、狨猴、黑猩猩	奇蹄目(perissodactyla)	马、驴、骡
兔形目(lagomorpha)	兔、鼠兔	偶蹄目(artiodactyla)	猪、羊、牛、鹿
啮齿目(rodentia)	小鼠、大鼠、金黄地鼠、豚鼠、沙鼠、黑线姬鼠		

第二节　实验动物微生物学分类

一、实验动物的微生物学和寄生虫学控制程度分类

种类繁多的微生物和寄生虫寄生在实验动物体表、消化道、黏膜及饲养环境中。这些微生物部分构成共生微生物群，对宿主机体有益；部分为条件致病的病原体，由宿主携带或潜伏感染。当宿主自身功能失调或体内微生物群失调时，这些条件致病的病原体就会对实验动物本身产生不良的影响。实验动物的健康与否直接影响动物实验结果的准确性和可信度，规模化和集约化的饲养方式极易造成疾病的爆发和流行。实验动物如果感染了烈性传染病，通常会引起群体内的流行暴发，从而导致动物大批死亡，更大的危害在于许多烈性传染病病原体不但感染实验动物而且对人体也具有致病性，最终导致实验人员的发病和在人类社会中的流行，如严重急性呼吸综合征（severe acute respiratory syndrome，SARS）病毒、甲型流感病毒（H1N1）等都是由动物传播给人类的人畜共患病病毒。

严格地控制实验动物微生物及寄生虫质量，避免因实验动物导致的人兽共患病感染，推广使用标准化合格的实验动物对确保动物实验结果准确和可靠具有十分重要的意义，同样健康的实验动物使用对保护实验人员的安全也是必不可少的。通过微生物学检测手段和按照微生物控制的净化程度，目前在国际上通常将实验动物分为普通级动物、无特殊病原体动物、无菌动物和悉生动物。而在我国，根据医学、生物医药的发展水平将实验动物的微生物控制等级分为普通级动物、清洁级动物、无特殊病原体动物、无菌动物和悉生动物。

1. 普通级动物

普通级动物（conventional animal；CV animal）是指饲养在空气未经净化的开放环境，动物本身所携带的微生物状况不明确，要求不携带有主要人畜共患病和动物烈性传染病病原体的动物。

普通级动物饲养在开放环境中，环境气体为无须经过净化过滤的自然界空气，所用的饲料和垫料需经过适当的清洗和消毒但不需要灭菌处理，饮用水必须符合城市居民饮用水卫生标准。外来实验动物必须经过隔离检疫才能够进入普通级动物饲养区域，饲养区域内必须设置防野鼠、昆虫等设备，室内温度和相对湿度需要人工控制在动物生长繁殖的适宜温、湿度水平。需要长期保证普通级动物饲养区域和笼舍卫生的清洁，进出人员必须更换外套和戴鞋套。在动物饲养过程中，定期对动物进行微生物和寄生虫学检测，及时观察动物健康状况，避免人畜共患病及烈性传染病的传播，同时保证了实验人员的安全及动物实验数据的准确性和可靠性。如出现烈性传染病感染应及时采取防疫措施淘汰相关动物。

普通级实验动物的标准中，只排除了动物和人类危害性较大的人畜共患病和烈性传染病，因此很有可能还携带一些其他的微生物和病原体。采用普通级动物进行实验只能保证动物群体和接触人员的安全，某些潜在因素仍可以引起动物发生组织器官、生理生化指标和免疫学等多方面的改变，不同程度影响实验结果的精确性。因此，普通级实验动物一般用于教学和部分科研工作的预实验。我国在 2001 年颁布的国家标准中已经取消了实验用大鼠

和小鼠的普通等级设置。

2. 清洁级动物

清洁级动物(clean animal；CL animal)是指排除对动物及人体危害大的病原体及烈性传染病外，还需要排除干扰科研工作的病原体及微生物。清洁级动物的健康状况不仅表现在其体表无明显病变，而且其组织器官也不存在病理变化。

清洁级动物来源于无特定病原体动物或无菌剖宫产术动物，其设立符合我国实验动物发展现状。清洁级动物饲养环境为屏障系统，其空气洁净度必须达到洁净度 7 级(cleanliness class 7)，且空气必须通过恒温、恒湿和高效过滤处理。环境清洁区域的空气压强应大于污染区域空气压强，即正压环境系统。饲料、垫料、饮水、笼具和实验器械等用品必须经过灭菌后才能应用于动物饲养及实验中。饮用水在高压灭菌基础上也可以经过盐酸的酸化处理(pH 值 2.5～2.8)才能饲喂实验动物。饲养及实验人员需更换无菌隔离衣后经过风淋才能进入，人员必须按照标准操作规程(standard operating procedure，SOP)进行，实行严格的微生物学控制。对清洁级动物需要进行定期的微生物学检测，防止病原体的污染，出现病原体感染后应及时淘汰相关动物。

清洁级动物排除的微生物及病原体多于普通级动物，相对降低了在实验过程中出现感染及发病的概率。同时，清洁级动物的实验敏感性和实验结果的重复性均好于普通级动物，因此清洁级动物目前在我国被广泛应用于科学研究以及食品、药品和生物制品的安全性评价等工作中。

3. 无特定病原体动物

无特定病原体动物(SPF 动物)是指在清洁级动物应排除的病原体基础上，还需排除主要潜在的感染或条件性致病菌和对科学研究有干扰的病原体，即无特定微生物和寄生虫的动物。由于目前部分病原体缺乏有效的检测手段，因此非特定的微生物和寄生虫是允许存在的。

SPF 动物来源于无菌动物或通过无菌剖宫产术获得幼仔，并由 SPF 动物代乳培育而成。由于 SPF 动物已经排除了大部分的特定病原体，其自身免疫力相对普通级、清洁级动物要低，因此必须饲养在空气洁净度 7 级以上的屏障系统或隔离系统，人员需通过沐浴或者风淋并更换无菌隔离服进入。SPF 动物的饲料、垫料、饮水和笼具等实验饲养用品需要灭菌后使用，饮用水高压灭菌后使用或高压灭菌后进行酸化处理(pH 值 2.5～2.8)。定期对 SPF 动物及饲养屏障进行检测，避免特定病原体污染，如动物出现感染必须及时进行处理或降级使用。

SPF 动物排除了特定病原体，对动物实验来说是一种真正意义上的健康动物模型。使用 SPF 动物进行实验时排除了病原体和疾病对实验的干扰，实验结果具有较高的准确性、可靠性和较好的重复性。因此，SPF 动物适合大部分的科研工作，已广泛应用于肿瘤免疫学、药物学、毒理学、血清学和疫苗制备，以及生物学鉴定等领域。

SPF 动物作为医学研究中应用最为广泛的实验动物，不同国家和地区对其所需排除的病原体略有差异。以小鼠和大鼠为例，我国实验动物国家标准、日本实验动物中央研究所、美国杰克逊实验室、美国查士睿华实验室的 SPF 动物所需排除的病原体有所不同(见表 2 - 2～表 2 - 4)。

表 2 - 2　中国、日本、美国实验动物小鼠及大鼠病原菌排除项目对比

病　原　体	中国实验动物国家标准	日本实验动物中央研究所	美国杰克逊实验室	美国查士睿华实验室
沙门菌（Salmonella）	●/▲	●/▲	●	●
支原体（mycoplasma）	●/▲	●/▲	●	●
鼠棒状杆菌（Corynebacterium kutscheri）	●/▲	●/▲	●	●
牛棒状杆菌（Corynebacterium bovis）			●	
泰泽病原体（Tyzzer's organism）	●/▲	●/▲	*Clostridium piliforme*	●
嗜肺巴斯德杆菌（Pasteurella pneumotropica）	●/▲	●/▲		●
多杀巴斯德杆菌（Pasteurella multocida）				●
肺炎克雷伯杆菌（Klebsiella pneumoniae）	●/▲			
金黄色葡萄球菌（Staphylococcus aureus）	●/▲	●/▲		
假铜绿单胞菌（Pseudomonas aeruginosa）	●/▲	●/▲		
支气管鲍特杆菌（Bordetella bronchiseptica）	▲	▲	●	●
肺炎链球菌（Streptococcus pneumoniae）		▲		●
念珠状链杆菌（Streptobacillus monoliformis）			●	●
柠檬酸杆菌（Citrobacter rodentium）		●		●
皮肤真菌（Dermatophytes）		●/▲		
肝螺杆菌（Helicobacter hepaticus）		●		●
胆型螺杆菌（Helicobacter bilis）		●		
幽门螺杆菌（Helicobacter typhlonius）				●
其他螺旋杆菌（Helicobacter spp. Other species）				●
CAR 菌（Cilia-associated respiratory bacillus）		●		●

注　●小鼠必须排除的病原菌；▲大鼠必须排除的病原菌

表 2 - 3　中国、日本、美国实验动物小鼠及大鼠病毒学排除项目对比

病　原　体	中国实验动物国家标准	日本实验动物中央研究所	美国杰克逊实验室	美国查士睿华实验室
汉坦病毒（Hantavirus，HV）	▲	●/▲	●	●
鼠痘病毒（Ectromelia virus，Ect.）	●	●	●	●
小鼠肝炎病毒（mouse hepatitis virus，MHV）	●	●	●	●
仙台病毒（Sendai virus，SV）	●/▲	●/▲	●	●
小鼠肺炎病毒（pneumonia virus of mice，PVM）	●/▲	●/▲	●	●
呼肠孤病毒Ⅲ型（reovirus type Ⅲ，Reo - 3）	●/▲	●/▲	●	●
小鼠微小病毒（mouse minute virus，MMV）	●	●/▲	●	●
小鼠细小病毒（mouse parvovirus，MPV）			●	●

病原体	中国实验动物国家标准	日本实验动物中央研究所	美国杰克逊实验室	美国查士睿华实验室
大鼠细小病毒 RV 株（rat parvovirus，KRV）	▲			
大鼠细小病毒 H-1 株（rat parvovirus H-1）	▲	▲		
大鼠冠状病毒/大鼠涎泪腺炎病毒（rat coronavirus，RCV/sialodacryoadenitis virus，SDAV）	▲	▲		
淋巴细胞脉络丛脑膜炎病毒（lymphocytic choriomeningitis virus，LCMV）		●/▲	●	●
鼠脑脊髓炎病毒（mouse encephalomyelitis virus）		●/▲	●	●
基尔汉大鼠病毒（Kilham rat virus）		▲		
小鼠腺病毒（mouse adenovirus）		●/▲	●	●
轮状病毒［epizootic diarrhea of infant mice（EDIM）virus（rotavirus）］		●	●	●
小鼠巨细胞病毒（mouse cytomegalovirus）		●	●	●
小鼠 K 乳多空病毒（mouse K papovavirus）			●	●
乳酸脱氢酶升高病毒（lactic dehydrogenase elevating virus，LDEV）			●	●
小鼠胸腺病毒（mouse thymic virus，MTV）			●	●
诺瓦病毒（mouse norovirus）				●
多瘤病毒（polyoma virus）			●	●

注 ●小鼠必须排除的病原菌；▲大鼠必须排除的病原菌

表 2-4 中国、日本、美国实验动物小鼠及大鼠寄生虫排除项目对比

病原体	中国实验动物国家标准	日本实验动物中央研究所	美国杰克逊实验室	美国查士睿华实验室
弓形虫（toxoplasma gondii）	●/▲	●/▲	●/▲	●/▲
全部蠕虫（all helminths）	●/▲	●/▲	●/▲	●/▲
鞭毛虫（flagellate）	●/▲	●/▲	●/▲	●/▲
纤毛虫（ciliate）	●/▲	●/▲	●/▲	●/▲
体外寄生虫（节肢动物）（ectoparasite）	●/▲	●/▲	●/▲	●/▲
卡氏肺孢子虫（pneumocystis carinii）		●/▲		
脑胞内原虫（encephalitozoon cuniculi）			●/▲	●/▲

注 ●小鼠必须排除的病原菌；▲大鼠必须排除的病原菌

4. 无菌动物

无菌动物（germ-free animal；GF 动物）是指体内外无可检出一切生命体的动物，即采用现有检测手段在动物机体内外均没有发现任何病原体的动物。在自然界中无菌动物并不存在，只能通过人工培育的方法获得。

无菌动物必须通过生物净化的方式获得。首先将通过无菌剖宫产术获得的无菌幼仔在无菌环境下饲喂,获得无菌动物第1代;然后再繁殖出无菌动物后代,建立无菌动物种群。无菌动物必须在隔离器内饲养,所用物品必须经过严格灭菌程序。隔离器的空气必须经过超高效过滤,使隔离器内的环境达到洁净度5级,且环境沉降菌为"无检出"状态。无菌动物的饮水和饲料必须符合以下标准:① 饮用水不含有微生物及寄生虫虫卵等病原体,需经过高压灭菌。饲料经过长时间高压灭菌会导致蛋白质变性和维生素等物质的流失,因此需使用 50 kGy 的 ^{60}Co 辐照灭菌。② 无菌动物肠道中无正常的寄生菌丛,因此饲料中还必须补充由这些寄生菌合成的营养成分。③ 在饲料的口味及气味等方面应当符合动物的觅食习性。在无菌动物饲养过程中,为了确保动物机体的无菌状态,应当定期对动物及隔离环境进行检测,可以采用培养或通过聚合酶链反应(polymerase chain reaction,PCR)检测 16S rDNA 两种方法检测动物的无菌状态,如出现感染则不得再作为无菌动物使用,应当降级饲养和使用。

无菌动物已经被广泛应用于动物实验中。无菌动物机体无任何微生物的刺激,因此脾脏和淋巴系统发育不良,它是研究微生物学宿主和寄生微生物相互关系的最佳实验动物。无菌动物体内不存在抗原和特异性抗体,处于免疫的"原始状态",适用于各种免疫学功能的研究。在放射医学研究中使用无菌动物可以将放射引起的症状和外因感染引起的症状区分开来。无菌动物还适合开展肿瘤学、病毒学、心血管疾病、营养学、药理学和老年医学等研究。

5. 悉生动物

悉生动物(gnotobiotic animal;GN 动物)是指无菌动物携带或人工植入已知或确定生物体的一类实验动物,一般植入乳酸杆菌或双歧杆菌替代正常动物的肠道菌群,以维持肠道的正常发育和机体需要。根据感染或植入微生物的种类和数量,可以将悉生动物分为单菌、双菌、三菌和多菌动物。

悉生动物的饲养环境需与无菌动物相同,饲养在隔离环境中。空气经超高效过滤后进入隔离器,使环境达到洁净度5级,且环境沉降菌为"无检出"状态。饮用水、饲料、垫料和笼具需要高压灭菌或 50 kGy 的 ^{60}Co 辐照灭菌。悉生动物操作时应严格控制微生物等级,防止其他未知微生物进入饲养环境感染动物,造成悉生动物机体微生物种类及数量的变化。

悉生动物体内携有已知的微生物,相对无菌动物其生活能力和抵抗力都有所提高,便于饲养繁殖,在微生物学研究中发挥着不可代替的作用。只有用悉生动物才可能研究单一微生物和抗体之间的关系。多菌悉生动物可以用来研究不同微生物之间和微生物与机体之间的相互作用关系。悉生动物所感染的微生物可以根据具体科研方向而定,因此适合做一些特定的实验,如在免疫学研究中,无菌动物不可能发生迟发性过敏反应,而感染一种大肠埃希菌的悉生动物就可以发生。

二、实验动物的微生物及寄生虫监测

(一) 监测意义

实验动物的微生物及寄生虫监测是保证实验动物质量,推行实验动物标准化的重要手段和措施。对实验动物机体和饲养环境进行微生物和寄生虫监测,可以严格控制实验动物饲养和使用级别,及时发现干扰实验动物饲育和动物实验结果的不良因素,避免烈性传染病和人兽共患病的感染和传播。微生物和寄生虫质量监测既保护了动物群体和实验人员的安全,又确保了科研成果的准确性和可靠性。

(二)监测目的

(1)排除人畜共患病,确保饲养人员和动物实验人员的身体健康。

(2)排除相应动物微生物等级应排除的病原体,确保实验动物微生物等级正确和动物群体的健康,从而保证实验数据的准确性和可靠性。

(3)对实验动物饲养设施进行定期的动态和静态监测,及时掌握实验动物饲养环境是否符合相应等级动物的饲养标准。

(4)确保实验动物所接触物品和试剂的洁净度、质量和安全性,保证进行动物实验的科学研究成果的可靠性和重复性。

(三)监测分类

实验动物微生物及寄生虫监测从保护实验人员和动物群体健康、避免与实验无关的干扰因素出发,根据实验动物不同饲养等级和机体携带微生物和寄生虫的具体情况,对实验动物进行微生物等级分类,应用到不同的科研和教学工作中。

根据 2011 年 11 月开始实施的《实验动物:微生物学等级及检测》国家标准(GB14922.2—2011),对实验动物等级的设定,将实验小鼠和大鼠的微生物学等级分为清洁级、SPF 级和无菌级,取消了普通级。豚鼠、地鼠和兔仍保留 4 级。犬和猴分为普通级和 SPF 级,相应增加了犬和猴的微生物学监测项目。

(四)病原体检测方法

按照检测对象的不同,可以将实验动物病原体检测分为病原菌检测、病毒检测和寄生虫检测。

1. 实验动物病原菌检测

随着现代免疫学、生物化学和分子生物学技术的不断发展,新的细菌诊断技术和方法已广泛用于实验动物微生物的鉴别。传统的细菌分离、培养及生化反应,已远远不能满足各种病原微生物的诊断及流行病学的研究。近年来,国内外已创建了不少快速、简便、特异、敏感、低耗及适用的细菌学诊断方法,尤其是 DNA 探针和 PCR 技术的发展和应用,明显提高了病原菌检测的诊断水平。

目前,尚无一种诊断方法具有 100% 的敏感度和特异度。因此,在实验动物病原菌检测中可以采用多种方法进行检测,并对检测结果进行综合分析,以确保检测结果的真实性和可靠性。

1)快速酶促反应及细菌代谢产物的检测

快速酶促反应是根据细菌在其生长繁殖过程中可合成和释放某些特异性酶,按照酶的特性,选用相应的底物和指示剂,将它们配制在相关的培养基中。根据细菌反应后出现的明显颜色变化,确定待分离的可疑菌株,酶促反应的测定结果有助于细菌的快速诊断。这种技术将传统的细菌分离与生化反应有机结合起来,使检测结果更加直观准确,已成为今后微生物检测的一个主要发展方向。

2）免疫学方法检测细菌抗原或抗体的技术

（1）凝集反应试验（agglutination test）技术：细菌细胞或红细胞等颗粒性抗原与特异性抗体结合后，在有电解质的情况下出现明显的凝集块，并可直接观察，称为凝集反应，也叫直接凝集反应。凝集反应是经典的血清学反应，使用历史长，一直沿用至今。除直接凝集反应外，还有将可溶性抗原（或抗体）吸附到颗粒性载体（如红细胞、白陶土、离子交换树脂和火棉胶颗粒等）表面，使之形成致敏颗粒。然后与相应的抗体（抗原）结合，称为间接凝集反应。例如，乳胶凝集实验（latex agglutination test）将特异性的抗体包被在乳胶颗粒上，通过抗体与相应的细菌抗原结合，产生肉眼可见的凝集反应。通常此法需获得细菌纯培养物，再将培养物与致敏乳胶反应。用红细胞作为载体的间接凝集反应称为间接血凝试验，还有血凝抑制试验、反向间接血凝试验等。随着抗体制备技术的进一步完善，尤其是单克隆抗体的制备，明显提高了细菌凝集实验的特异性，技术方法有很大的发展与改进，已广泛用于细菌的分型和鉴定，如沙门氏菌、霍乱弧菌等。

（2）免疫荧光检测技术（immunofluorescence technique）：用于快速检测细菌的荧光抗体技术，主要有直接法和间接法。直接法是在检测样品上直接滴加已知的、标记的特异性荧光抗血清，经洗涤后在荧光显微镜下观察结果。间接法是在检测样品上滴加已知的细菌特异性抗体，反应后经洗涤，再加入荧光标记的第二抗体。

（3）协同凝集试验（co-agglutination test，COA）技术：金黄色葡萄球菌细胞壁成分中的 A 蛋白（staphylocooccal protein A，SPA）能与人及多种哺乳动物（猪、兔、羊、鼠等）血清中 IgG 类抗体的 Fc 段结合。IgG 的 Fc 段与 SPA 结合后，两个 Fab 段暴露在葡萄球体表面，仍保持其抗体活性和特异性，当其与特异性抗原相遇时，也出现特异凝集现象。此凝集反应中，金黄色葡萄球菌菌体成了 IgG 抗体的载体，称为协同凝集反应。本反应也可用于检测微量抗原。

（4）酶联免疫吸附测定（enzyme-linked immunosorbent assay，ELISA）：用于检测包被于固相板孔中的待测抗原（或抗体）。即用酶标记抗体，将已知的抗原或抗体吸附在固相载体表面，使抗原抗体反应在固相载体表面进行，用洗涤法将液相中的游离成分去除，最后通过酶作用于底物后显色来判断结果。ELISA 技术有效提高了检测的敏感度和特异度，现已广泛地应用于病原微生物的检验。

3）分子生物学技术在病原菌检测中的应用

随着分子生物学和分子化学的飞速发展，对病原微生物的鉴定已不再局限于对它的外部形态结构及生理特性等一般检验上，而是从分子生物学水平上研究生物大分子，特别是核酸结构及其组成部分。在此基础上建立的众多检测技术中，核酸探针和 PCR 以其敏感、特异、简便、快速的特点，已经成为实验动物微生物质量检测的重要技术。

（1）核酸探针（nucleic acid probe）：是指带有标记物的已知序列的核酸片段，能与其互补的核酸序列杂交，形成双链，用于检测待测核酸样品中特定的基因序列。每一种病原体都具有独特的核酸片段，通过分离和标记这些片段就可制备出探针，用于疾病的诊断等研究。

根据核酸探针中核苷酸成分的不同，可将其分成 DNA 探针或 RNA 探针，通常大多选用基因组 DNA 探针和 cDNA 探针。根据选用基因的不同也可分成两种，一种探针能与微生物中全部 DNA 分子中的一部分发生反应，它对某些菌属、菌种、菌株有特异性；另一种探针只能限制性与微生物中某一基因组 DNA 发生杂交反应，如编码致病性的基因组，它对某种微生物中的一种菌株或仅对微生物中某一菌属有特异性。这类探针检测的基因相当保守，包括大部分 rRNA，因为它既可能在一种微生物中出现，又可代表一群微生物。

（2）聚合酶链反应（polymerase chain reaction，PCR）技术：随着近年来核酸技术的发展，核酸序列分析已经用于细菌鉴定、种系发生及分类。在实验动物，特别是无菌动物的微生物检测过程中 PCR 技术已经被广泛应用，其中 16S rDNA 集保守性与变异性于一身，是目前应用最广的分子微生物学检测的靶基因，已被众多学者用于细菌的快速鉴定。通过对 16S rDNA 基因保守区引物进行 PCR 检测，可早期、快速判断细菌的存在与否，因此在实验动物细菌感染的检验中有较高的应用价值。对于高度疑诊但细菌培养阴性的病例，16S rDNA 基因高度保守序列 PCR，提供了可靠的诊断依据。

2. 实验动物病毒检测

常用的实验动物病毒学检测方法主要包括病原学检测方法和血清学检测方法。目前国内外实验室大多数采用血清学检测方法，主要由于其具有操作简单、快速，仪器设备要求不高，以及经济性等优点。

（1）病原学检测方法：主要采用光学显微镜和电子显微镜直接观察的方法，以及对病毒进行分离培养，通过免疫学方法进行实验室检测。

采用血细胞凝集试验和血细胞凝集抑制试验方法检查患病动物排泄物或组织悬液中的血凝素抗原。应用免疫电子显微镜和电子显微镜对动物组织或排泄物中的病毒颗粒进行检测。采用核酸探针和 PCR 检查动物组织或排泄物中的病毒基因组和核酸。

（2）血清学检测方法：通过检测动物血清中特异性抗体水平判断实验动物的感染情况。主要方法包括采用血细胞凝集试验、血细胞凝集抑制试验、ELISA、免疫荧光试验和免疫酶染色试验。

上述病毒学检测方法普遍存在特异性差、耗时长、灵敏度低、易出现假阳性等问题。液相芯片（liquid chip）检测方法也称为微球体悬浮芯片检测（suspension array），是一种多重荧光免疫检测（multiplexed flourometric immunoassay，MFIA）技术，该技术已经应用到病原体的商业检测服务中。常用的 ELISA 方法虽然可以用来准确测定大批量生物样品，但每次实验只能分析 1 个目标分子，不能同时分析多种目标分子。液相芯片技术是在 ELISA 基础上发展出的高特异性、高通量、操作简便、测量准确的新型检测技术。其最大的优点是在一次实验可以检测多种目标分子。液相芯片技术主要依靠微球和流式细胞仪的原理，用不同配比的两种红色分类荧光染料将微球染成不同的荧光色，从而获得多达 100 种荧光编码的微球。每种微球可以用来检测 1 种不同的蛋白或基因。检测过程中利用微球共价交联单克隆抗体，与被测定的目标分子结合后，加入荧光素标记的检测抗体，再通过激光扫描荧光编码来识别单个微球和测量"检测荧光"强度来确定被测分子的浓度。因此，利用微球技术可以同时检测高达 100 个甚至更多的蛋白或基因。

3. 实验动物寄生虫学检测

（1）体外寄生虫：如肉眼观察法、透明胶纸粘取法、拔毛取样法、皮屑刮取法、黑背景检查法、解剖镜下通体检查法等，主要适用于检查蚤、虱、螨等节肢动物。

（2）体内寄生虫：主要检查蠕虫和原虫，可用直接涂片法（粪便、血液、脏器、肠内容物）、饱和盐水漂浮法或沉淀法、透明胶纸肛门周围粘取法、组织或器官剖面压印法、病变组织切片或压片法、尿液的离心法(如检查鼠膀胱线虫)等。

除以上常用的寄生虫检测方法外,DNA 探针杂交技术和 PCR 技术也已经广泛地应用到实验动物寄生虫检测过程中。

4. 哨兵鼠检测程序

对实验动物进行微生物学监测时应当按照细菌、真菌、病毒、寄生虫要求共同取样,具体步骤如图 2-1 所示。

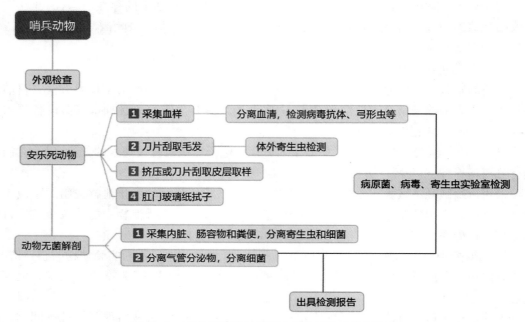

图 2-1 实验动物哨兵鼠微生物及寄生虫检测程序

5. 检测原则

(1) 检测频率:病原体入侵动物群体引起动物感染可分为潜伏期、显性感染期和恢复期三个时期。定期对实验动物和饲养环境进行监测能够在潜伏期就检出病原体,避免传染病的暴发和传播。动物的显性感染期病原体较易检出,当流行趋于平静则可能分离不到病原体,但特异性抗体的检出率上升。通常在感染后 2~3 个月,抗体检出率会维持在一定的水平。根据抗体的检出水平最适宜的检测频率为 2~3 个月 1 次。寄生虫检测频率要根据不同类型寄生虫的生活史时间和季节性发病率来确定检测频率。根据我国实验动物国家标准以及海外实验动物供应商的标准,建议每年检测 1 次的病毒项目包括:小鼠 K 乳多空病毒、乳酸脱氢酶升高病毒、多瘤病毒;而小鼠胸腺病毒建议季度性检测,其他相关病毒建议每 2 个月或季度性检测。大部分细菌项目都建议每 2 个月或季度性检测。寄生虫项目大部分建议 2 个月或季度性检测。

(2) 取样原则:哨兵鼠检测方法仅限于可通过排泄物途径传播的病原体检测,针对接触传播的病原体通常采用抽检的方法进行监测,并且应符合随机选取的原则。为了提高病原体的阳性检出率,在检测抗体时可以选择成年动物作为检测对象;如果进行病原体分离则选取青、幼年动物作为检测对象。应该在动物实验室的不同层面和饲养笼位中选取动物,以保证检测样品的随机性,确保检测结果能够反映动物群体的普遍现象。

（3）取样数量:对动物群体中感染率较高的病原体,只需少量的动物样本就能够检出;动物群体中感染动物数量较低时,如果不增加取样数量,极有可能出现漏检现象。无菌动物和悉生动物生活在隔离环境中,由于其数量有限,可以根据具体情况每个隔离器至少取样2只。当动物群体的数量为100只以上时,为了保证病原检出率可达到95%的可信度,可以根据公式:样本数=Log0.05/LogN计算检测所需动物的数量。根据一般规律,不同规模的动物群体所需要的检测数量如表2-5和表2-6所示。

表2-5 不同规模动物群体检测时的取样数量

群体规模/只	取样数量/只	群体规模/只	取样数量/只
<100	≥5	>500	≥20
100~500	≥10		

表2-6 病原体检测的必须取样数量

感染率/%	检测可信度/只		
	99%	95%	90%
90	2	2	1
80	3	2	2
70	4	3	2
60	5	4	3
50	7	5	4
40	9	6	5
30	13	9	7
20	21	14	11
10	44	29	22

第三节　实验动物遗传学控制分类

为了确保动物实验结果准确性,即实验反映出来的差异是由实验动物本身所引起,并非由实验动物遗传背景差异所引起的,必须对实验动物遗传质量进行严格控制。

一、品种和品系的概念及要求

1. 种

在生物分类学上,"种"是动物分类的基本单位,是自然选择的产物。通常同种动物交配能顺利繁殖后代,而异种动物之间则存在着生殖隔离。

2. 品种和品系

在实验动物学分类上,将具有不同遗传背景的动物分为不同的品种和品系,某些品系经过进一步进化和遗传背景改变被细分为亚系。

（1）品种：实验动物学的品种是指种以下的非自然单位，是人为选择的产物。根据不同需要将动物外形和生物学特性进行改良、选择和定向培育，使之具备某些能稳定遗传的生物学特性。根据这些特性可将同种动物中具有不同遗传特性的动物分为不同的品种。

（2）品系：根据不同的实验目的，采用一定的繁殖方式获得的具有明确遗传背景的动物。作为一个品系，必须具备独特的生物学特性、相似的外貌和稳定的遗传特性。

因此，品系和品种都是实验动物分类的基本单位。

二、近交系动物

（一）基本概念

近交系动物（inbred strain animal）是指经连续 20 代以上兄妹之间或亲子之间的交配，品系内所有个体都可追溯到源于 20 代或以后代数的一对共同祖先。通过这种繁殖方式获得的动物称为近交系动物。通过 20 代以上此种方式的交配，近交系数（inbreeding coefficient，F）＞98.6％。近交系动物由于其遗传纯合度高，品系内的个体差异趋于 0，所以其特征稳定。使用近交系动物做出的实验结果重复性要高于其他动物。

近交系数指根据近亲交配的世代数，将基因的纯化程度用百分数来表示。个体由于近交而造成异质基因减少时，同质基因或纯合子所占的百分比亦称为近交系数。

实验动物近交系培育时，还可以选择年轻的双亲同子女交配，同时亲子交配不能够与兄妹交配混用。许多繁殖周期较长的动物，如猪、牛、羊、犬和猫等，经过 20 代的近亲繁殖需要较长的时间。为了满足实验需要，目前已经培育出兔、犬、猫、鸡、羊和猪等动物的若干近交品系。部分科研人员提议，禽类和兔的血缘系数达到 80％以上时，即经过 4 代近亲繁殖就可以称为近交，因此大大降低了近交系动物的培育时间。

血缘系数（coefficient of relationship，R）又称亲缘系数、亲属间遗传相关系数，是指将群体中个体之间基因组成的相似程度用数值来表示。

（二）近交动物的命名

（1）近交系动物命名方法：通常按照国际统一标准，即根据动物的遗传背景、培育过程，以大写英语字母命名，也可以使用大写英语字母和阿拉伯数字组合命名。在命名不重复的前提下尽可能简短。例如，A、C3H、SHR 等。目前，国际上有些非正规的命名已经广泛应用于科研工作中，则保留原命名。例如，129、101、615 等。命名近交系动物有时需要注明近交代数，可以在品系符号后面添加括号注明，并在代数前面添加字母 F。

（2）亚系命名方法：在近交系动物的繁殖过程中可能由于残留杂合基因或者出现基因突变而导致动物基因组与亲本动物出现不同，造成同一品系内不同分支之间存在差异，形成亚系（substrain）。通常亚系的出现有以下 3 种原因：① 持续的全同胞兄妹交配未满 40 代，由于残留的杂合基因引起亚系的出现；② 同一品系中一个分支与另一分支分开繁殖超过 100 代，产生基因突变而引起亚系的出现；③ 一个品系已经发现了其分支存在遗传差异，但仍然进行近交培育，从而引起新的亚系出现。亚系的命名采用在原有品系命名后面添加/注明亚系符号的方法。例如，C57BL/6。亚系符号也可以是培育该品系的单位或个人的英文缩写，第一个字母大写，后面的字母小写，但是应该避免亚系命名出现重复。例如，A/He 表示 A 系小鼠的 Heston 亚系。当同一保持人或单位拥有多个亚系的时候，可以采用在保持者缩写英文字母前面添加数字的方法。例如，C57BL/6J 和 C57BL/10J，分别表示由美国 Jackson 实验室保持的 2 个 C57BL 亚系。

（3）支系命名方法：当一个近交系发生饲养环境和实验环境改变或者由于其他一些条件改变而造成动物某些生物学特性改变，这些特性有些是遗传性的，有些是非遗传性的，因此有必要将这种动物进行分类，命名为支系动物。经人工处理的支系，其命名时应在原品系名称后添加代表处理方式的英文字母缩写：① 胚胎移植：e；② 代乳：f；③ 人工饲喂：h；④ 卵巢移植：o；⑤ 人工饲养结合代乳：fh；⑥ 胚胎冷冻：p。例如，C3HfB 或 C3HfC57BL 都表示有 C57BL 品系代乳的 C3H 近交系。由引种形成的支系，可在原品系或亚系名称后添加"/"注明保持单位或个人。例如，C57BL/6J/Lac 是由英国实验动物中心（Lac）保持的 C57BL/6J 近交系的支系。

（三）近交系动物的特性及应用

1. 生物学特性

（1）基因纯合性：近交系动物经过 20 代以上的近亲繁殖，其基因组同一位点上的两个等位基因有 98.6% 以上是相同的基因型个体，即遗传因子组成相同，如 AA，aa。这样的个体与该品系中任何一个动物交配所产生的后代也应该是纯合子，不存在杂合子的情况。

（2）基因组一致性：由于近交系动物个体上遗传的同源性和较高的近交代数，在同一品系中个体之间的基因型完全一致，并且个体之间进行皮肤、器官移植几乎不产生排异反应。

（3）表型均一性：同一近交系动物在相同环境因素及其他作用因素影响下，由于具有相同的基因型，因此其表现出来的外观表型都是一致的。例如，毛色、体重、血型等。在对药物的敏感性、疾病的抵抗力等方面也同样表现出一致性。在动物实验中可以采用较少的近交系动物获得重复性和准确性都较高的实验结果，并且满足生物统计学需要的精密度。

（4）遗传稳定性：近亲繁殖增加了在特定部位纯合子相互配合的可能性，减少了遗传变异的可能性，基因型可以长期处于稳定的状态。因此，近交系动物长期处于遗传稳定状态。例如，DBA 品系已经维持了近百年，C57BL 系也维持了近 80 多年。

（5）个体性：不同品系的近交动物都具有不同的遗传特性和生物学特性，因此可以应用到不同的科研工作当中。可以根据不同品系对不同因子的敏感性进行筛选，以达到不同的研究目的。

（6）分布广泛性：近交系动物的个体具备该品系的全能型，任何个体均可携带该品系全部基因背景资料，因此仅需引种 1~2 对动物就可以。目前不少近交系动物已经分布在世界各地，在不发生基因突变的前提下，不同国家或地区的科研工作者可以应用近交系动物重复或验证同样的实验结果。

（7）背景资料和数据的完整性：近交系动物在培育过程中都有详细记录，并且具有相当数量的背景资料；有大量文献记载了各种品系的生物学特性，这些有关品系的特征、寿命、自发性疾病等资料，对研究工作选择品系是极为重要的，为科研实验的设计和动物实验结果的分析提供了可靠的依据。

（8）品系可辨性：每个近交系都具有自己独特的生化标志基因，通过建立品系的遗传概貌和定期的遗传检测，可以分辨混杂在一起的 2 个或多个品系的动物。

2. 应用

近交系动物目前已经被广泛应用于医学、生物学的科研工作中,主要体现在以下几个方面。

(1) 由于近交系动物基因高度的纯合性,其实验数据具有较高的准确性和重复性。近交系动物在遗传上高度一致,从而减少了表型的变异,可以消除杂合遗传背景对实验结果的影响,使用较少数量的动物就可以达到统计学需要的精密度。

(2) 经过 20 代以上的近交繁殖,近交系动物的基因型相似度基本稳定在 98% 以上,动物间的组织相容性一致。因此,同一品系内的动物之间进行皮肤、肿瘤及器官移植不会发生免疫学排斥反应。

(3) 近交过程中可导致致病基因及其他一些不良基因进行纯合,还可能导致多基因间的不平衡,最终导致致病的隐性基因出现表型。因此,可以通过近交手段获得大量先天性疾病及畸形的模型动物。

(4) 近交系动物在肿瘤学研究中发挥了不可替代的作用,已经培育出多个品系应用到科研工作当中,为肿瘤的病因学、发病学、实验治疗和抗肿瘤新药的研发都做出了重大贡献。

(5) 随着实验动物学的发展,近交系动物的繁育和应用越来越受到科研工作者的重视,为适应科学研究的需要,已经培育出多种人类疾病动物模型。例如,高血压大鼠模型、糖尿病大鼠模型、白血病小鼠模型、白内障小鼠模型等。这些近交系动物的遗传背景清晰,取材方便,是进行疾病基因连锁不平衡分析的理想实验动物。

3. 其他类型近交系动物

(1) 重组近交系(recombinant inbred strain):是指 2 个基因型无关且高度近交的品系,经过杂交繁殖出第一代,杂交一代互相繁殖,培育出杂交二代。在杂交二代后,采用全同胞兄妹交配的方式连续培育 20 代以上获得的新近交系动物。重组近交系动物既具有其来源近交系的生物学特性,同时又具有重组后一组内和每个重组近交系的特征。应用重组近交系可以进行基因连锁不平衡、多态性、组织相容性的研究以及临界特性的遗传分析。此外,重组近交系动物还可应用于动物寿命、自发性和诱发性疾病动物模型以及生理学、药理学等多个领域的研究。

重组近交系的命名是在两个亲本品系之间添加大写英文字母"X"来表达,品系名称用缩写形式。例如,BALB/cByXC57BL/6By,记为 CXB;C57BL/6JXDBA/2J,记为 BXD;C57BL/6JXC3H/HeJ,记为 BXH;C57BL/6JXSJL/J,记为 BXJ。对于其一组内的不同品系应用阿拉伯数字加一个对开线"-"加以区别。例如,BXD‐5、BXD‐30、BXH‐19、BXH‐2、BXJ‐1、BXI‐2 等。

(2) 重组同类系(recombinant congenic strain):由两个近交系杂交后,子代与两个亲代中的一个近交系进行数次回交(通常回交 2 次),再经不对特殊基因选择的近亲交配(通常大于 14 代)而育成的近交系。

(3) 同源导入近交系(congenic inbred strain):通过杂交‐互交或回交等方式将一个基因导入到近交品系中,获得的新近交品系被称为同源导入近交系(同类近交系)。同源导入近交系与原来的近交系只在一个很小的染色体片段上有所不同。

（4）异单基因近交系（coisognic inbred strain）：也称为同源突变近交系，即近交系动物在繁育过程中发生了单个基因的突变，成为新的品系，称为异单基因近交系（同源突变系）。例如，近交系小鼠129的种群中，某些个体发生了"肌萎缩症"的隐性遗传突变，由 dy 基因控制这个性状。这个突变育成了 dy 的突变品系，称为129-dy。这样129与129-dy 便互交成为同类系，因为这两个近交系除 dy 一对等位基因之外，其他基因基本是一致的。这一对同类系是天然发生而通过人工选择育种成功的，用这一对同类系对肌萎缩症进行对比研究有重大价值。其他诸如在贫血方面的研究等也有许多类似的例子。

4. 常见突变近交系动物

1）肌萎缩症小鼠

肌萎缩症（dystrophia muscularis，dy）小鼠或称肌失营养症小鼠，即后肢瘫痪小鼠。该鼠与人类有相似的肌萎缩症状，其 dy/dy 纯合的小鼠大约出生2周后出现后肢拖地，表现为进行性肌衰弱和广泛性肌萎缩。病鼠出生时是活的，但只有少数病鼠能存活10周以上，无繁殖力。但有报道 dy/dy 雌鼠的卵巢移植到正常雌鼠体内是具有生殖能力的。由于雌性纯合因交配无能且母性不好而基本不育，一般仅留杂合型。例如，雄鼠与正常雌本交配有困难，可人工授精，也可卵巢移植。常用的有 REJ129/dy 后肢偏瘫小鼠。

2）肥胖症鼠

肥胖症（obese，ob）鼠：包括肥胖小鼠（obese mice）和肥胖大鼠（obese rat）。肥胖小鼠体重可达60 g，这种小鼠无生育力，表现为单纯肥胖而不伴有糖尿病。纯合体大约在4周龄时即可识别，此时其增重加速，很快可达到正常同窝鼠体重的3倍。中等程度的摄食过度，可使其几乎不太活动，但在幼年时其血糖和免疫活性胰岛素并不明显增加，5月龄以后，肥胖趋向稳定，胰岛素和葡萄糖水平上升，这些小鼠不受外来胰岛素的影响，但节制食物可增加对胰岛素的敏感性以及延长其寿命。所有的雌鼠均无生殖力。卵巢和子宫萎缩，若坚持节制饮食，则雄鼠偶尔能够繁殖。胰岛的增生与胰岛素分泌增加有关，肾小球发生肾结节状脂肪玻璃样病变，在电镜下可见其局限于肾小球膜和基膜的内皮层。肥胖小鼠的皮下、后腹膜和性腺的脂肪增多，这是脂肪细胞数目增多和体积增加的结果，因此被称为肥大性-增生性肥胖症。这种小鼠的肥胖症与人类的肥胖症很相似。利用这种小鼠曾进行了许多肥胖症的生化、病理、激素及药物治疗等的研究。由于这种鼠无生育力，所以必须用杂合子交配以保持此基因。$ob/+$ 和 $+/+$ 很难区别，表现完全一样，用其交配要花费很长时间才能辨别；而这种突变小鼠的维持很困难，若节制饮食使体重下降，则其维持种系的效果不好。可从肥胖鼠的卵巢取卵子移植于 $+/+$ 鼠进行繁殖。除 ob 突变型外，后来又发现成年肥胖和糖尿病（adult obesity and diabetes，ad）小鼠。ad/ad 型的肥胖症体重相当于正常鼠的2倍，与 ob/ob 型一样，通常不育，7~10周龄时表现出高血糖和糖尿病。

在新西兰小鼠中也出现一种肥胖症（New Zealand obese，NZo）小鼠。该鼠通常具有生殖能力，均表现为肥胖，但脂肪主要沉积在腹内，于2~4月龄时即可发现脂肪沉积，最终达到总体重的70%，高血糖表现不明显，但胰岛素水平升高。在快速增重期间，食物的摄入量明显增加。此外，还有一种 fa 大鼠，肥胖的同时有糖尿病，受孕率低。日本 KK 小鼠也发生肥胖。从小鼠的肥胖症可知，肥胖症有不同的遗传型，这对研究人类肥胖症的一系列问题颇有助益。

3）侏儒症鼠

侏儒症鼠（dwarf mice，dw）：亦称矮小畸形鼠，这种畸形又称垂体性侏儒症，因为其缺乏脑下垂体前叶的生长素和促甲状腺激素，故使生长发育障碍。纯合子 dw/dw 小鼠在12～13月龄时即可被识别，体形表现为短尾和短鼻，到成熟年龄时体积约为同窝正常鼠的1/4,8周龄时体重为8～10 g。尽管多数能存活到成熟期，但雄鼠和雌鼠均无生殖力，可出现继发的黏液性水肿。给病鼠喂食垂体前叶碎片可以使生长速度基本恢复正常。由于该鼠无生育能力，两性均不育，所以只能用杂合子把基因保留下来，这样只能得到25％的矮小畸形鼠。于9月龄时将正常垂体移植到这种鼠的肾脏，其雄鼠可长大到近于正常小鼠体形并可繁殖（雌性效果不明显）。这种突变系小鼠在内分泌研究上有较大用处，如应用于"生长素"的研究等。

4）糖尿病鼠

糖尿病（diabetes，db）鼠：由 Hummel 等（1966）最先报道，它是由单隐性基因突变引起，自发于 Jackson 实验室的近交系小鼠（C57BL/Ks），该基因（db）与肥胖（ob）不是等位基因，尽管它们的表现型特征相似，db/db 基因鼠的第一个表现是当病鼠到3～4周龄时，腋下和腹股沟皮下组织出现脂肪的异常沉积，此时血糖水平升高，从 11.2 mmol/L（200 mg/100 ml）血以下的正常水平上升到 1 年龄时的 39.4 mmol/L（682 mg/100 ml）血［平均为31.5 mmol/L（563.2 mg/100 ml 血）］。雌鼠无生殖力，但其卵巢移植到其他鼠后仍能恢复生殖活性。多数鼠均不能存活 8 月龄以上，但若在患病早期节制饮食则可延长其生命。临床症状包括肥胖、高血糖、糖尿、蛋白尿、烦渴、多尿，最后可因酮尿而死亡。死后变化包括胰岛细胞中具有很少 β 颗粒和胰管肿胀。Like（1972）描述了 db/db 小鼠肾小球的变化，在外形上与同龄正常小鼠一样，但比后者大得多，当小鼠到了糖尿病发病年龄时，肾小球基膜变化更加明显，外周基层持续增厚，并伴有许多结节；还认为多尿可能是高血糖对肾小球产生利尿作用的结果。

5）骨硬化症鼠

骨骼硬化症（ostepetrosis，op）鼠：发生于侏儒症（dwarf）小鼠。这个隐性基因（op）位于第 12 号染色体上。大约 10 日龄时（op/op）即可识别，其头呈圆顶状、脚短、门齿缺如，主要的骨骼缺陷是骨重建不良造成的，在出生前后 6 周最明显，随着小鼠的成长，骨形成减速，重建时骨的消除与形成速度几乎相等，因此症状表现比较轻微，病鼠的破骨细胞较同窝正常鼠小，酸性磷酸酶出现于整个细胞，而不是仅集中在破骨细胞和骨界面上。

op/op 小鼠的长骨受到的影响最大，至少在出生后 6 个月骨髓腔才闭合，出现原始的海绵骨，病鼠的骨片似乎比同窝正常鼠密实，当病鼠到 6～10 月龄时骨髓腔重新出现，并充满正常的造血成分，其中巨核细胞的数目增多。与其他的骨硬化突变体不同，它们不伴随色素异常，因此不同于小眼畸形（microphthalmia，mi/mi）和灰色-致死（grey-lethal，gl/gl）小鼠。op/op 突变体生存的时间较长，骨骼的病变可随小鼠的成长而消失，在骨骼病变消除前，骨基质形成和甲状腺滤泡旁细胞水平的比率大幅度下降。由于病鼠骨质生长异常，骨质硬，骨髓腔消失，所有骨骼都硬化，并伴有无齿症，因此往往在同窝仔鼠中发现死亡仔鼠。第 2 窝才出现断奶后死亡的小鼠无牙齿，系因不能吃食而死亡，断奶后喂软饲料可保留下来。op为隐性基因，无齿型发生于肥胖型父母，第 2 代出现无齿。正常时上下颌骨有牙齿的生发点，骨硬化症时有生长牙齿的生发点，但因骨质硬而不能长出。

6）显性斑点突变贫血鼠

斑的大小是指白斑（white spotting）的大小，缩写为 W。小鼠正常时是小写 ww，当呈 WW 时则表现出贫血。在小鼠的 W 处有 5 个等位基因，任何 2 个等位基因都可引起严重的大红细胞性、发育不全性贫血，同时引起肝脏造血功能障碍。显性斑点（dominant spotting）突变贫血鼠贫血的严重性受环境和基因型影响，可出现不同类型的突变体，如 W/＋、Wv/＋、Wv/Wv、W/Wv、W/WJ、WJ/WN 等，这些突变体均无生育力，表现为黑眼、白色。WW 鼠出生后只能存活几天，当有修饰基因存在时，则 Ww 呈部分显性，可出现 90%～98% 白斑；如无修饰基因存在，则呈现纯白，但为黑眼；如有一些修饰基因存在可出现不同程度的花斑。W 是一组复等位基因，如 Wv 的 v 是活 viable 的意思。Wv/Wv 鼠可活到成年，为白色、黑眼，通常不育，偶然表现出有限的生育力，其红细胞只有正常的半数，与人类贫血相似。用于造血系统研究的突变小鼠有以下几种。

（1）W 突变（dominant spotting）小鼠。① W/Wv：遗传性贫血小鼠，能活到成年，如 WBB6F1/J－W/Wv 小鼠。② ＋/＋：非贫血小鼠，红细胞计数正常，如 WBB6F1/J－＋/＋ 小鼠。③ W/W：遗传性贫血小鼠，造血干细胞正常，是造血微环境发生缺陷的小鼠。④ W/Wa：遗传性贫血小鼠，造血微环境正常，是造血干细胞发生缺陷的小鼠。

（2）an 突变（Hentwig's anemia）小鼠：大红细胞性贫血，贫血严重程度随遗传背景不同而异，妊娠的第 12 天开始发生造血功能缺陷，伴有白细胞减少症。

（3）f 突变（flexed-tail）小鼠：高铁红细胞性贫血，贫血变化是由于胎儿肝脏造血障碍所致，因此出生时即发生贫血。此种小鼠表现为尾弯曲。

（4）JO（joundice）突变小鼠：妊娠第 14 天出现贫血，出生后几小时出现黄疸，新生期常因脑受损、黄疸、胆红素毒血症或缺氧症而死亡，血循环中出现小网状红细胞和有核红细胞。

（5）ha（hemolytic anemia）突变小鼠：新生期溶血性贫血，多于妊娠 14 天时出现。新生期黄疸，多数死于出生后的 1 周内。

（6）Sph（spherocytosis）突变小鼠：有溶血性贫血、球形红细胞症、胆红素过多血症，出生后短期内死亡。

（7）Sla（sex-linked anemia）突变小鼠：表现为轻度贫血、网状红细胞症、骨髓缺乏。两性生长均受阻，但能存活。

（8）dm（diminutive）突变小鼠：dm/dm 鼠体小、尾短且扭曲，肋骨和骶骨前脊椎增加，脊椎畸形，肋骨节融合，大细胞性贫血。

（9）Ts（tail-short）突变小鼠：Ts/Ts 小鼠常死于子宫中，到妊娠第 8 天，表现为尾短且扭曲以及其他骨骼异常，生前贫血以及卵黄囊造血障碍，贫血还可导致其他异常。

7）白内障（catarct，cat）突变鼠

这是显性遗传，10～14 周龄时晶状体混浊，还会发生晶状体液化和核的上超咬合。当 cat 呈杂合状态时出现白内障。这种性状在一般情况下很容易观察到，可作为眼科的动物模型。

8）无脾（asplenia，as）突变鼠

该鼠脾脏完全缺如，它作为一个遗传性疾病出现于显性半肢畸形的杂合子小鼠。这些小鼠已被广泛应用于脾脏功能的研究，也是研究中医中药的重要动物模型，还是研究血吸虫病的良好实验材料。

9）灰色–致死突变鼠

gl/gl 突变鼠除显示纯灰色外，很主要的性状是生长障碍，出现 14 天后即比正常鼠小；牙不萌、形态不正常、牙齿不钙化；肢体长骨不正常。一般死于 22～30 日龄，利用其骨骼系统的障碍，有人用作锶的代谢研究。

10）视网膜退化（retinal degeneration，rd）突变鼠

此种病鼠与人类的色素性视网膜炎相似，人类的色素性视网膜炎也是一种遗传病，呈现进行性视网膜硬化，有色素沉着及视网膜血管闭锁萎缩。人类这种病例很难取得标本进行病理等研究，而动物模型则提供了极为理想的实验材料，还可进行其他一系列研究。

11）淡化致死基因（dilute-lethal，dL）突变鼠

dL/dL 突变鼠除淡化的性状外，还有惊厥、瘫痪，大约死于生后 3 周。后来有人发现这种病的苯丙氨酸氢氧酶的活性大大下降，此模型症状与人类的苯酮尿病相似。

12）针尾（pintail, pt）突变鼠

当 pt＋杂合状态就呈现显性突变性状，见削短与卷曲的尾巴，且椎间盘随着年龄增长产生快速退化，类似人类的椎间盘突出症。

13）少趾症（hypodactyly，hd）突变鼠

该鼠两前肢有足趾各 2 个，两后肢有足趾各 4 个。雄鼠少趾症同时出现精子缺乏（oligospermia），雌鼠生育力正常。少趾与精子缺乏相关共存是一个有兴趣的现象。裸鼠亦有类似情况。无毛时生育力低下，可能与多型性（pleomorphic）基因或伴性（sexlinkage）基因相关。只见于小鼠和大鼠，原因不明。

14）高血压突变型大鼠（hypertension rat）

高血压大鼠生育力强，但对寿命有明显影响，可存活 13～14 个月，Okamoto 培育了许多亚系，以自发性高血压大鼠（spoataneously hypertensive rats，SHR）最为名贵。SHR 是由 Okamoto 和 Aoki 选育成功的。正常大鼠收缩压 110～120 mmHg，开始用 ♂ 145～175 mmHg×♀ 130～140 mmHg 作为亲代，以后兄妹交配。育成的高血压大鼠出生后 5 周血压可达 150 mmHg，而成年雄鼠的血压达 200 mmHg，其特点是高血压自发率为 100％，血压平均为 170～180 mmHg，最高达 200 mmHg，并有高血压性心血管病变。繁殖时每代都要选血压高的动物（高于 180 mmHg）作为繁殖鼠种。

15）癫痫突变型（audio genic seizures）大鼠

用铃响声刺激会旋转起舞数秒钟，然后一侧倒地发作癫痫，与人类癫痫相似。

三、远交系动物

1. 基本概念

远交系（outbreed stock）动物又称作封闭群（closed colony）动物，是指采用非近交繁殖的方式，并且连续 5 代以上没有引进新的外部品种的一个实验动物种群。远交系动物的保持关键是引种于同源亲本的动物，保证其不以近交的方式，也不与群体外动物进行杂交的方式进行培育；既保持了群体的一般性又保持了动物的杂合性。远交系动物个体间的差异程度取决于其来源的亲本动物。亲本动物为一般杂种动物，则个体间差异比较大；如果亲本动物来源于近交背景动物，则个体间差异较小。从整体来看，封闭状态和随机交配使群体的基因频率基本

保持稳定不变,从而使群体在一定范围内保持有相对稳定的遗传特征。

2. 远交系动物的命名

远交系动物的命名,一般由 2～4 个大写英文字母组成。种群名称前应该表明保持者的英文缩写,第一个字母须大写,一般不超过 4 个字母。保持者与种群之间用冒号隔开。例如,N:NIH 表示由美国国立卫生研究院(N)保持的 NIH 封闭群小鼠;Lac:LACA 表示由英国实验动物中心(Lac)保持的 LACA 封闭群小鼠。

一些远交系小鼠的命名,其命名方式与以上方法不同,但时间久远已经为人们所熟知,仍可以沿用其原来的命名。例如,Wistar 大鼠。

3. 远交系动物的特性及应用

远交系动物具有杂合性,并且避免了近交,从而避免了近交衰退现象的出现。远交系动物相对于近交系动物,具有高繁殖率、抗病力强等优势,因此在实验动物应用中非常广泛。远交系动物由于在群体中没有引入新的外源基因,因此其基因遗传稳定性高。但对其群体内的动物而言,存在一定的杂合性。远交系动物具有以下主要特点。

(1)基因库大,杂合率高。其生活环境长期与外界隔离,没有新的外部品种引进,并且雌雄个体间可以随机进行交配。因此,其遗传组成比较接近自然状态下的动物群体结构,具有类似于人类群体遗传异质性的遗传组成。远交系动物可以应用于人类遗传病研究、药物筛选和毒性测试等实验中。

(2)基因杂合率较高,个体间的基因型不一致,因此其群体基因库较近交系大。在某些遗传实验中可以作为基础的动物群体,用于研究某些性状的遗传力。

(3)群体基因频率基本保持稳定。哈代-温伯格平衡定律(Hardy-Weinberg equilibrium law)在以下 5 个条件:① 种群足够大;② 种群中个体间可以随机交配;③ 没有突变发生;④ 没有新基因加入;⑤ 没有自然选择的理想状态下,各等位基因的频率和等位基因的基因型频率在遗传中是稳定不变的,即保持着基因平衡。远交系动物在群体概念上符合定律的理想状态,因此其群体基因的频率稳定地保持在一定水平,可以应用到一些群体性遗传疾病的研究。

(4)个体间的差异程度主要取决于其祖代起源。若其祖代起源于同一近交系,其遗传差异较小。而起源于非近交系的一般封闭群动物,其个体间差异较大,且可携带隐性的有害基因或致死基因,易于诱发突变。因此,远交系动物可以应用于诱发性或自发性疾病模型的研究。

(5)繁殖力和生活能力都较近交系动物强。其产仔数多,胎间隔短,仔鼠的离乳率高,生长快,成熟早,抗病能力强,寿命长。这些特点使近交系动物可以广泛地应用到教学实验和科研预实验中。

四、杂交群动物

(一) 基本概念

杂交群动物(hybrid colony animal)也称杂交一代或系统杂交动物,它是由 2 个不同近交系之间进行有计划的交配所产生的第一代动物,即 F_1 代动物。杂交群动物具有两亲本遗传特性或产生新的遗传特性。

杂交群动物中的 F_1 代动物有别于遗传学定义中的 F_1 代动物。普通 F_1 代动物就是杂种动物,其父本和母本自身就是杂种动物,因此 F_1 代个体间差异较大,无法应用到科研工作中。杂交群动物的 F_1 代,其亲本为不同基因型的纯种近交系动物,其基因型为两个纯种个体的杂交后代,个体间保持着较稳定遗传特征,并且基本相同。杂交 F_1 代动物因为其表型的一致性,可以用到一般的实验研究中,并且能获得正确的实验结果。

(二) 杂交群动物的命名

杂交群动物命名时亲本的雌性动物名称在前,雄性动物名称在后,名称为大写英文字母并在中间添加大写英文字母"X"相连表示杂交。将以上部分用括号括起,再在其后表明杂交的代数(如 F_1、F_2)。对品系或种群的名称可使用通用的缩写名称。例如,由 C57BL/6 和 DBA/2 杂交后的小鼠培育的第一代为 DBF_1 或 $D2B6F_1$。

(三) 杂交群动物的特性及应用

与近交系动物相比较,杂交群动物具有较强的生命力、繁殖力和抗病能力。杂交群动物仍具有遗传均一性等近交系动物的优点。同时 F_1 代动物经过杂交后,从亲一代来的隐性有害基因与另一亲代来的显性有利基因组合成为杂合子,隐性有害基因的作用被显性有利基因的作用所掩盖而出现杂种优势。

1. 杂交群动物的特征

(1)具有杂种优势、生命力旺盛、抗病能力强和繁殖率高等优点,弥补了近交系动物出现衰退现象的不足。

(2)杂交群动物与近交系动物同样具有遗传均质性。

(3)使用 F_1 代动物进行动物实验,获得的实验结果具有较好的准确性和重复性。

(4)F_1 代动物同时具有亲本动物生物学特性。

(5)杂交群动物在国际上广泛分布,便于不同实验室间进行数据交流。

2. 杂交群动物的应用

F_1 代动物凭借其生物学特征的优势,已经广泛应用到医药、生物等各个科研领域。

(1)干细胞研究:外周血中的干细胞是组织学中的老问题,大部分人认为大淋巴细胞或原淋巴细胞相当于造血干细胞。但在某些动物中,尽管在外周循环中发现有大淋巴细胞,偶尔有原淋巴细胞,一般也不认为有干细胞的存在。根据目前的研究,可清楚地表明,来自 F_1 代小鼠正常的外周血白细胞能够在受到致死性照射的父母或非常接近的同种动物中种植和繁殖,使动物存活和产生供体型的淋巴细胞、粒细胞和红细胞,这证明小鼠外周血中存在干细胞。因此,F_1 代动物是研究外周血中干细胞的重要实验材料。

(2)移植免疫研究:F_1 代动物是进行移植物抗宿主反应(graft versus host reaction,GVHR)良好的实验材料,可以鉴定出免疫活性细胞去除是否完全。如 CBA 小鼠亲代脾脏细胞经一定培养液孵育后注入 CDF_1(DBA/2XCBA)小鼠的脚掌,对侧作为对照,如 CBA 亲代小鼠免疫活性细胞去除干净时,则将不产生移植物抗宿主反应,否则相反。也可采用C57BL/6 脾脏细胞悬液经一定培养液孵育后注入 BCF_1(CBAXC57BL/6)小鼠腹腔,观察脾/体比值,或用 2 月龄 DBA/2 小鼠脾细胞经一定培养液孵育后注入 CDF_1(DBA/2XCBA)小鼠腹腔,测定其死亡率,鉴定免疫活性细胞的去除情况。

(3)细胞动力学研究:如选用 BCF_1(CBAXC57BL/6)小鼠做小肠隐窝细胞繁殖周期实验;选用 CDF_1(DBA/2XCBA)小鼠作小肠隐窝细胞剂量活存曲线;选用 DBF_1(C57BL/

6JXDBA/2)受体小鼠观察移植不同数量的同种正常骨髓细胞与脾脏表面生成的脾结节数之间的关系等。

（4）单克隆抗体研究：杂交瘤合成单克隆抗体是近年来生物医学中一项重大的突破。采用的小鼠骨髓瘤细胞系，一般来自 BALB/c 品系小鼠，由此获得的杂交瘤细胞注入该小鼠腹腔后，即可生长肿瘤，同时产生高效价抗体的腹水。若 BALB/c 小鼠对一特定抗原不产生最适免疫应答反应时，也可改用 C57BL/6 或 NEB 等品系小鼠。英国目前大多采用 BALB/c 和 CBA 杂交 F_1 代小鼠作单克隆抗体研究，比单独用 BALB/c 小鼠要好，其 F_1 代小鼠脾脏比同日龄 BALB/c 小鼠脾脏要大。

3. 常用 F1 代动物

国际上常用的杂交 F_1 代动物如表 2-7 所示。

表 2-7　常用 F_1 小鼠及其亲代来源

F_1 代名称	亲代 雌 X 雄	F_1 代名称	亲代 雌 X 雄
AKD2F$_1$	AKRX DBA/2	CBA-T6D2F$_1$	CBA-T6X DBA/2
BA2GF$_1$	C57BLX A2G	CB6F$_1$	BALB/cX C57BL/6
BCF$_1$	C57BLX BALB/c	CCBA-T6F$_1$	BALB/cX CBA-T6
BCBAF$_1$	C57BLX CBA	CC3F$_1$	BALB/cX C3H
BC3F$_1$	C57BLX C3H	CD3F$_1$	BALB/cX DBA/2
B6AF$_1$	C57BL/6X A	CLF$_1$	BALB/cX C57BL
B6D1F$_1$	C57BL/6X DBA/1	C3D2F$_1$	C3HX DBA/2
CAF$_1$	BALB/cX AKR	C3LF$_1$	C3HX C57BL
CBAAF$_1$	CBAX A	129B6F$_1$-dy	129X C57BL/6-dy
BDF$_1$	C57BL/6X DBA/2		

五、实验动物遗传质量监测

为了满足日益增长的科研需求，目前世界各个实验室已经培育出了数以百计的近交品系和封闭群动物，加上不同的亚系和新建的突变群，其品种（系）数量逾千。在很多医学科研单位的实验动物设施都保持着大量的近交系动物，而在多个品系动物生产繁殖过程中，不能够确保不发生计划外的杂交情况，因此通过遗传学监测手段对繁殖后获得的遗传背景进行鉴定非常必要。随着遗传学监测技术的发展，新技术和新方法越来越多。为此国际实验动物理事会提出了实验动物质量监测必须符合：准确（exact）、简便（easy）、有效（efficient）、经济（economic），应用每个英文单词的第一字母，简称为"4E 原则"。

（一）遗传监测的意义

实验动物遗传质量监测，即指对实验动物生产过程进行科学控制、科学引种及科学繁殖，建立科学的监测制度，采用科学的方法对实验动物种群进行定期的样品采集及监测，监测是否发生遗传污染和遗传突变，监控各个品系应具有的遗传特性。

（二）遗传概貌的确定

通常所说的近交系遗传概貌是指一套生化标志基因位点，根据这些位点就可以确切无误地判断品系,并将其同其他近交品系,甚至可能只有1～2个位点不同的亚系区分开来。

理论上讲,遗传概貌应至少由每条染色体的3个位点组成:每条染色体着丝点相应的近端和远端各一个位点和中部一个位点。一旦确定了遗传概貌后,检测特定的染色体就能够完成近交系遗传质量的判定(见表2-8)。

表2-8　近交系遗传监测结果的判断与处理

监测结果	判断	处理方法
与标准的遗传概貌完全一致	合格	留用
有一个位点的遗传基因与标准的遗传概貌不一致	可疑	增加检测位点数目和监测方法,重新检测后,确定只有一个标记基因改变后,可以命名为同源突变系
2个或2个以上位点的遗传基因与标准的遗传概貌不一致	不合格	淘汰,重新引种

与近交系相同,封闭群动物同样需要遗传质量监测,且遗传概貌包括的内容更多,监测工作量更大。封闭群遗传概貌的确定主要有以下主要内容。

(1)种群的基本形态:体型、体重、毛色等。

(2)生理指标的监测:血液常规及生化指标的测定。

(3)繁殖性能的监测:性周期、繁殖效率、胎间隔、成活新生数、离乳仔数。

(4)某些生化位点和免疫遗传学标记测试,统计各位点的基因及基因型频率。例如同工酶监测:Acp-1酸性磷酸酶、Gdc-1 α-甘油磷酸脱氢酶、Gpi-1葡萄糖磷酸异构酶、Hbb血红蛋白酶、HK-1己糖激酶、Idh-1异柠檬酸脱氢酶、Mpi-1甘乳糖磷酸异构酶、Pym-1酸性葡萄糖变构酶。

(5)下颌骨数量、形态数据测定:通过测定判断原有种群下颌骨形态遗传特点的保持性

(三) 常用遗传学监测方法

国际上通用的监测方法主要分为质量性状、数量性状和其他性状监测。其中质量性状监测主要包括:生化标记检测法、毛色基因测试法、免疫标记和皮肤移植检测法、染色体带型、DNA指纹鉴定(DNA fingerprinting)、随机扩增多态性DNA(randomly amplified polymorphic DNA,RAPD)和单核苷酸多态性(single nucleotide polymorphism,SNP)分析技术。数量性状分析主要包括:下颌骨测定法和生物学特性监测法。

1. 监测方案的设计

在确定了近交系动物的遗传概貌后,保证遗传质量检测的可靠和完善,避免不停息地对遗传概貌中的所有位点进行检测,因此需要合理的遗传检测方案,根据实验需求将检测方案设计标准概述以下3点。

(1)执行检测方案,就能及时发现近交系动物计划外的杂交。

(2)方案必须规定足够数量的染色体,以利确定被检测品系具有相同的基因型:国家标准规定选择近交系小鼠位于10条染色体上的14个位点,选择近交系大鼠位于6条染色体的11个生化位点进行检测。

(3)方案需有一定检测频率和抽样数量,以保证检测的可靠性和稳定性:国家标准中规

定对基础群则需随机抽取雌雄各 25 只以上动物进行基因型检测。

2. 生化标志基因位点测试

随着生物化学研究的进展，当前已经能够灵敏地测定蛋白质化学结构的微小差异，这些差异由遗传基因决定，是个体及品系固有的特性，可用作鉴定品系和个体的判定（见表 2 - 9）。具体检测原理：依据基因的产物、异构蛋白和酶在特定电场内携带的电荷不同，通过电泳技术可以使它们区分开来，这些电泳带形称之为生化基因标记。可以根据电泳带形即蛋白质的表现型，判断被检测动物的基因型，建立各种近交系的遗传概貌。

生化标志基因位点测试法是一种得到广泛应用且灵敏的遗传质量检测方法，它能证实近交系和确定亚系间的遗传关系，具有较高的应用价值。使用此方法进行检测时应注意必须严格地选择缓冲液、电泳温度、时间、电压和电流的最佳值。使用这种方法需要一定的技术和设备。

3. 毛色基因测定法

动物毛色变化是位于细胞水平的生化过程，它是由毛色特定基因决定的。对小鼠的研究表明，超过 127 个基因座影响毛色的形成过程，哺乳动物至少有 A、B、C、D、E 和 S 等主要基因影响不同毛色的形成。决定小鼠毛色特性的主要基因是 Aa、Bb、Cc、Dd 和 Ss 五对等位基因，它们分别位于第 2、4、7、9 和 14 五对染色体上。当 cc 隐性基因存在时，细胞内缺乏酪氨酸酶而不能合成色素，因此不论其他控制色素生成的基因是什么，小鼠均表现为白化。所以根据遗传学原理，使复隐性等位基因的小鼠与待测小鼠交配，能从其 F_1 仔鼠的毛色推测被检小鼠的基因型。

4. 皮肤移植测试法

小鼠皮肤移植是纯系动物遗传质量控制的基本方法之一，其方法简单，操作方便，可靠性好，值得推广。小鼠与人类在其相应的染色体上有控制移植成活的一组基因位点，组成了主要组织相容性复合体（major histocompatibility complex，MHC）或主要组织相容性系统（major histocompatibility system，MHS），小鼠的 MHC 称为 H - 2 复合体，位于第 17 条染色体，决定小鼠的主要组织相容性抗原（相当于人的 HLA 系统）。

小鼠组织相容性基因位点已知有 56 个，如 H - 1、H - 2、H - 3……H - 56。由于组织相容性基因是共显性的，所以能单独在杂合中表达。各组织相容性位点的抗原具有不同强度的抗原性。小鼠的 H - 2 位点是强抗原，引起对同种移植物产生强的排斥反应，使移植的皮肤约在 11 天内被破坏。其余的 H 位点都是弱抗原（次要组织相容性抗原），这些位点对同种异体的移植物仅能导致延缓的排斥，这种排斥作用有的可维持长达百天左右。因此，皮肤移植后至少观察 100 天，只有在 100 天以上植皮双方均不发生排斥，才能证实待测小鼠或大鼠的遗传纯合性。

皮肤移植可分为以下不同类型。

（1）自体移植：在同一个体上的不同部位之间进行移植。例如，小鼠背部腰椎两侧的皮肤左右互换移植，由于受体能识别移植物抗原是自身的，故不能产生免疫反应，因此移植物能长期存活。

（2）同种移植：即同一种属动物个体之间的移植，根据遗传基因的差异又可分为以下两种。① 同系移植（同基因）：纯系动物的特点之一就是基因型一致，这是皮肤移植成功的重

表2-9 常用近交系小鼠的生化标记基因

| 遗传标记 | | | 主要近交系小鼠的标记基因 | | | | | | | | | | |
生化位点	染色体	中文名称	A	AKR	C3H/He	C57BL/6	CBA/J	BALB/c	DBA/1	DBA/2	TA1/TM	TA2	615
Akp1	1	碱性磷酸酶1	b	b	b	a	a	b	a	a	b	b	a
Car2	3	碳酸酐酶-2	b	a	b	a	b	b	a	b	b	a	a
Ce2	17	过氧化氢酶-2	a	b	b	a	b	a	b	a	b	b	b
Es1	8	酯酶-1	b	b	b	a	b	b	b	b	a	b	b
Es3	11	酯酶-3	c	c	c	a	c	c	c	c	a	c	c
Es10	14	酯酶-10	a	b	b	a	b	a	c	b	b	a	a
Gpd1	4	葡萄糖-6-磷酸脱氢酶-1	b	b	b	a	a	b	a	b	b	b	b
Gpil	7	葡萄糖磷酸异构酶-1	a	a	b	b	b	a	a	a	a	d	a
Hbb	7	血红蛋白β链	d	d	d	s	d	d	d	d	s	d	s
Idh1	1	异柠檬酸脱氢酶-1	a	b	a	a	a	a	a	a	a	a	a
Mod1	9	苹果酸酶-1	a	b	a	b	b	a	a	a	b	b	b
Pgm1	5	磷酸葡萄糖变位酶-1	a	a	b	a	a	a	b	b	a	b	b
Pep3	1	肽酶-3	b	b	b	a	b	a	b	b	c	b	a
Trf	9	转铁蛋白	b	b	b	b	a	b	b	b	b	b	b
H-2D	17	组织相容性抗原-2D	—	k	k	b	k	d	q	d	b	b	k
H-2K	17	组织相容性抗原-2K	—	k	k	b	k	d	q	d	b	b	k

要的基础,所以受体的移植物抗原与供体完全一致,不产生排斥反应。② 同种异系移植:同样是小鼠,但不是一个品系,其基因型不同,这样的活组织移植必将引起受体的特异性免疫反应,移植物只能短期生长,最终必遭受体的排斥。

(3) 同种近交系 F_1 移植: F_1 任何一个亲代的组织移植给 F_1 小鼠都能生长。因为 F_1 中带有双亲的各一半等位基因,故不产生免疫反应;反之,F_1 仔鼠的组织移植到亲代则发生排斥,因为双亲基因型不同。

在进行皮肤移植检测时应注意:饲养植皮动物需要一定的饲养空间,会出现一些技术或其他非免疫因素引起的植皮实验失败,同时该方法不是鉴别新品系的理想方法。实验动物皮肤移植规律如表 2-10 所示。

表 2-10 实验动物皮肤移植规律

供　　体	受　　体	移 植 结 果
近交系	同品系同性别	接受
近交系	不同品系	排斥
近交系	本品系同其他品系杂交 F_1	接受
近交系♀	同品系♂	接受
近交系♂	同品系♀	排斥
杂交 F_1	F_1 亲代品系	排斥
杂交 F_2	杂交 F_1	接受
杂交 F_1	杂交 F_2	排斥(少数接受)

5. 下颌骨测定法

动物下颌骨的形态是高度遗传的性状,由多态性位点确定。下颌骨的形态和大小在小鼠近交系间存在明显差异,所以下颌骨分析是一种合理的方法。已经证明它是一种灵敏和有效地鉴别和检测亚系变异(源于遗传混杂和突变)的技术。正常环境因素及饲养管理对下颌骨形态几乎没有什么影响,50 日龄后下颌骨基本上不再生长,其形态也不再发生变化。

检测前,制作测量用的标准直角坐标底板,在近交系核心群中随机选取 60 日龄以上的成年雄鼠,每次取样 10 只为 1 组,制备下颌骨标本后,在显微镜下,放大 10 倍测量在直角坐标底板上下颌骨 11 个形态特征参考点的距离。将所测量值的平均数进行统计分析,利用判别函数确定下颌骨形态。如果测量值集中,则表明在被测小鼠间无显著的遗传差异。

下颌骨形态分析是一种灵敏、经济、简便且可同时检验大量遗传位点的遗传监测方法。若能配以扫描机将下颌骨形态扫入电脑,经电脑测量其形态特征参考点的距离,并由电脑完成统计分析,即可减少人为误差并加快统计分析速度。

6. DNA 指纹鉴定

DNA 指纹指具有完全个体特异的 DNA 多态性,其个体识别能力足以与手指指纹相媲美,因而得名。可用来进行个人识别及亲权鉴定。

DNA 指纹图谱是由 DNA 指纹探针制作,多个限制性片段长度多态性(restriction fragment length polymorphism, RFLP)图带组成,具有高度变异性和个体专一性,并能对 RFLP 图谱进行稳定遗传。DNA 指纹图谱具有多位点性、高变异性和简单而稳定的遗传性 3 个特点,具体指:DNA 指纹图谱检测的位点大部分为基因组中的高变异性位点;其稳定遗传性即亲代中的可分辨杂合子可独立地分配给子代,亲代的各图谱带平均传递给 50％的子代;同时 DNA 指纹图谱还具有细胞稳定性,即用同一个体不同组织(血液、肌肉、皮肤、生殖细胞等)的 DNA 做出的指纹图谱具有一致性。

7. 随机扩增多态 DNA 分析

聚合酶链反应(PCR)以其极大的优势影响到了生物医学研究的各个领域,并以其基本程序和变性梯度凝胶电泳(denaturing gradient gel electrophoresis,DGGE)开发出多种检测核苷酸变异的方法。随机扩增多态 DNA(random amplified polymorphic DNA,RAPD)就是其中一种。与常规 PCR 相比,RAPD 主要有以下特点:① 无须专门设计 RAPD 扩增反应的引物,也无须预知被研究的生物基因组核苷酸顺序,引物是随机合成或任意选定的。引物长度一般为 9~10 个寡核苷酸。② 每个 RAPD 反应中,仅加单个引物,通过引物和模板 DNA 链随机配对实现扩增,扩增没有特异性。③ 退火温度较低,一般为 36 ℃,这能保证短核苷酸引物与模板的稳定配对,同时也允许了适当的错误配对,以扩大引物在基因组 DNA 中配对的随机性。④ 较之常规 PCR,RAPD 反应易于程序化。利用一套随机引物,得到大量 DNA 分子标记,可以借助计算机进行系统分析。

RAPD 技术可用于各种生物的分类,可以对实验动物种、群、系进行鉴定研究,揭示其内在差异。在实验动物遗传质量检测中的应用可以帮助研究者提供更多的有关系统发生和亲缘关系的信息。因此,RAPD 技术非常适合分子遗传连锁研究,构建实验动物遗传连锁图谱。

8. 单核苷酸多态性分析技术

当医学生物学研究进入后基因组时代后,功能基因组学研究成为生命科学研究的重心与焦点。人们预期,功能基因组学的中心将主要是从基因组与环境相互作用的高度来阐明基因组的结构与功能,而其主要内容将是充分了解动物及人类自身基因组 DNA 序列的遗传变异,主要形式为单核苷酸多态性(SNP),进而揭示生命体生物学性状(如药物/毒物的反应性等)的遗传学基础。

每种动物都有共同的基因组,但每个个体及品种(系)间存在不同程度的差异,SNP 则是这些差异的主要表现。可以通过分子生物学研究手段和生物信息学方法对不同品种品系的实验动物进行研究,发现其间存在差异的 SNP,对实验动物遗传质量进行有力的监测。

9. 短串联重复序列

短串联重复序列(short tandem repeat,STR)又称微卫星 DNA(micro satellite DNA),STR 遗传符合孟德尔遗传定律。在染色体上,存在一些比小卫星 DNA 更短的卫星 DNA 重复单元,因此称为微卫星。其重复的次数在不同品种、品系动物可以出现个体差异,形成不同片段长度等位基因。由于微卫星具有数量多、在基因组内分布均匀、多态性信息非常丰富、便于检测等优点,因此可用于遗传学鉴定。

除了以上介绍的遗传鉴定方法外,科学家还在寻找更高效和更准确的方法对生物体进行遗传鉴定。例如,拷贝数变异(copy number variations,CNV)分析技术,该技术根据比较两个或多个基因组发现 CNV 的 DNA 片段以鉴定不同遗传背景生物间的差异。

参考文献

1. Arvidsson C，Hallén A，Bäckhed F. Generating and analyzing germ-free mice[J]. Curr Protoc Mouse Biol，2012，2(4)：307‑316.

2. Hansen AK，Nielsen D S. Handbook of laboratory animal bacteriology[M]. 2nd ed. New York：Taylor & Francis Group，2014.

3. Fox JG，Anderson LC，Otto GM，et al. Laboratory animal medicine[M]. 3rd ed. New York：Elsevier Academic Press，2015.

4. Baker DG. Flynn's parasites of laboratory animals[M]. 2nd ed. New Jersey：Wiley Online Library，2007.

5. He CS，Schenk S，Zhang QW，et al. Effects of T cell frequency and graft size on transplant outcome in mice[J]. J Immunol，2004，172(1)：240‑247.

6. Green EL. Biology of the laboratory mouse[M]. 2nd ed. New York：Dover Publications，1966.

7. 中华人民共和国国家质量监督检验检疫总局.实验动物 微生物学等级监测：GB14922.2—2011[S].北京：中国标准出版社,2011.

8. 中华人民共和国国家质量监督检验检疫总局.实验动物 寄生虫学等级及监测：GB14922.1—2001[S].北京：中国标准出版社,2001.

9. 中华人民共和国国家质量监督检验检疫总局.实验动物 哺乳类实验动物的遗传质量控制：GB14923—2010[S].北京：中国标准出版社,2010.

第三章

实验动物环境控制

实验动物不同于生活在自然界中的野生动物,作为长期生活在人为控制的有限环境范围内的特定动物群体,它们赖以生存的食物、居所等一切必要条件都需要人为提供和控制。环境条件改变将引发实验动物产生一系列应激反应,从而对动物实验结果的可靠性和准确性产生影响。实验动物饲养、繁殖和实验环境控制对动物实验至关重要,必须满足实验动物正常生长、发育、繁殖所适宜的环境条件;确保实验动物居住、生产和实验研究均处在安全和健康状态,以降低实验处理中的背景干扰。因此,实验动物环境控制是推动实验动物标准化进程的重要内容之一。

第一节　实验动物环境的概念和分类

一、基本概念

实验动物环境是实验动物饲养、繁殖及开展动物实验的设施环境,是实验动物直接生活的场所,可分为微环境和大环境。微环境是指围绕在实验动物周围的第一层物理环境,即实验动物直接接触到的栖身环境,主要由饲养笼盒、笼具以及围栏所构成的环境空间。在微环境中包含了水、食物和生活丰富物等一切动物生存必需的物品,微环境的状态包括诸多因素,如光照、湿度、噪声、振动以及空气特性等。而围绕在实验动物周围的第二层物理环境,包括房间、屏障、畜舍以及户外栖息地构成了实验动物的大环境。实验动物的大环境直接影响着其微环境状态的变化。

实验动物环境质量控制,即对实验动物的微环境和大环境进行监测和评价。通常微环境中的温度、相对湿度、气体浓度以及空气特性指标高于大环境,但是大环境的光照指标普遍高于微环境。为了更好地对实验动物环境体系进行评价,需要建立标准的评价方法和规则,保持实验动物环境的稳定性。

二、环境因素对实验动物影响的特点

1. 作用多因素性

影响实验动物的环境因素很多,主要包括以下几类。

（1）物理因素：温度、相对湿度、气流速度、光照、噪声/振动、换气次数和空气洁净度。

（2）化学因素：二氧化碳、粉尘、有害气体、杀虫剂、消毒剂和其他有害化学物质。

（3）居住因素：房屋、饲养笼具、活动空间、垫料、丰富物、给食器和供水器。

（4）营养因素：饲料和水。

（5）生物因素。① 同种生物因素：社会地位、势力范围、咬斗和饲养密度；② 异种生物因素：微生物、人和其他动物。

环境因素对实验动物及动物实验的影响是多种影响因素共同作用的结果。例如，动物体温的调节受饲养环境温度、相对湿度、气流以及换气次数等多种因素影响。动物设施的氨浓度除了受环境温度、相对湿度以及换气次数影响外，还与饲养密度、饲养设备种类以及饲养管理制度等有关；噪声可以造成实验动物焦虑、生理指标改变和繁殖效率低下，为了控制噪声对实验动物的影响，需要考虑实验操作时发出的声响、设施本身的隔音结构等诸多方面；振动对动物的生理节律和繁殖活动影响较大，需考虑饲养和实验设备的振动情况，是否会与实验动物本身产生共振效应。因此，在考虑环境因素对实验动物影响时，应综合可能发生的多种因素进行全面的评价。

2. 变化适应性

实验动物长时间甚至终身限定在一个固定的环境空间内生活，使其产生了对环境的依赖性。因此，一旦实验动物赖以生存的环境发生变化，会引起动物机体发生相应的适应性反应。实验动物从驯化、繁殖到品种或品系的育成，经历了不同的环境变化。当环境在实验动物适应性可及的范围内变化时，实验动物仅靠自身的特异适应性反应就可获得适应，生长、发育以及繁殖活动保持正常；随着环境变化的加剧，实验动物在自身适应性调节的同时，必须动员非特异适应性反应，通过应激代偿机制来获得适应，以继续维持其机体及与环境之间的平衡和统一，保持生命活动的正常进行。当环境变化超出实验动物的适应范围时，机体就不能再维持体内平衡，生命活动进入病理状态，最后导致死亡。

各种动物对环境的适应能力并不相同。随着科技进步和科研需求的日益增长，培育成功的近交品系越来越多，近亲交配的动物基因的纯合度可达98.6%以上，由于基因纯合，动物失去了杂合基因型所具有的较广泛的适应环境的能力，因而对环境的适应能力较差。各类免疫缺陷的实验动物，必须在特殊的环境中才能正常繁殖、发育和生长，需要更为严格的环境条件。

3. 性状决定综合性

动物的性状表现是由遗传因素和环境因素共同决定的综合结果。尽管遗传基因是决定动物生物性状的遗传基础，但是在个体发育的过程中，基因作用的表现离不开环境的影响。一个性状的正常发育不仅需要完善的基因组，同时亦需要适宜的发育环境。1959年，Russell和Bruch曾提出，动物的基因型（genotype）承受发育环境的影响而决定其表现型（phenotype），此表现型又受到动物周围环境的影响出现不同的演出型（dramatype）。此外，某些环境因素的改变可导致动物基因组发生变化，产生基因突变。由此可见，环境对遗传稳定性是极为重要的。随着表观遗传和隔代遗传的研究深入，很多环境因素，如环境压力、气候变化、饮食结构的改变等都会导致动物后代性状的改变（见图3-1）。

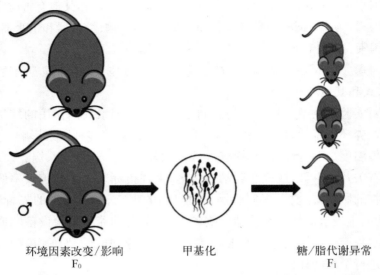

环境因素改变/影响　　　甲基化　　　糖/脂代谢异常
　　　F₀　　　　　　　　　　　　　　　　　F₁

图 3-1　环境因素和遗传因素对实验动物性状的影响

第二节　各种环境因素对实验动物的影响

一、物理因素

1. 温度

温度是影响动物实验的主要因素之一。哺乳动物为恒温动物,但是环境温度变化同样会引起动物体温的波动,从而影响动物实验结果。动物实验区域温度的变化主要源于气候影响、机械产热及体热效应。

动物福利要求根据正常的昼夜节律变化维持动物体温。动物饲养的环境应保持在该物种的合适温度和相对湿度条件范围内,以减少它们的应激和生理改变。温度对实验动物的影响表现在生殖、泌乳、机体抵抗力、生长、形态、新陈代谢和实验反应性等诸方面。

当环境温度变化时,动物必须通过行为、生理、代谢变化来进行产热或散热以维持体温的恒定和正常生命体征,这一温度范围称为临界温度。临界温度下限:环境温度下降至动物必须提高代谢率、增加产热来维持体温恒定时的温度。临界温度上限:环境温度上升,机体散热受阻,物理调节不能维持正常体温恒定,体内蓄热,体温升高时的温度,亦称过高温度。相对于临界温度,存在热平衡区域或热中性区域(thermoneutral zone,TNZ),在该温度范围内,动物的体温调节不需要增加代谢产热或者激活蒸发热损失机制。一般来说,为避免热应激,动物饲养间的干球计温度需设置在最低临界温度值以下,同时意味着需要为动物提供可以用于调节温度的充足资源(如筑巢材料、笼架)而避免动物的冷应激。新生动物的最低临界温度值一般要比同种成年动物高,所以足量的保温材料对新生动物来说尤为重要。

(1)对动物生殖生理的影响:高温(>30 ℃)可影响雄性动物精子生成,出现睾丸和附睾萎缩并导致精子活力下降,死精比例增加,性行为强度降低。雌性动物则出现性周期紊乱,卵母细胞发育异常,受精反应异常,从而导致产仔数减少,死胎数增加,出现流产或泌乳量下降等情况。同样,低温环境也会导致动物生理周期紊乱,繁殖能力下降。在高温环境下出生的幼仔会出现体重较轻,增重和发育缓慢,离乳率或成活率降低。低温环境下幼仔也会出现发育缓慢的情况。

（2）对动物形态的影响:以兔为例,冬季在室内相对恒温条件下生长的兔双耳较室外环境下生长的要长一些。低温环境下饲养的大、小鼠尾巴则明显变短,10 ℃时成年大鼠的尾巴比 30 ℃时短 2 cm 左右。

（3）对动物生理功能及习性的影响:温度变化可使动物的行为、饮食、饮水、心血管功能和内分泌发生改变。在低温时,金黄地鼠出现筑巢、嗜睡,甚至冬眠等,其母性行为、心跳、呼吸和新陈代谢等出现相应改变。在 4 ℃以下,单个饲养小鼠摄食量比同样温度下 5 只一组群饲小鼠高 30%。寒冷环境下,动物可出现竖毛寒战、蜷缩成团;炎热天气时,动物饮水量增加,地鼠呈"大"字形睡眠;犬张口伸舌、呼吸加快、喘气明显;小鼠则发生流涎现象。

大鼠和小鼠的心、肝、肾等脏器重量与环境温度呈显著负相关。将 9～10 周龄 JCL-ICR 小鼠置于 10～30 ℃环境下观察其生理反应,发现随着环境温度的升高小鼠的脉搏、呼吸、发热量直线下降。

（4）对动物机体免疫力的影响:温度过高或过低都能导致机体抵抗力降低,易于患病。大鼠在 31 ℃、鸡在 35 ℃高温应激作用下,出现需氧菌(葡萄球菌属、链球菌属、肠杆菌属和棒状杆菌属)菌群的增加,鸡还出现厌氧菌(消化道链球菌、梭状芽孢杆菌属)增加的现象。将 BLAB/c 小鼠从 22 ℃环境移到 12 ℃或 32 ℃环境内,其白细胞计数发生变化,与免疫反应有关的血液及脾脏中 B 和 T 细胞的比率亦出现明显变动,免疫功能的异常与疾病发生关系很大。

（5）对动物实验的影响:在毒性测试实验过程中,环境温度变化会导致实验动物对受试物毒性敏感性的变化。研究表明在低温或适度低温环境中,有助于动物耐受毒性物质。在很多急性毒理实验过程中,环境温度变化甚至会导致实验结果出现数倍偏差。

2. 相对湿度

（1）对实验动物机体的影响:在高温时,动物主要靠蒸发散热来维持体温恒定。如果相对湿度过高,蒸发散热受到抑制,可使动物烦躁不安、代谢紊乱、影响进食、机体抵抗力下降、发病率上升。高温高湿环境可使有害气体积聚、不易驱散,病虫害和微生物增殖,饲料霉变,影响动物健康甚至死亡。湿度过低,会导致粉尘飞扬,对动物呼吸道刺激增加,易导致动物发生呼吸系统疾病。在相对湿度低于 40%时,大鼠易发生"环尾症";当相对湿度在 20%左右时,"环尾症"的发病率可以达到 100%。

（2）对动物实验的影响:湿度对动物试验结果的影响主要在高温下表现明显,35 ℃时小鼠的心跳、体温在不同相对湿度之间有显著差异;温湿度与卵蛋白的过敏性休克病死率存在极显著相关。高湿环境下,小鼠仙台病毒(HVJ)发病率增高,脊髓灰质炎病毒、腺病毒 4 型与 7 型颗粒大量增殖,但流感、副流感 3 型、空气中变态反应原降低。

3. 噪声与振动

噪声是嘈杂声和一切不受人类与动物欢迎的声音总称。一般指冲击性大,具有复杂波形的声音。在不同的生活环境里,噪声的强弱是不同的。为了表示声音的强弱程度,人们引入"声强"的概念,定义为:1秒钟内垂直穿过单位面积的声能,单位为"瓦/米²(W/m²)",用字母"I"表示。在环境评价中,分贝(dB)常用于定义环境噪声的等级。

振动是能量的一种形式,它以波的形式传播,声音通过听觉来感知,振动通过感觉来感知。事实上,人和动物通过探测到的空气中微粒运动引起的压力波来感受声音。声波的本质就是振动,既有振幅也有频率。振幅决定了声音或振动的强度,并由波的峰值经过平衡位置的距离来表示。频率是一个波从波峰到波谷完成一个周期所花费的时间,以"赫兹(Hz)"作为频率的测量单位,代表每秒的周期数。振动水平还通过振动加速度进行衡量,计量单位为米/秒²(m/s²)。

(1) 噪声对动物实验的影响:噪声和振动的大小及频率对人类和动物的感知、潜在的不良或治疗效果都很重要。例如,人类的听觉范围是20~20 000 Hz,老鼠的听觉范围是1~100 000 Hz。噪声对实验动物生殖生理具有严重不良影响。可造成大、小鼠生育力减退,妊娠障碍和流产,甚至有食仔现象。噪声可以明显引起小鼠生产率下降、食仔率上升。生活在噪声环境中的小鼠会出现行动异常,母鼠泌乳量减少,仔鼠生长率明显降低,出生体重下降,发育缓慢甚至停止。

噪声可引起中枢自主神经紊乱。自主神经能够自动调整与个人意志无关的脏器功能,分为交感神经和副交感神经两大系统。在正常情况下,功能相反的交感和副交感神经处于相互平衡制约中。在这两个神经系统中,当一方起正作用时,另一方则起负作用,很好地平衡协调和控制身体的生理活动,这便是自主神经的功能。当噪声发生的时候可以引起交感神经功能紊乱,因此其所调节的心跳、血压、腺体分泌等一系列生理活动都将出现异常。突发性或短时间的噪声干扰将引起动物心律、血压上升,腺体分泌增多。当实验动物长时间暴露在噪声环境中,其心律、血压以及体表温度会低于正常值,且可出现心脏肥大等多器官病变。

噪声可导致实验动物发生听源性痉挛。小鼠的反应是在噪声发生的同时,耳朵下垂呈紧张状态,接着出现前肢洗脸动作,头部出现轻度痉挛,身体跳跃运动。如果噪声水平加大,则出现强烈的反应即全身痉挛,来回狂奔,撞笼壁或者横滚;当噪声水平超出其承受范围或暴露于高噪声环境时间过长,则出现四肢僵直伸长以致死亡。听源性痉挛的反应强度随声响强度、频率、日龄、品系而改变。豚鼠在125 dB环境中作用4 h,听神经终末器官的毛样听觉细胞出现组织学变化。给予大鼠90 dB、500~1 500 Hz的噪声,每天1次,每次5 min,连续作用7个月或持续作用96 h,会造成中枢神经系统损害,大鼠死亡率增加。

(2) 振动对动物实验的影响:一个物体会根据其物理组成产生不同的振动,并且会倾向于以某些频率比其他频率振动得更多。当物体在某一振动频率范围下出现比其他振动频率更大的振幅,此时的振动频率称为共振频率范围(resonance frequency range, RFR)。不同的动物有各自的RFR。了解共振频率很重要,因为与其他频率相比,这些频率附近的振动会被更强烈地感知,并最终导致更多的生理效应发生,包括那些被认为是对动物机体有害的生理效应。除了振动频率,对动物产生影响的还包括振幅大小、振动加速度、持续时间、振动是针对全身还是局部的等诸多因素。

过度振动会对人类的骨骼、关节、神经、肌肉和血管造成严重影响,使人衰弱。同样,动物研究表明,振动对许多不同的物种都有不良影响,包括改变正常的生理指标甚至细胞结构。在小鼠研究中表明,实验动物设施施工所产生的振动会导致小鼠繁殖行为的异常以及受孕率、出生率和断奶率下降,食仔现象明显增多。

振动还会改变动物应激激素的分泌。研究表明急性振动情况下,小鼠体内皮质酮分泌明显升高。此外,振动还会引起神经生理的紊乱。研究表明振动会损伤大鼠尾部轴突和髓磷脂,影响中枢神经系统、血管生成因子和微血管的生长,并且改变了老鼠大脑中的 5-羟色胺水平。噪声和振动都能够对实验动物的繁殖、生长发育、生理状态以及行为产生极大的影响。在产生噪声的同时会伴随着振动的发生,在很多情况下无法准确划分噪声和振动对实验动物的影响。因此,在研究环境因素对实验动物影响时振动和噪声同样重要。

4. 光照

高等动物的视网膜近表层有感觉明暗的杆状细胞和感觉颜色的椎状细胞。这些细胞接受光刺激后产生兴奋点位,不断地传向内侧细胞,通过视神经传递到大脑。同时还可进行视力、视觉性运动、神经-内分泌系统功能或行为的调节。杆状细胞及椎状细胞的数量、密度、分布,因动物种类而异。一般鸟类的锥状细胞占优势,因此大多数鸟类对明暗感觉不敏感,为夜盲症。与此相反,啮齿类动物杆状细胞占优势,因此作为夜间活动的动物,在黑暗环境下也能充分适应;但是如果光线过于强烈,则容易受到损害。由于锥状细胞不发达,啮齿类动物的色彩辨别能力差,特别是对红色无辨别能力。绵羊、猪、犬也与啮齿类动物一样对颜色无辨别能力。人、非人灵长类动物以及猫的锥状细胞和杆状细胞比例适中,在辨别颜色和区别明暗等方面均能正常发挥功能,更适应生活在复杂的自然环境中。

(1) 照明强度对实验动物的影响:照明强度简称照度,又称米烛光,即 1 流明的光通量均匀分布在 1 m² 面积上的照度,单位为勒克斯(lux 或 lx)。适宜的(光)照度由照度、照明时间和波长来决定。

白化大鼠在 20 000 lx(光)照度下几个小时,就会出现视网膜脱落,长时间暴露在此(光)照度下将使其视网膜产生无法恢复的严重损伤。有些动物实验表明:饲养笼内(光)照度为 50 lx 时,哺乳期小鼠的幼仔死亡率为 5%;而在 500 lx 时,死亡率为 50%,其原因在于饲养区域(光)照度过大,导致母鼠的母性行为低下,造成幼仔的死亡。同时,(光)照度还与致癌物质引起的小鼠皮炎和白血病有关。

(2) 波长对实验动物的影响:小鼠的自发行为在蓝光、绿光和白天时最低,而在红色与黑暗中最大。将 ICR 小鼠饲养在各种灯光下(全波长、冷白色、蓝色、粉红色、紫黑色)的照明实验中,30 天后雄鼠在蓝色与冷白色光照下,体重明显下降。在不同波长照明下,雄鼠的垂体、肾上腺、肾脏、精囊,雌鼠的肾上腺、甲状腺、松果体的重量有着明显的差异。大鼠在蓝色光下性成熟早,雌鼠阴道开口比红色光下早 3 天,成熟时卵巢和子宫的重量也大,但红色光组大鼠的泌乳能力强。日光中波长较短的紫外线对饲养环境和动物机体本身具有杀菌作用,同时可以促使动物表层组织内蓄积的麦角固醇转化为麦角钙化醇(维生素 D_2),从而促进钙质的代谢和吸收,防止动物发生佝偻病。

(3) 光照周期对实验动物的影响:光线刺激通过视网膜和视神经传递给下丘脑,再通过下丘脑的介导调节动物的内分泌活动。动物的内分泌系统有三大分支系统:下丘脑-垂体-

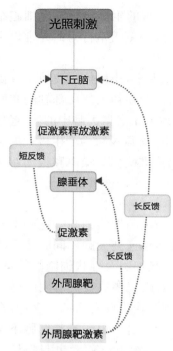

甲状腺轴、下丘脑-垂体-肾上腺轴以及下丘脑-垂体-性腺轴。由此可见,下丘脑和垂体可以说是动物机体的内分泌控制中心。在光线刺激下,以丘脑为介导,产生促性腺激素释放激素(GnRH)、促甲状腺素释放激素(TRH)、促肾上腺皮质激素释放激素(CRH)、生长激素释放激素(GHRH)等各种神经激素,这些释放激素经丘脑下部至垂体门静脉到达垂体前叶,促使垂体前叶释放促卵泡素(FSH)、促黄体素(LH)、促甲状腺素(TSH)、促肾上腺皮质素(ACTH)和生长素(GH),对动物生殖生理、生长发育、代谢和行为活动产生影响(见图3-2)。

在自然状态下饲养的金黄仓鼠,冬季由于日照时间短,导致血浆中促性腺激素减少,为了防止雄性金黄仓鼠出现睾丸萎缩,维持正常生产,每天需保持 12.5 h 的光照。与之相反,绵羊、驯鹿等季节性发情动物,松果体细胞内含有丰富的 5-羟色胺,它在特殊酶的作用下转变为褪黑激素,这是松果体分泌的一种激素,其分泌受到光照的制约。当强光照射时,褪黑激素分泌减少;在暗光下褪黑激素分泌增加,褪黑激素可以通过下丘脑-垂体-性腺轴,刺激促性腺激素释放激素的释放,因此需要缩短光照时间才能保证动物正常的生殖活动。

图 3-2　光照对动物内分泌系统的影响

5. 气流、风速、换气次数以及压强

(1) 实验动物设施气流设计:气流指空气从高气压区向低气压区的流动,主要来源于室内各区域的温差,如机械通风、门窗启闭、人员进出等。气流速度指实验动物饲育环境中空气流动的速度。大于 0.2 m/s 的气流速度可被人类感觉到,而实验动物设施的气流以0.13～0.18 m/s 为最佳。

实验动物环境气流是依靠人工送、排风形成的气流,实验动物设施常见的气流组织形式有水平层流、垂直层流和乱流三种。水平层流和垂直层流的气体单向流动,可将污染源散发出的悬浮污染物在未向室内扩散之前就被及时压出室外,洁净空气对污染源起到隔离作用,有效隔断悬浮污染物在室内的散播;其换气排污全面彻底,但造价高、能耗大。乱流的气流分布不均匀,在室内不同的地点气流的速度和方向均不同。乱流是以从污染源散发出来的悬浮污染物在室内扩散为前提,不断引入经过高效过滤器处理的净化空气,将室内悬浮污染物冲淡稀释即刻排出室外,从而维持室内所需的空气洁净度等级,故所需的换气次数必须随室内的空气洁净状况而大幅调整。乱流具有室内空气扩散快、均匀稳定的特点,且造价和能耗均较前者低。因此,目前规模化实验动物设施都采用乱流的气流组织形式,即顶部送风、四角下侧回风。

(2) 气流对实验动物的影响:气流方向和速度主要影响实验动物的散热。由于大多数实验动物体型较小,其体表面积与体重的比值较大,因此对气流更加敏感。但环境温度过低时,未经恒温的气流被输送到实验动物设施中,会加剧实验动物的寒冷感觉。当环境温度升高时,气流可以促进环境对流散热和实验动物的蒸发散热,使实验动物免受高温的侵袭。同

时适宜的气流可以向室内输送新鲜的氧气,驱散动物周围的不洁净或者有害气体,保持室内的温度和相对湿度。

（3）压强及压差对实验动物的影响:动物设施内各区域的静压状况决定了空气流动方向。实验动物设施内的病原微生物可以随空气流动而向四处散播。在 SPF 饲养设施中,各个区域的静压不同,设施内处于正压,高于室外。空气流动方向是从清洁走廊、动物饲养室流向其他走廊、更衣室和动物设施外。相反,在污染或放射性实验的动物房,为了不让室内微生物或放射性物质扩散出去,设施内处于负压,低于室外。空气流动方向的紊乱将造成有害物质污染,传播疾病,损害实验人员和实验动物的健康。

6. 空气洁净度

空气洁净度指洁净空间内单位体积中,以大于或等于被考虑颗粒直径的粒子最大浓度限值划分的等级标准。空气中含尘比例大则空气洁净度低,含尘比例小则空气洁净度高。实验动物设施空气当中颗粒物的来源主要有两个途径:① 外界未经过过滤,或过滤效率低的空气;② 动物的皮毛、皮屑、饲料和垫料碎屑通过空气流动或实验人员操作以及动物活动扬起悬浮在空气中,形成颗粒物污染。

实验动物设施空气中的悬浮颗粒物对实验动物的健康有直接影响。颗粒物落在动物身上,可与皮脂腺的分泌物及细毛、皮屑及微生物等混合起来粘在皮肤上,使动物的皮肤散热功能下降,影响体热调节。悬浮颗粒物中 $5\ \mu m$ 以下的颗粒可以经动物呼吸道吸入后直接到达细支气管与肺泡并引起呼吸道疾病,如支气管炎、气喘及尘肺等。颗粒物还可以成为微生物的载体,一般病原微生物和皮肤寄生虫常附着在不同大小的悬浮颗粒物上,通过空气流动感染动物。因此,饲育清洁级以上实验动物的设施,进入饲育环境的空气必须经过有效的过滤,去除颗粒物使空气达到相应的洁净度。

实验动物设施空气中的颗粒物既可影响实验动物,也威胁着饲养以及实验人员的健康。流行病学已经证明,动物的被毛、皮屑、血清、尿液、粪便等形成颗粒物具有抗原性,通过呼吸道、眼、皮肤、黏膜等接触人体,敏感人群会产生严重的变态反应。近年来人们因接触实验动物而发生的变态反应已成为较突出的问题。因此,除去或减少这些颗粒,是达到控制实验动物设施洁净度,避免发生人畜共患病和动物传染疾病的重要手段。

二、化学因素

实验动物饲养设施中的气体环境除受大气影响以外,动物的自身代谢活动也会产生各种有害的恶臭气体。动物的粪、尿、垫料和残留饲料如不及时更换清除,会发酵分解产生恶臭物质。动物粪、尿等排泄物发酵分解产生的污染物种类很多,包括氨、甲基硫醇、硫化氢、硫化甲基、三甲胺、苯乙烯、乙醛和二硫化甲基等,这些气体都具有强烈的臭味。氨在这些污染物质中含量最高,各种等级的动物饲养室内均可用仪器测出。因此,判断实验动物饲育环境的污染状况常以氨为监测指标。当动物饲养室出现温度和湿度上升时,饲养动物密度增加,通风条件不良,排泄物和垫料未及时清除时,都会导致饲养室氨浓度急剧升高。

1. 氨浓度

氨易溶于水,是一种刺激性很强的气体,容易被呼吸道及皮肤黏膜吸收。当氨被吸入呼吸系统后,通过肺泡进入血液,与氧竞争性结合血红蛋白,造成血红蛋白结合氧的能力降低,对动物正常的生理功能造成影响。环境中的低氨浓度可以刺激动物眼结膜、鼻腔和上呼吸道黏膜，引起流泪、咳嗽，导致黏膜充血、喉头水肿，使动物产生支气管炎，严重的可造成动物急性肺水肿而死亡。如果动物实验长期生活在较高氨浓度的环境中，实验处理后观察发现动物上呼吸道黏膜会出现慢性炎症变化，动物出现发热、血液及其他生理、生化指标异常。当环境氨浓度达到较高水平时，可直接刺激动物机体组织，引起碱性化学性灼伤，导致组织坏死、溶解；同时高浓度氨可引起机体的中枢神经系统麻痹、中毒性肝病及心肌损伤等。

氨既可直接影响动物生理功能，也可以导致动物本身对结核杆菌、肺支原体等传染病病原体的抵抗力显著下降，对炭疽杆菌、肺炎球菌、大肠埃希菌的感染进程显著加快，使这些动物失去作为实验动物的价值。

2. 硫化氢

除氨以外，硫化氢也是对实验动物严重危害的有毒气体。硫化氢有强烈的臭鸡蛋味。在饲养环境中含有 $0.0001\% \sim 0.0002\%$ 的硫化氢即能被动物察觉。动物粪便和肠道中产生的硫化氢经呼吸道吸入产生硫化钠，使动物组织失去钠离子，是黏膜受刺激的生化基础。硫化氢通过刺激神经，使动物生理指标和行为发生改变。温度增高时会增加硫化氢毒性，室内硫化氢浓度增高会使妊娠率下降。硫化氢和氨等气体均易诱发家兔鼻炎。

3. 信息素

浓厚的雄性小鼠汗腺分泌物的臭气，会造成雌性小鼠性周期紊乱，这就是信息素（pheromone）对实验动物产生的效应影响。信息素是同种个体之间相互作用的化学物质，能影响彼此的行为、习性，乃至发育和生理活动。信息素由体内腺体制造，直接排出散发到体外，依靠空气、水等传导媒介传给其他个体。从低等动物到高等哺乳动物都有信息素。由于信息素靠外环境传递，故又称外激素。生物异种之间相互作用的化学物质叫作种间信息素或异种信息素。

信息素对实验小鼠的繁殖有 3 种作用效应。① Lee‐Boot 效应：指由于小鼠群养时常发生假性妊娠和发情周期混乱的现象。② Whitten 效应：指由于雄性动物分泌的信息素促使雌性动物的发情周期出现有规律的现象。③ Bruce 效应：指怀孕初期的雌性小鼠与交配对象以外的雄性接近或同居时产生的终止妊娠反应。因此，饲养环境信息素含量的异常，会影响实验动物的生殖内分泌系统出现紊乱，从而影响动物实验结果的可靠性。

三、居住因素

1. 房屋

实验动物饲养与动物实验需在专用的建筑设施中进行，在实验动物设施建设的时候，首先应考虑建筑物与周围社会环境的关系，如与居民的关系、交通运输和电力供应等，都可能会影响动物实验的结果。实验动物设施不宜设在居民区污水排出口，也不宜设在化工厂、屠宰场、制革厂等易产生环境污染的企业附近，这些受人为因素污染的环境势必对动物实验造成严重的影响。在确保动物实验不受干扰的同时，应使实验动物设施与其他建筑物之间保持一定的距离，以预防动物与人之间疾病的传播。

饲养实验动物以及进行动物实验的房间应该确保为动物提供一个既舒适又安全的环境。在房间建设时，首先应确保所采用的安全措施可以防止动物逃离，在此基础上应尽量符合动物福利,使实验动物生活在舒适的环境中,以最佳的状态进行实验。动物饲养房间还应考虑动物居住的社会性,即群居或独居,应根据不同动物的生活习性分配足够的生活空间给每只动物。同时,在动物的饲养室中还应提供适量的食物和水以及丰富物等生活必需物。

不同地区实验动物设施房屋的建设需适应当地的气候以及地理位置等因素,同时还需要经过当地实验动物管理部门审核,以确保建设符合标准的设施。一个合适的实验动物设施不但能够保证动物的正常居住以及实验,也有利于管理人员对设施以及动物实验进行管理和操作。

2. 环境丰富物

环境丰富物(environmental enrichment)是指对实验动物所处的物理环境进行修饰,改善环境质量,通过感官刺激使实验动物的身心更加健康愉快。例如,在小鼠或大鼠笼盒中放置纸张,可以使动物寻求自己庇护场所,减少其对环境的恐惧感;在灵长类饲养笼内安装吊环及楼梯等设施,可以辅助其进行一些跳跃、攀爬等活动,有助于灵长类动物在有限的饲养空间内保持身心健康。由此可见,通过环境丰富物可以提高实验动物的生物学功能、繁殖性能和适应性等,从而提高其福利水平。

环境丰富这一概念最早在1925年被提出和应用。环境丰富最主要的宗旨是让动物满足本能需求,包括觅食、筑巢、寻找隐蔽物体等的本能。丰富化的环境可使动物表现更加正常的生理行为,防止动物产生异常的行为与不正常的身心发展,避免内分泌或免疫系统异常,确保能够在动物实验中获得更加准确的结果。

并不是所有添加到动物生活环境中的物质都可丰富动物的生活,有利于动物实验。例如,有人在小鼠饲养笼盒中放置小的石球,不但不能够使动物有愉快的心情,反而会使小鼠感觉烦躁不安,效果远没有放置一张纸的效果好。研究人员发现在灵长类饲养环境中添加新奇的异常物体,可以增加其疾病的传染性;饮食辅助器可以使动物的体重增加;刨花垫料可导致动物过敏;在个别品系大、小鼠的饲养笼中,用于遮挡和避难的丰富物可以导致雄鼠间的争斗甚至出现伤害,一旦丰富物被少数占主导地位的动物占有,必将导致动物间社会地位的争夺。因此,在使用动物丰富物的同时应注意饲养群体、密度及不同种类动物的习性,不能够盲目地使用丰富物,以求达到最佳的效果。与其他环境因素一样,动物丰富物是一个变化的、需要独立研究的、影响实验动物饲养和动物实验的因素,要对其进行科学的管理和控制,发挥丰富物的作用,为动物实验服务。

3. 饲养笼具

饲养笼具是实验动物生活环境的小空间,包括笼盒、饲养笼、围圈以及饲养箱等。各种环境因素必须通过笼具才能对实验动物产生影响。因此,笼内环境是影响实验动物的直接因素。饲养笼具作为维持实验动物生活空间环境的设备,其设计的合理性和质量的优劣将直接对实验动物和动物实验产生影响。随着实验动物研究的发展,实验动物笼具的设计及制作已经实现了标准化和智能化。实验动物的饲养笼具应符合以下标准。

(1)舒适性:实验动物笼具应提供给动物适当的空间,满足其自由活动,自由调整姿态。对于群居动物,还应提供更加宽阔的空间,使实验动物生活更加舒适。因此,不同动物、不同种属的实验动物所需的饲养空间不同。在确保舒适性的同时,还应注意制作笼具材料的安全性,即无毒无害。针对不同种类的实验动物,应采用不同设计结构以及材料制作笼具。

大鼠、小鼠通常饲养在抗高温聚碳酸酯(polycarbonate，PC)、聚砜(polysulfone，PSU)或聚苯砜(polyphenylsulfone)材料制作的笼盒中。这些材料具有毒性小、高温高压下不易变形等优点。由于动物的排泄物积存在笼盒内使温度、相对湿度、氨浓度上升，因此需要对垫料和饲料经常进行更换，保证笼盒内环境的稳定。这种笼盒是有效阻挡实验动物免受外界环境影响的屏障，在添加垫料和环境丰富物后能够提高动物的舒适度，同时又满足了啮齿类动物搭建遮蔽场所的需求，有助于提高动物福利。

大部分的大型实验动物如猪、犬等都是社会型动物，需要圈养群居，并提供环境丰富物。通常还应配备有冲水装置，便于饲养人员冲洗笼具，保持卫生。同时圈养需要确保实验动物的安全性。

(2) 耐用性：实验动物笼具应结实耐用，不易损坏，需要高压灭菌消毒的笼具应耐高温，不易变形。非人灵长类动物上肢有力，习惯性地使用手臂摇动笼具，因此灵长类动物的笼具制作应采用牢固的金属，同时连接处需要牢固，不易折断。灵长类动物模仿力极强，可以模仿人类动作打开饲养笼，因此在制作笼具的时候应重视笼门的设计，防止动物逃脱。同时，笼锁的设计不但要方便饲养人员打开，还要经久耐用，防止长时间使用后松动。

(3) 操作性：从实验动物工作人员职业健康角度考虑，实验动物笼具的设计应充分考虑便于人员操作、清洗、捕捉动物等多方面因素。大、小鼠笼盒的设计应便于工作人员开启添加饮水和食物，同时其形状设计应便于清洗，不产生卫生死角。放置笼盒的架子移动性好，方便根据不同实验的需求调整饲养区域。大动物的金属饲养笼具，在防止动物逃脱的同时应方便实验人员操作，如安装挤压、滑动、自动饮水和冲洗等装置，不但可以提高工作效率，同时也降低了人员的劳动强度。

(4) 经济环保性：在考虑笼具的舒适性、耐用性和操作性的同时，还应考虑它的经济环保性。随着先进的饲养笼具以及需求量的上升，在满足饲养以及实验需求的同时必须更多地考虑笼具的性价比，以及如何减少对环境的污染。采用自动饮水系统代替瓶装水，既节省了水瓶的用量，减少废弃水瓶对环境的污染，同时又利于水质的标准化控制；也可以采用简单的封口技术制作袋装水，同样可以减少水瓶的用量。大型动物的饲养笼采用插板组装的方式可以饲养不同种动物，既方便又避免了重复购买的浪费。加快实验动物饲养笼具标准化的进程，使许多不同品牌的笼具互相兼容，在减少维修费用的同时，亦可以做到废弃笼具的重新利用，真正做到经济环保。

4. 垫料

垫料是用于满足实验动物保温、做窝等舒适性要求和行为习性，并吸附动物排泄物和臭气，保持笼内干燥从而维持笼具和实验动物自身的清洁卫生的作用。实验动物垫料与实验动物直接接触，是影响实验动物健康、动物实验结果和动物福利的重要微环境因素。因此，垫料的质量是保证实验动物质量的一个重要环节，更是衡量实验动物福利的一项重要内容。

《实验动物：环境及设施》国家标准(GB14925—2010)规定：垫料应选用吸湿性好、尘埃少、无异味、无毒、无油脂的材料，须经消毒、灭菌后方可使用。作为垫料的材料在符合以上条件的同时，还应具有良好的保温性能；便于高温、高压灭菌；出于环保考虑，垫料在使用后应便于清理、降解。

1) 垫料对实验动物的影响

主要体现在毒性、舒适性、吸收性以及加工灭菌过程等方面。

垫料原材料本身可能含有影响动物健康的物质。例如,尽管有使用松木材料作为实验动物垫料,但一般认为不宜用针叶木(松、杉)刨花做垫料,这类树木具有芳香味的挥发性物质,可诱导肝微粒酶活性,使动物实验受到极大干扰。研究表明,松木垫料对小鼠的体质量有明显减轻趋势,对大鼠也有影响;使用松木作为垫料的实验动物的肺、肝、肾、脑和前列腺较对照组增重明显;松木可以使动物乙醇脱氢酶显著升高。通过细胞实验证明,松木的提取物对细胞毒性较大,说明松木可能存在毒性物质,刺激动物肝脏增大,刺激解毒酶之一的乙醇脱氢酶升高,总超氧化物歧化酶活性降低,减缓动物生长速度。

舒适性和吸收性是垫料影响实验动物的两个重要指标。垫料舒适性主要靠动物对垫料的反应来判断。垫料吸收水分和氨浓度的能力可以通过测试获得数据。科研人员通过影像记录了小鼠日常行为,观测了体重、饲料消耗、某些器官重量、血清肾上腺素浓度等,结果发现白杨树类垫料能提高小鼠笼盒内环境的质量,是较好的垫料。同时还发现使用不同垫料对小鼠进攻行为有影响,如选用柔软的玉米芯和谷物壳类垫料,可降低小鼠的好斗行为,因为柔软的垫料容易藏身。垫料除了舒适性外,对水和氨的吸收性也很重要。通过实验检测,报纸的吸水性＞400%,麦秆＞200%;泡桐、椴木和玉米芯每克垫料分别吸收水分3.31、3.42、2.43 g,由此可见木材垫料的吸水性优于玉米芯垫料。

在垫料加工过程中,垫料形状和大小、粉尘、加工过程中二次污染等因素都可能对实验动物产生影响。垫料颗粒太小,可能产生的粉尘就多,不利于动物和人的健康;颗粒太大,舒适性可能要差一些。垫料中的粉尘是实验动物环境中尘埃粒子的主要来源,对饲养笼内和室内环境的空气洁净度产生严重影响,动物吸入过多的粉尘颗粒可以导致呼吸道机械性损伤,引发呼吸道疾患;粉尘颗粒黏附在动物体表会堵塞毛孔,引发皮肤疾患。动物若啃咬误食垫料,还会造成胃肠异物损伤。因此,使用木屑和刨花做垫料时,使用前需分拣和筛选,除去粉尘和异物。由于各种原因,垫料在加工过程中容易受到微生物污染,所以任何等级实验动物的垫料使用前均应灭菌。如果动物接触未灭菌的垫料,可能会将垫料中携带的病原微生物传染给其他动物。高压、高温蒸汽灭菌是垫料常用的灭菌方法,采用此法灭菌时,垫料会吸收湿气而失去吸水性,潮湿垫料也利于微生物生长。因此,采用此法灭菌的垫料,应有足够的干燥时间及良好的储存条件。

2) 常用实验动物垫料分类

按使用方法分类,垫料分为接触型和非接触型。接触型垫料:直接铺在饲养笼具中,与动物身体直接接触,起到保温、舒适、吸收排泄物的作用。非接触型垫料:不与动物身体接触,一般放置于悬挂式动物笼具下方的托盘内,只起到承接动物排泄物的作用。

按照原料材质分类,分为木质垫料,环保纸质垫料,植物纤维垫料和玉米芯垫料。

(1) 木质垫料:硬木和软木都可以制作木片、木屑和刨花,其中刨花材料比木削片更好,硬木屑作为垫料比软木好,这类垫料主要包括松木、杨木、泡桐等。

(2) 环保纸质垫料:是国外比较常用的垫料之一,将废纸重新处理、软化,切成碎片、纸条或加工成纸团,当作垫料使用,这种垫料使用时间长、无粉尘、吸水性好,能够吸收自身质量400%的水分,同时具有较强的氨吸收能力。将纸加工成条状后不易黏附笼具和笼盒底部，便于清理，且是非常好的生物降解材料，可以用于肥料。

（3）植物纤维垫料：稻草是较好的垫料材料，具有易收集、易保存、动物适应性好等特点；蒲草表面光洁、质地柔软，透气，组织蓬松呈海绵状，吸水性高于木屑和刨花，吸氨能力略低于玉米芯和刨花。此外，还有玉米秸秆、稻壳、芦苇等。

（4）玉米芯垫料：是目前一种干燥性最好的垫料，其吸氨能力强，需换料次数少，污染程度小。但是玉米芯易产生一定量的粉尘不易于环境控制，因此很多实验动物设施将玉米芯垫料与纸质垫料混合使用，既在实验动物饲养环境中添加了丰富物，又减少了粉尘的含量，能够充分发挥两种垫料的优势。

四、营养因素

饲料和饮水是保证实验动物正常生长发育，维持生长和进行繁殖活动的必需因素。不同实验动物消化器官结构和生理功能相异，因此需要饲喂不同营养成分的饲料。由于实验动物长期离开自然环境，已经不能够适应从自然环境中获得天然来源的食物，需要经过人工配合、加工、灭菌后再进行饲喂。人工加工的饲料中含有丰富的维生素、蛋白质、微量元素以及其他营养因素。在饲料配合以及加工过程中任何环节出现问题，都将对实验动物的生长发育产生影响，导致发育停滞、疾病发生甚至出现死亡。饲料中的微量元素缺乏，还会导致动物出现慢性疾病，影响动物实验结果的准确性。

实验动物的饮用水需经过高温、高压灭菌才能够进行饲喂。虽然部分大型实验动物的饮用水标准为城市饮用水，但也要做到灭菌和消毒。许多微生物以及寄生虫可以通过饮水传播给动物和人类，因此实验动物的饮水必须严格控制，避免疾病的发生，影响动物实验。

五、生物因素

生物因素对实验动物的影响主要来源于实验动物本身，包括实验动物种间作用、实验动物种内社会地位以及饲养密度等。外源性病原微生物、饲养人员以及实验人员也可作为生物因素影响实验动物的正常生长发育及动物实验结果。

1. 动物种间的影响

在实验动物中，有些疾病可以在不同动物种间进行传播，导致不同种动物同时发病。如果健康豚鼠与患有隐性感染支气管败血杆菌的兔在同一环境中饲养，豚鼠也会感染发病。不同种动物之间，除了各种共患病传染风险影响外，某种动物的气味、叫声都可能对其他动物产生不利的影响。尽管小鼠与猫分别饲养在不同的笼具中，但由于天敌关系，猫的气味和叫声足以使小鼠产生恐慌和骚动，性周期出现不规则变化。豚鼠天生胆小，在高分贝噪声环境下，会乱窜、尖叫，不仅影响豚鼠正常实验，还造成环境噪声更迅速增加，影响所有动物。BALB/c雌性小鼠与同品系或其他品系的雄鼠接近后，有50%的雌鼠会出现妊娠中止。因此，不同种动物应分区域饲养，同品系动物根据性别差异以及不同的习性也应分室饲养。

2. 社会地位

实验动物群体共同饲养在同一空间内，就会形成实验动物社会关系，产生不同的社会地位。实验动物社会地位主要分为：① 直线型，即地位高低呈直线型排列，从第一位置统领到第二、第三位置,逐级统治,猴、兔、鸡、犬和猪都属于直线型统治关系。② 专制型,即动物之间经过争斗产生一个统治者,在统治者下不发生任何统治关系。小鼠、大鼠和猫属于专制型统治关系,在此社会地位形成过程中易发生激烈的争斗和撕咬。根据动物社会地位形式不同,动物实验时应注意考虑单个饲养还是群体饲养,避免动物间的争斗,造成不必要的损失。

动物社会结构中也存有势力范围。所谓势力范围是指某个个体保卫某个地区不允许其他个体侵入。即使是地位低劣的个体,出自保卫自己势力范围的目的,面对最强的个体也有防卫的习性。在一只笼子里饲养多只动物时,经常可看到划分势力范围的现象。在动物实验时,也应考虑此问题,以免影响实验结果。

3. 人为因素

在饲养管理操作、实验处理或实验技术过程中,人员素质与动物实验结果有很大的关系,认真操作的人与粗糙马虎管理的人之间,所饲养的动物质量也各不相同。幼龄期与成熟期受到良好饲养的大鼠,对体重增加和骨骼发育方面都有较好的影响,并可提高应激的抵抗性。在灵长类实验动物饲养过程中,实验人员通过每天喂食以及训练操作可以与动物建立感情,减少动物对人类的抵触性,便于实验操作,减少实验结果的干扰因素。

4. 饲养密度

实验动物饲养环境不变的情况下,群体数量的增殖情况呈"S"形曲线型,即群体达到一定密度后,增殖的速度就会受到抑制。可见,饲养密度增大对动物种群增殖不利。密度增加可使群体生长和增殖率下降,死亡率升高。原因在于过高密度的饲养环境,动物间采食时相互妨碍,单个动物的采食量减少,动物间交配和分娩行为受妨碍,相互伤害机会增多。饲养群体密度高的动物比密度低的动物对疾病和感染的抵抗力低。这是因为密度大时,动物间社会应激多,肾上腺皮质激素分泌增加,可诱导一些无症状性感染疾病表现出来,各种微生物的病原性作用得以发挥。传染病的发生率也随着饲养密度增大而增加,导致皮质酮分泌增加,使隐性传染病显性化。因此,传染病的发生率随饲养密度增大而增加。单独饲养方式与群体饲养方式的动物对刺激的反应亦有差异,会干扰实验结论的分析。

5. 微生物影响

各种病原微生物对实验动物的影响显而易见,即使不造成动物死亡,也会对动物实验产生不利影响,往往由于无法排除这种影响而对实验结果做出错误结论。有些病原微生物可引起人兽共患传染病,直接威胁饲养人员和实验人员的健康。

第三节　实验动物环境要求与标准

实验动物饲养和实验过程中,受到诸多因素的影响,各种实验动物对环境适应能力也不尽相同。因此,实验动物环境因素必须控制在一定范围内,以利于实验动物正常生长、发育、繁殖和进行动物实验。国家标准化管理委员会和全国实验动物标准化技术委员会于 2010年 12 月 23 日颁布了新的《实验动物:环境设施》国家标准(GB14925—2010),新的国家标准在 2011 年 10 月 1 日正式实施。新标准对实验动物饲育环境和实验环境的温度、相对湿度、换气次数、气流速度、压差、空气洁净度、氨浓度、光照度进行了标准化。动物实验间的环境技术指标如表 3-1 所示。

表 3-1　动物实验间的环境技术指标(GB14925—2010)

项　　目	指　　　　标								
	小鼠、大鼠		豚鼠、地鼠			犬、猴、猫、兔、小型猪			鸡
	屏障环境	隔离环境	普通环境	屏障环境	隔离环境	普通环境	屏障环境	隔离环境	屏障环境
温度/℃	20~26		18~29	20~26		16~26	20~26		16~26
最大日温差/℃	≤4								
相对湿度/%	40~70								
最小换气次数/(次/h)	≥15[a]	≥20	≥8[b]	≥15[a]	≥20	≥8[b]	≥15[a]	≥20	—
动物笼具处气流速度/(m/s)	≤0.20								
相通区域的最小静压差/Pa	≥10	≥50[c]	—	≥10	≥50[c]	—	≥10	≥50[c]	≥50[c]
空气洁净度/级	7	5 或 7[d]	—	7	5 或 7[d]	—	7	5 或 7[d]	5
沉降菌最大平均浓度/(CFU/0.5 h·Φ90 mm 平皿)	≤3	无检出	—	≤3	无检出	—	≤3	无检出	无检出
氨浓度/(mg/m³)	≤14								
噪声/dB(A)	≤60								
照度　最低工作照度/lx	≥200								
照度　动物(光)照度/lx	15~20					100~200			5~10
昼夜明暗交替时间/h	12/12 或 10/14								

注:"—"表示不做要求;氨浓度指标为动态指标;温度、相对湿度、压差是日常性检测指标;日温度、噪声、气流速度、照度、氨气浓度为监督性检测指标;空气洁净、换气次数、沉降菌最大平均浓度、昼夜明暗交替时间为必要时检测指标;静态检测包括除氨浓度外的所有指标;动态检测包括日常性检测指标和监督性检测指标;主要是设施设备测试和(或)更换过滤器后检测等必要检测指标
[a]为降低能耗,非工作时间可降低换气次数,但不应低于 10 次/h
[b]可根据动物种类和饲养密度适当增加
[c]指隔离设备内外静压差
[d]根据设备的要求选择参数,用于饲养无菌动物和免疫缺陷动物时,洁净度应达到 5 级

2011 年实施的新国家标准相对 2001 年的旧国家标准,变化在于对标准的范围、引用标准、定义进行了规范;对设施、环境、工艺布局的规定更具可操作性;对污水、废弃物及动物尸体处理,笼具、垫料、饮水、动物运输的规定较为具体。

一、温度

为确保实验动物的健康与福利,保持动物实验环境条件的均衡稳定,保证实验结果的可

靠性、均一性和可重复性,实验动物必须在正常变量范围内调节体温。一般未经适应的动物暴露在低于 4 ℃ 或高于 30 ℃ 条件下,如果没有遮蔽措施或者房屋条件,就可能产生临床表现,甚至危及生命。根据实验动物种类以及不同的设施,对环境温度各有不同的要求,一般采用推荐值。不同国家和地区对实验动物环境温度的标准不同,美国《实验动物饲养管理和使用指南》推荐用于常用实验动物的干球计温度如表 3-2 所示。

表 3-2　美国《实验动物饲养管理和使用指南》推荐用于常用实验动物的干球计温度

实　验　动　物	温度/℃	温度/℉
小鼠、大鼠、仓鼠、沙鼠、豚鼠[a]	20～26	68～79
兔	16～22	61～72
猫、犬、非人灵长类动物	18～29	64～84
农场动物和家禽	16～27	61～81

注:[a]为防止热应激,规定的啮齿类动物的干球计温度一般比动物的最低临界温度低,且反映了物种特异性。同时需要为动物提供充足的可以用于调节温度的资源(如筑巢材料等)以避免动物的冷应激

当在一定环境温度范围内,动物耗氧量最低,且不需要通过代谢产能以及蒸发散热来维持正常体温,是代谢的稳定温度区域,称为热中性区域。热中性区域有上、下界限。动物将在给定的环境温度下调节其生理功能(包括新陈代谢)和行为(包括活动水平及利用资源)以保持正常体温。例如,小鼠的热中性区域范围为 26～34 ℃;当环境温度过低时,它们会通过筑巢或者寻找遮蔽物,使其在休息或者睡眠时能够保持正常体温。虽然小鼠在活跃运动期间可能因活动造成运动产热而更喜欢低于中性温区的下限温度,但是在休息或者睡眠时小鼠会选择温度较高的区域。其他动物在自身的热中性温度范围内都有自己特定的下界限温度。例如,大鼠为 26～30 ℃,沙鼠为 28～32 ℃,兔为 15～20 ℃,犬和猫为 20～25 ℃。在环境温度设定时,一般都应低于动物热中性区域的下限温度,以避免动物身体承受过高的温度压力。相反为了避免动物承受低温干扰,需要提供足够的资源使动物可以筑巢和遮蔽以保持体温。

在一些情况下,可能要求提高环境温度,如手术的康复期、无毛啮齿类动物及新生动物的饲养。提高温度的幅度根据动物种类、设施情况而定。

二、相对湿度

外环境空气中含有水汽,因而为湿空气。湿空气中含水汽的多少用绝对湿度和相对湿度来表示。

(1)绝对湿度:是指每立方米空气中实际的含水量(g/m³),绝对湿度又等于空气中水蒸气的密度。

(2)饱和湿度:是指单位体积空气中水汽最大含量(g/m³)。

(3)相对湿度:是指在一定温度和气压下,绝对湿度和饱和湿度的比值(%),相对湿度与空气中的水汽压成正比。

$$相对湿度(\%)=\frac{绝对湿度}{饱和湿度}\times100\%$$

湿度过高或过低都会影响实验动物的生长发育及健康状况。我国国家标准规定相对湿度范围在40%～70%,实验动物才能很好适应。美国《实验动物饲养管理和使用指南》注明,实验动物环境相对湿度应控制在30%～70%。

环境温度、房屋设计、建筑材料、饲养密度以及处于不同的地理位置都会对实验动物环境湿度造成影响。有些动物需要特殊的湿度环境,如两栖类以及热带爬行动物。

三、噪声

人类对20～20 000 Hz的频率都能够感应到,非人灵长类、兔以及豚鼠的声音感应范围与人类相似;而小鼠、大鼠与人类不同,其声音感应范围可达到1～100 000 Hz,能够感应到人类无法听到的超声波。人类和动物的听力图都呈现"U"形,从图3-3中可见,当声音频率较低的时候人类和动物都处在不敏感阶段,即需要较高分贝的声强才能引起听觉反应。随着声音频率上升到某一点,也就是U形(实线)图的谷底,是动物对声音的最敏感区域,然而随着声音频率的继续上升,动物对声音的敏感度开始慢慢下降。人类对声音的最敏感区域处于1～4 kHz,而小鼠一般处于16 kHz左右,人类并不敏感的声音可能会对小鼠产生严重的影响。

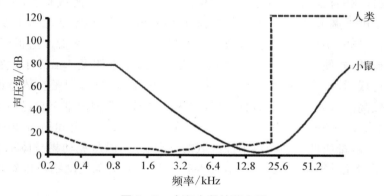

图3-3 人和小鼠的听力图

根据国家标准规定:无论是实验动物繁育、生产设施还是动物实验设施、设备,普通环境、屏障环境和隔离环境内的噪声均不得超过60 dB。因此,实验动物设施的建设必须远离工厂、交通枢纽、闹市区等易产生高噪声的地区。同时在实验动物设施内部,应尽量减少噪声,如使用变频的IVC主机减少风机的噪声;设施通风设备采用隔音材料进行防护;将清洗间和消毒间进行隔音处理;在进行饲喂及实验时动作尽量轻柔,不产生人为噪声。

四、光照

实验动物设施照明需要符合两个条件,首先需要维持实验动物的健康和繁育活动,其次应能满足实验人员工作照明的需求。在实验动物繁育区域完全使用白色灯和荧光不利于动物的正常生长繁育活动,如影响性成熟时间、钙质的代谢和吸收等,所以应使用模拟日光的全波长照明。同时,应考虑个别动物对光照的特殊需求,如爬行类动物应使用长波红外热辐射光源,既能有效地温暖爬虫类动物,也提升了饲养箱的温度。

实验动物环境光照节律应保持稳定,根据国家标准规定,通常控制在 12 h(明)/12 h(暗)或 14 h(明)/10 h(暗)。明暗的交替最好采用渐暗渐明式,以免动物在突然的明暗变化时产生短暂的"骚动"而出现应激反应。

常用实验动物都是夜间活动性动物,由于白化大鼠对光毒性视网膜病较其他动物更为敏感,因而被选为确定室内照明水平的基础。距地面约 1 m 光照度约 325 lx 的照明水平,一般已足够应用于动物的饲养管理,也不会引起白化大鼠的光毒性视网膜病的临床症状。根据 2011 年实施的国家标准,实验动物设施(光)照度,无论是实验动物繁育生产设施还是动物实验设施,普通环境、屏障环境和隔离环境内的工作(光)照度都应大于 200 lx;小鼠、大鼠、豚鼠、地鼠的饲养(光)照度为 15~20 lx;犬、猴、兔、小型猪的饲养(光)照度为 100~200 lx;鸡的饲养(光)照度为 5~10 lx。

五、气流速度

根据新的国家标准,普通环境、屏障环境和隔离环境内的气流速度都应小于 0.20 m/s。气流速度以及气流布置直接影响实验动物饲育环境的空气洁净度和氨浓度,在实验动物设施中,可以通过风机的功率、风管口径和空气过滤器性能共同调节气流速度。

六、换气次数

实验动物设施通过风机产生一定的气流将新鲜空气输入房间内,其目的在于供给动物新鲜空气,除去室内恶臭物质;排出因动物呼吸、照明和机械运转所产生的多余热;稀释粉尘和空气中浮游微生物,最低限度减少空气污染。

除气流速度外,换气次数是保证设施环境稳定的另一重要指标。饲养室内每小时送入新风量与该室容积之比为新风换气次数,即每小时室内空气全部更新的次数。换气次数取决于净化设备的功率和室内容积,即每小时送风量和室内容积之比:

$$换气次数(次/h) = \frac{送风量(m^3/h)}{室内容积(m^3)}$$

国家标准中规定无论是实验动物繁育、生产设施还是动物实验设施、设备,普通环境内换气次数>8 次/h,屏障环境新风换气次数>15 次/h,隔离环境新风换气次数>20 次/h。

实验动物设施一般采用全新风。新风换气次数越高,室内空气越新鲜、氨浓度越低,但也将导致能源损失,大大提高运行成本。在提前去除粉尘颗粒物和有毒有害气体的前提下,可以使用循环空气进行空气更新,但循环空气应取自无污染区域或同一单元,新鲜空气不得少于 50%,并保证供风温度和相对湿度参数。

七、压强梯度

国家标准规定无论是实验动物繁育、生产设施还是动物实验设施、设备,在屏障环境中相同区域的最小静压差不应低于 10 Pa,在隔离环境中最小静压差不应低于 50 Pa。

正压设施的压强梯度走向为,清洁走廊──→饲养室──→污染走廊──→外界环境。一般室内处于正压,但是在一些污染或者放射性实验中,室内应该保持负压,防止病原微生物或放射性物质扩散。在新的国家标准中压差只设定了最小值,在设施建设时应根据实际情况进行设定。压差值设定过小,设施环境的压强梯度容易被破坏,很难维持环境的洁净度;压差值设定过大,会使净化系统的新风量加大,影响动物正常的新陈代谢和集体散热,同时加大设备负荷,增加运营成本。

八、空气洁净度

在旧的国家标准中,通常以 0.5 μm 悬浮粒子数为标准设定空气洁净度等级。例如,10、100、1 000、10 000、100 000 级环境中含有 0.5 μm 悬浮粒子数分别为 10、100、1 000、10 000、100 000 个。在 2011 年开始实施的新的国家标准中,引入了国际 ISO 14644—1 标准界定空气洁净度等级(见表 3 - 3)。

表 3 - 3　悬浮粒子洁净度等级(ISO 14611—1)

空气洁净度等级/N	大于或等于表中粒径的最大浓度限值/(pc/m³)					
	0.1 μm	0.2 μm	0.3 μm	0.5 μm	1 μm	5 μm
1	10	2				
2	100	24	10	4		
3	1 000	237	102	35	8	
4	10 000	2 370	1 020	352	83	
5	10 000	23 700	10 200	3 520	832	29
6	100 000	237 000	102 000	35 200	8 320	293
7				352 000	83 200	2 930
8				3 520 000	832 000	29 300
9				35 200 000	8 320 000	293 000

在 ISO 14644—1 标准中不包含 0.1～5 μm 规定粒径范围以外的粒子群体的分级

在测定实验动物环境指标时,设施的运行状态分为以下 3 种。

(1)空态:实验动物设施建设完成,电力及水源连接完毕,但无饲养设备、饲养材料、实验动物及工作人员。

(2)静态:实验动物设施建设完成,空调、风机等设备运行正常,饲养设备安装到位,但无实验动物及工作人员。

(3)动态:实验动物设施和设备全部安装与调试到位,实验动物和工作人员也已全部入驻,按常规运营状态正式运行。

根据现行国家标准规定:实验动物繁育、生产设施还是动物实验设施、设备,在屏障环境中,静态情况下空气洁净度等级必须达到 7 级,即空气中大于 0.5 μm 粒子的最大浓度限值≤352 000 pc/m³,大于 1 μm 粒子的最大浓度限值≤83 200 pc/m³,大于 5 μm 粒子的最大浓度限值≤2 930 pc/m³,同时沉降菌数量≤3 个/(cfu/0.5 h・φ90 mm 平皿)。在饲养无菌动物和免疫缺陷动物的隔离环境中,静态情况下,空气洁净度等级必须达到 5 级,即大于 0.5 μm 粒子的最大浓度限值≤3 520 pc/m³,大于 1 μm 粒子的最大浓度限值≤832 pc/m³,大于 5 μm 粒子的最大浓度限值≤29 pc/m³,同时大于 0.1 μm 粒子的最大浓度限值≤

10 000 pc/m³,大于 0.2 μm 粒子的最大浓度限值≤23 700 pc/m³,大于 0.3 μm 粒子的最大浓度限值≤10 200 pc/m³,并且无任何可检出的细菌。在新标准中对普通环境的空气洁净度和沉降菌标准并没有明确规定。但是在以往的标准中规定:沉降菌数量不超过 30 个/(cfu/h·φ90 mm 平皿)。

九、氨浓度

针对氨浓度的控制标准,美国等西方国家实验动物学界提出实验动物饲育环境的氨浓度应控制在 14 mg/m³ 以下,我国实验动物新国家标准中也采用这一标准,即无论是实验动物繁育、生产设施还是动物实验设施和设备,普通环境、屏障环境和隔离环境内的氨浓度均不得超过 14 mg/m³。

十、饮水

新国家标准规定,普通级实验动物饮水应符合《生活饮用水卫生标准》(GB5749—2006)的要求,即城市自来水即可。屏障和隔离环境内饲养的实验动物饮水须经灭菌处理。高温、高压灭菌是目前实验动物饮水最可靠的灭菌方法,也是饲育无菌动物时饮水灭菌的唯一方法。饲养清洁级动物时,也可用过量氯消毒法(加氯量为 10~15 mg/L)和盐酸酸化法(pH值为 2.5~3.0),对自来水进一步消毒后给动物饮用。

十一、空间

饲养在动物设施中的实验动物,直接接触的生活环境为饲养笼具,考虑到实验动物福利,饲养笼具必须给予足够的生活空间,以保证实验动物能够健康舒适地生活。不同国家对实验动物饲养空间的标准不同,欧洲标准相比于其他国家对空间面积要求较大;美国在《实验动物饲养管理和使用指南》中也规定了不同种动物所需饲养空间的大小;在我国 2010 年的《实验动物:环境及设施》的国标(GB14925—2010)中对不同动物饲养所需空间进行了详细说明,具体标准如表 3-4 所示。

表 3-4　常用实验动物所需居所最小空间

项　目	小　鼠			大　鼠			豚　鼠		
	<20 g 单养时	>20 g 单养时	群养(窝)时	<150 g 单养时	>150 g 单养时	群养(窝)时	<350 g 单养时	>350 g 单养时	群养(窝)时
地板面积/m²	0.006 7	0.009 2	0.042	0.04	0.06	0.09	0.03	0.065	0.76
笼内高度/m	0.13	0.13	0.13	0.18	0.18	0.18	0.18	0.21	0.21

项目	地　鼠			猫		猪		鸡	
	<100 g 单养时	>100 g 单养时	群养(窝)时	<2.5 kg 单养时	>2.5 kg 单养时	<20 kg 单养时	>20 kg 单养时	<2 kg 单养时	>2 kg 单养时
地板面积/m²	0.01	0.12	0.08	0.28	0.37	0.96	1.2	0.12	0.15
笼内高度/m	0.18			0.76		0.6	0.8	0.4	0.6

项　目	兔			犬			猴		
	<2.5 kg 单养时	>2.5 kg 单养时	群养（窝）时	<10 kg 单养时	10~20 kg 单养时	>20 kg 单养时	<4 kg 单养时	4~8 kg 单养时	>8 kg 单养时
地板面积/m²	0.18	0.2	0.42	0.6	1	1.5	0.03	0.065	0.76
笼内高度/m	0.35	0.4	0.4	0.8	0.9	1.1	0.8	0.85	1.1

第四节　环境设施设备

实验动物设施是用于实验动物生产和动物实验的建筑物和设备的总称。根据用途可分为动物生产设施、实验设施和特殊实验设施。生产设施主要用于实验动物的饲养、繁育工作，为动物实验提供符合标准的实验动物；实验设施主要指研究、实验、教学、生物制品和药品及相关产品生产、检定为目的而进行动物实验的建筑和设备；特殊实验设施包括感染动物实验设施（动物生物安全实验室）和应用放射性物质或有害化学物质等进行动物实验的设施。不同动物设施都有特殊的要求、布局和功能，实验动物设施建设的最终目的是给予实验动物舒适的生活条件，保障动物实验的顺利进行，获得准确、可靠的实验数据。

一、实验动物设施环境的分类

按照国家标准中实验动物设施空气洁净度等级可将设施环境分为：普通环境、屏障环境和隔离环境。不同环境的动物设施，具有不同的环境标准、功能和结构。不同环境设施的使用范围和饲养动物的等级也不同（见表3-5）。

表3-5　不同环境设施分类及其功能

设施环境分类	功　　能	实验动物微生物等级
普通环境	实验动物生产、实验和检疫	普通级动物
屏障环境		
正压	实验动物生产、实验和检疫	清洁级动物、SPF动物
负压	动物实验和检疫	清洁级动物、SPF动物
隔离环境		
正压	实验动物生产、实验和检疫	无菌动物、SPF动物、悉生动物
负压	动物实验和检疫	无菌动物、SPF动物、悉生动物

1. 普通环境

（1）环境特点：普通环境为无净化装置或仅具有初效净化装置的环境设施，用于普通级实验动物的饲养和实验。根据2010年的《实验动物：环境及设施》的国标（GB14925—2010）规定，普通环境须符合动物居住的基本要求，控制人员和物品、动物出入；不能完全控制传染因子，但能控制野生动物的进入。

（2）环境标准：在普通环境中，动物生活环境与大气直接相通，受气候影响程度大，因此环境标准中对微生物的控制要求较低。但是为了保证实验动物的健康，目前很多设施的普通环境都已经安装简单的空气初效过滤装置以及中央空调系统，并且设置了压强梯度，走廊内的压强高于饲养室，以防止饲养室内的气味以及有害气体传入走廊，使普通环境摆脱完全开放的结构，避免了很多危害较大的病原微生物的传入以及设施内疾病的传播；同时对环境内的温度、相对湿度、噪声等指标进行了控制，使动物能够舒适地生活，并且光照系统也采用人工循环控制，符合饲养动物种类的生活习性。

普通环境中的饮水和饲料无须进行高温高压灭菌，但是需要保证无毒害、无污染。动物使用的笼具及垫料需进行消毒。设施内需设置防野鼠以及其他外来物种侵袭的装置。人员进出须穿戴个人防护物品，包括手套、帽子、口罩、工作服和鞋套；在饲养灵长类动物的区域还需要佩戴面具以防被动物抓伤；饲养犬的区域则需佩戴耳塞，避免犬吠噪声对工作人员听力的损害。

（3）环境设施结构：普通环境设施一般分为准备区域、饲养实验区域和辅助区域。在准备区域，可以进行饲养及实验物品的准备及储藏，人员休息、更衣，设立动物观察室和检疫室。由于普通环境一般饲养大动物居多，因此很多设施在准备区域设立兽医室。饲养实验区域包括清洁走廊、饲养室、实验室和手术室。辅助区域一般包括动物尸体处理、污物处理、洗涮消毒、能源供给等功能。在普通环境中需要对动物使用过的污染笼具及洗刷消毒干净的笼具分开运输存放，避免发生交叉污染。普通环境中人员出入需与动物出入口分开，动物进入饲养区域前应进行洗消，避免病原微生物传入。

2. 屏障环境

（1）环境特点：屏障环境设施分为正压设施和负压设施。正压设施用于饲养清洁级动物和 SPF 级动物，根据 2010 年的《实验动物：环境及设施》的国标（GB14925—2010）规定，需符合动物居住的要求，严格控制人员、物品和空气的进出。负压设施主要开展以对其他实验动物即外界环境产生危害的动物实验。

（2）环境标准：屏障设施采取密闭结构，设施内的动物生活环境不受外界气候影响，设施内的空气经过高效过滤器过滤后由专用的通风设备输送到环境内，环境内的空气也由专用通风管道排放到外界环境。根据国家标准，屏障环境的空气洁净度为 5 级或者 7 级，确保悬浮物中没有对动物及工作人员有害的病原体。在屏障环境中人员和物品的流向必须严格控制，以免携带病原体进入环境。

2010 年的《实验动物：环境及设施》的国标（GB14925—2010）对屏障环境设施的辅助用房标准进行了规定（见表 3-6）。屏障环境相邻区域根据人员物品流向，静压差不应低于10 Pa。洁净区域的空气压力大于污染区域，污染区域的空气压力大于外界环境，通过空气的压力差异，防止逆行污染。负压屏障环境，压差梯度与正压相反，需保持负压，以免设施环境内产生的有害物质危害其他动物、工作人员及外界环境。

（3）环境设施结构：屏障环境设施大体分为洁净区域、污物区域以及外部区域。洁净区域为动物饲养和实验、清洁物品储运的区域，空气洁净度要求高，空气压强大于其他区域。洁净区域包括动物饲养室或实验室、清洁走廊、清洁准备室、清洁物品储存室、动物观察室或检疫室等。污物区域为动物及其尸体和废弃物流出的区域，洁净状况和空气压力次于洁净

表 3-6　屏障环境设施的辅助用房的主要技术指标

房间名称	洁净度级别	最小换气次数/(次/h) ≥	相同区域的最小压差/Pa ≤	温度/℃	相对湿度/%	噪声/(dB)A ≤	最低照度/lx ≥
洁物储存室	7	15	10	18~28	30~70	60	150
无害化消毒室	7 或 8	15 或 10	10	18~28	—	60	150
洁净走廊	7	15	10	18~28	30~70	60	150
污物走廊	7 或 8	15 或 10	10	18~28	—	60	150
入口缓冲间	7	15 或 10	10	18~28	—	60	150
出口缓冲间	7 或 8	15 或 10	10	18~28	—	60	150
二更	7	15	10	18~28	—	60	150
清洗消毒室	—	4	—	18~28	—	60	150
淋浴室	—	4	—	18~28	—	60	100
一更(脱、穿普通衣、工作服)	—	—	—	18~28	—	60	100

区,但高于外部区,也必须维持与洁净区一致的空气洁净度。污物区域包括污物走廊、洗刷消毒室等。外部区域为人员、动物、物品接受、储存、预处理,尸体、废弃物处理,配套设备运行的辅助区域,位于屏障环境外,为常规开放环境,包括接受动物室、饲料加工室、库房、焚烧炉、淋浴间、值班室、办公室和机房等。人员进入屏障系统必须穿戴个人防护用品,包括手套、口罩、帽子、鞋套、防护服等。进入环境前需通过风淋,尽可能去除身上的粉尘颗粒。饲料和水需通过高温、高压灭菌后方可进入;一些不能够进行高温、高压的物品需通过传递窗,经紫外线消毒后再进入屏障环境系统。

3. 隔离环境

(1)环境特点:采用无菌隔离装置以保持装置内无菌状态或无外来污染物的设施。隔离装置内的空气、饲料、水、垫料和设备应无菌,动物和物料的动态传递须经特殊的传递系统,该系统既能保证与环境的绝对隔离,又能满足转运动物、物品时保持与内环境一致。适用于饲育无特定病原体、悉生及无菌实验动物。

(2)环境标准:隔离环境的构成主要以隔离器及其附属设备为主。动物饲养在隔离器中,完全与外界环境隔离。空气需经过高效过滤后,输入到环境内,并保持与外界的压差状态;物品需经过高温、高压灭菌后才可以进入隔离器。对于隔离环境内的温度、相对湿度以及光照等标准,国家标准 GB14925—2010 已经做了详细规定:空气洁净度等级必须达到 5级,并且无检出沉降菌,即隔离器内必须达到无菌状态及无可检出一切已知的病原体。

(3)环境设备结构:隔离器分为正压隔离器和负压隔离器,分别饲养无菌动物和悉生动物,也可以饲养感染动物及放射污染动物等。制作隔离器的材质需要耐酸、耐腐蚀、易消毒清洗,一般采用塑料薄膜、有机玻璃及不锈钢等。每个隔离器都配有传递窗,物品进入传递窗后需经过消毒剂喷雾再次灭菌(15 min)后才能正式传入隔离器内,传递窗的内外开口不能同时打开。工作人员对隔离器内的动物进行操作时需通过隔离器外的橡胶手套,避免人员直接接触到实验动物。隔离器一旦开始运转,中途不得停止风机。

二、感染实验的动物设施

在动物实验中，部分实验涉及对动物和人类危害较大的传染性疾病及病原体。这类实验必须在特定的环境设施中进行，以确保实验人员安全并避免病原微生物扩散，防止危害外界环境。感染动物设施的结构特点应具备防止有害因素向设施外传播和扩散的结构和功能。

《实验室生物安全通用要求》国家标准(GB19489—2008)根据对所操作的因子所采取的防护措施，将实验室生物安全防护水平分为：一级、二级、三级、四级。一级防护水平最低，四级防护水平最高。以 ABSL-1、ABSL-2、ABSL-3 和 ABSL-4 分别表示包括从事动物活体操作的实验室的相应生物安全防护水平。① ABSL-1 实验室适用于操作在通常情况下不会引起人类或者动物疾病的微生物。② ABSL-2 实验室适用于操作能够引起人类或动物疾病，但一般情况下对人、动物或者环境不构成严重危害，传播风险有限，实验室感染后很少引起严重疾病，并且具备有效治疗和预防措施的微生物。③ ABSL-3 实验室适用于操作能够引起人类或者动物严重疾病，比较容易直接或者间接在人与人、动物与人、动物与动物间传播的微生物。④ ABSL-4 实验室适用于操作能够引起人类或者动物非常严重疾病的微生物，以及我国尚未发现或者已经宣布消灭的微生物。

三、辅助设施

1. 洗消室

作为实验动物设施中必不可少的辅助设施，洗消室是清洗实验动物饲养过程中污染笼盒、器具、水瓶和动物玩具的主要场所。根据功能不同，洗消室一般分为洁净区和污物区。从实验动物实验环境中传送出来需要清洗的物品首先集中在污物区，通过人工清洗或者自动洗笼机和其他自动清洗设备进行清洗去除污染物，并通过消毒液体进行消毒再清洗程序；清洗干净的物品集中到洁净区域进行储存。当需要使用时，再进入灭菌准备间，准备灭菌。

2. 高压灭菌室

在屏障环境系统为灭菌准备间，在此房间内安装有高压灭菌锅，一侧开门在准备间，一侧开门在屏障内的准备间。在高压灭菌准备间将对清洗干净的实验用具进行灭菌前准备，将不同种类的物品分开，以便采取不同的灭菌程序。

3. 尸体处理室

大型的实验动物设施设有尸体焚烧设备，可以将安乐死后的实验动物尸体进行焚烧，进行无害化处理。无焚烧设备的实验动物设施，需要建设实验动物尸体存放区域。该区主要用于放置大型冰柜，对动物尸体进行暂时保存，待运送到有资质的环保单位进行统一处理。

4. 废弃物处理室

实验动物饲养和实验都会产生大量垃圾，其中包括大量生物安全垃圾。在废弃物处理室，需对垃圾进行分类堆放，便于环保单位进行收集时能够分类处理，避免动物疾病的扩散和传播。

5. 监控室

监控室是实验动物设施运行的数据终端,所有设施的各项指标通过网络实时传送到监控室的电脑终端,并显示在屏幕上,使工作人员能够及时了解各个系统的运作状况,对发生的紧急情况进行及时处理。

6. 人员办公和休息区域

不同实验区域的工作人员应有独立休息区域,避免人员交汇产生交叉感染。行政区域和不涉及实验动物的工作人员应在实验动物设施以外的建筑物工作,可避免发生不必要的污染。

7. 电梯

实验动物设施内的电梯应分为动物运输专用电梯、货物电梯和人员电梯。在必要的情况下,电梯需要门禁系统才能开启,能够更好地规范使用准则,避免动物、实验用物品与人发生交叉感染。

8. 后勤保障用房

后勤保障用房主要包括配电室、维修室、工作人员淋浴室等。

四、常用实验动物笼具及设备

1. 啮齿类动物饲养笼具

1)开放式饲养笼盒系统

主要指饲养笼盒内环境直接与室内空气相通,笼盒内的温度、相对湿度以及噪声受室内环境影响。开放式饲养笼盒系统由笼盒、盒盖、隔离网、饮水瓶以及饲养架组成。主要用于饲养普通级的小鼠和大鼠。

2)独立通风饲养笼盒系统

独立通风饲养笼盒系统(individual ventilated cages,IVC):以饲养笼盒为单位饲养实验动物。通过主机及高效过滤器将空气分别输送到每个笼盒中,使饲养环境保持一定的压强和空气洁净度,避免室内环境对动物生活环境的污染,同时也降低了动物对室内环境的影响,如氨浓度和相对湿度等。主要饲养清洁级、SPF级或感染动物。

IVC主要由饲养笼盒、主机、通风管道和笼盒架组成。在设计策略上,IVC采用动物生活微环境的空间隔离理念,通过管道分别向笼盒内输送经过高效过滤的净化空气,以确保实验动物免受病原微生物的侵害。此种设计既避免了同一房间内动物之间的交叉感染和相互影响,又保证了室内几乎没有动物排出的气体和污染物,保护了动物和工作人员的健康。为避免笼盒内的环境污染和保证工作人员安全,所有饲养和实验操作必须在生物安全柜内执行。

(1)饲养笼盒:一套IVC笼盒分为盒体、网盖、进风组件、饮水孔(或饮水瓶)上盖以及卡扣组成。笼盒是IVC系统的关键组成部分,它的密闭性直接影响动物饲养微环境的稳定性。虽然不同生产厂商的设计不同,但是设计原则一致,即笼盒必须密闭,防止房间空气进入,以减少可能的感染源污染。同时要保证洁净空气的进入,并在盒内具有良好的流动性和扩散性,最终盒内的废气能够顺畅排出。

(2)笼架:IVC笼架由不锈钢管焊接而成,设置有通风管道,导风管平行排列并焊接于进排风风管上,以确保每个笼盒的进、出风口有相同的压差。进、排风管具有导管吻合设计,以便笼盒置入时能够保持对接顺畅和密闭性。不同厂家笼架的大小不同,可以根据饲养空间大小和摆放位置定做。笼架下安装有滑轮和制动装置,便于移动。

（3）控制主机：控制机箱主要由两台低噪声风机和初、中、高效空气过滤器组成,两台风机分别控制空气进出饲养笼盒,通过调节风机的转速达到进、排风的平衡,以确保笼盒内有一定的压差。在控制主机上一般都设有温度、相对湿度、换气次数等指标探测和控制装置,便于实验人员直接了解动物生活微环境的状态。根据不同实验需求,可以将笼盒内调节成正压,也可以调节成负压。

（4）独立供风IVC设备：IVC系统中可以分为独立供风设备和集中供风设备。独立供风设备有两种,一种为机箱和笼架一体式设计,即机箱安装在笼架顶端,这样可以减少IVC系统的占地面积,房屋空间的利用效率高;缺点是机组运行时产生的振动和噪声易对动物产生影响,同时由于设备安装高度过高,对维修和保养带来不便。另一种为机箱和笼架分开设计,虽然增加了空间的占用面积,但是可以减少主机振动对动物的影响,维修也相对方便。不管任何型号的独立供风IVC设备,均采取吸入室内的空气作为气体来源,室内的温度、相对湿度与IVC笼盒内的温度、相对湿度相同;运行时需要通过改变室内环境,以维持笼盒内微环境的稳定。

（5）集中供风IVC设备：即通过设施的空气净化系统,将外界空气通过初、中、高效过滤,经过专用的管道直接输送到每个房间的IVC笼架,再进入饲养笼盒内。该系统的笼盒内温度、相对湿度基本不受室内影响,可以通过安装在室内的数字显示面板实时监控输入空气的状况。集中供风IVC系统在室内无风机,节省空间,减少了噪声对环境的影响。

2. 其他动物饲养笼具

（1）兔及豚鼠饲养笼具：一般为悬挂式。根据饲养方式不同,又可分为干式笼具和湿式笼具。干式饲养笼具在笼体下方放置有托盘,用于收集动物的排泄物。此种饲养方式节约用水,只需要定期清理污物即可,但是如果清理不及时容易使室内氨浓度上升,影响实验动物生活环境。因此,采取干式饲养方式的实验室需频繁更换托盘,保持室内环境;湿式饲养笼具在笼体下方为冲水装置,动物排泄物定时用水流冲洗干净。此种饲养方式减少了氨浓度对室内环境的干扰,但会造成水资源浪费;同时冲水时易产生噪声以及频繁地冲水使室内相对湿度增加,这些因素都会对动物的生活环境产生影响。

（2）灵长类饲养笼具：一般为前开门式金属笼具。笼具由笼体、托盘、食盒及饮水器构成。笼具内部一般安装金属杆或金属板,供动物休息以及娱乐用。由于灵长类动物非常灵活以及具有比其他动物高的智商,因此笼具的门锁需要经过特殊设计,才能保证动物无法打开逃脱。在设计灵长类动物笼具的时候,往往在一组笼具的中间添加一间活动室,使用隔板与笼体隔开,此种设计方便了动物可以定期在更加宽广的空间进行活动,提高动物福利水平。

（3）猪和犬饲养笼具：一般为金属围栏,无顶盖,空间宽敞,便于动物活动。围栏内设有食盆和饮水器等必要器具。

3. 给食器和给水器

根据实验动物种类和饲养笼具的不同,动物喂食有多种方式。饲养在封闭笼盒中的大鼠和小鼠,饲料放置于在网格状笼盖的凹槽中;豚鼠和兔的饲料放置于挂在笼具上的食盒中;犬、猫的给料器为盘型或者碗钵;灵长类动物同样使用挂在笼具上的食盒作为给食器,也可将食物放在笼具上的食盘中,便于动物自由抓取采食。

目前,部分新建实验动物设施,都配套了自动饮水系统。自动饮水系统通过管道将灭菌的合格饮用水输送到各个房间,工作人员只需将饲养笼架上的水源接口与管道相连接即可,每个笼盒在笼架上都配有专用的饮水嘴,便于动物自由饮用。饮水瓶作为常用的饮水工具被广泛使用。实验动物的饮水瓶大部分为玻璃或塑料制品。玻璃饮水瓶质量重,容易破碎,近年已经逐步淘汰;聚砜或聚砜苯饮水瓶具有质量轻、便于清洗、无毒无害等优点,目前已广泛应用。

4. 生物安全柜

生物安全柜(biological safety cabinet,BSC)提供对人、样品和环境的三重保护,目前已经广泛应用于实验动物研究领域。屏障实验环境、生物安全实验室以及微生物检测实验室都必须使用生物安全柜。生物安全柜根据防护水平的差异可分为一级、二级和三级3种类型。

(1)一级生物安全柜:可保护工作人员和环境而不保护样品。其气流原理和实验室通风橱基本相同,不同之处在于排气口安装有高效空气过滤器,将外排气流过滤进而防止微生物气溶胶扩散造成污染。一级生物安全柜本身无风机,依赖外接通风管中的风机带动气流,由于不能保护柜内产品,目前已较少使用。

(2)二级生物安全柜:是目前应用最为广泛的柜型。依照入口气流风速、排气方式和循环方式可分为4个级别:A1、A2、B1和B2型。所有的二级生物安全柜都可提供工作人员、环境和产品的保护。A1、A2型安全柜70%气体通过高效空气过滤器再循环至工作区,30%的气体通过排气口过滤排出。二级B型生物安全柜均为连接排气系统的安全柜。连接安全柜排气导管的风机连接紧急供应电源,目的在断电下仍可保持安全柜负压,以免危险气体泄漏于实验室内。其前窗气流速度最小量或测量平均值≥0.5 m/s(100 fpm)。B1型70%气体通过排气口高效空气过滤器排出,30%的气体通过供气口高效空气过滤器再循环至工作区。B2型为100%全排型安全柜,无内部循环气流,可同时提供生物性和化学性的安全控制,可以操作挥发性化学品和挥发性核放射物作为添加剂的微生物实验。

(3)三级生物安全柜:是为生物安全防护等级为4级的实验室而设计的,柜体采用完全密闭设计,工作人员通过连接在柜体的手套进行操作,俗称手套箱(golve box),试验品通过双门的传递箱进出安全柜以确保不受污染,适用于高风险的生物试验,如进行严重急性呼吸综合征(severe acute respiratory syndrome,SARS)、埃博拉病毒相关实验等。

各种生物安全柜的工作原理大致相同,都是将室内空气经初效过滤器初滤,由离心风机压入静压箱,再经高效空气过滤器,洁净气流以一定的、均匀的断面和风速通过无菌区,从而形成无尘无菌的高洁净度工作环境。

5. 高压灭菌锅

屏障及隔离环境系统中,高压灭菌是实验动物耗材、食物和饮水进行灭菌的最佳方式,因此高压灭菌锅在实验动物环境设施中得到广泛应用。高压灭菌锅共有便携式和内嵌式两种类型。内嵌式高压灭菌锅一般安装在设施墙壁上,分别在设施内外环境有两扇门,物品经过高压灭菌后传入动物饲养区域。目前,高压灭菌锅已经发展成为智能化、程序化控制的实验动物设备。操作人员针对不同物品(饲料、饮水、笼具)可以通过程序设定来控制灭菌温度、持续时间等参数,不但提高了工作效率和准确性,同时加大了操作的安全性。高压灭菌锅的操作人员必须经过专业培训持证上岗。

6. 笼具清洗系统

随着实验动物需求量的日益增大,很多实验动物设施具备了笼具清洗系统。笼具清洗系统在节省人力劳动的同时,可以提高工作效率并能更彻底地对污染笼具进行清洗。根据用途不同,笼具清洗设备可以分为传送带清洗系统、橱柜式清洗系统及笼架清洗系统。其工作原理为通过高温、高压的蒸汽以及水流将黏附在笼具上的污染物去除,并且进行消毒。

(1)隧道式清洗系统:主要通过高温、高压的水汽将放置于传送带上的笼盒、水瓶、托盘以及其他实验动物用品进行清洗。清洗过程中将污染的物品由一侧(清洗间的污染区域)放入传送带中缓慢移动,通过高温、高压的水汽对物品彻底冲洗,去除污物;冲洗干净的物品由洁净区域一侧的工作人员接管并存储。

(2)柜式清洗系统:工作原理同传送带清洗系统,同样通过高温、高压的水汽对污染物品的污染进行冲洗。其优点是体积小,便于空间狭窄的设施使用,操作简便,仅需一个人即可操作。柜式清洗系统主要用于水瓶、啮齿类动物笼盒以及丰富物(玩具)的清洗。

(3)步入式清洗系统:实验动物设施内的 IVC 笼架,大动物饲养笼具以及实验笼具同样需要定期清洗。步入式清洗系统可满足需要,它可以容纳大型饲养笼具,清洗时同样采用高温、高压的水汽从不同方向进行喷射,经过加温、清洗及漂洗等多个程序,对笼架等设备进行彻底的清洗。

7. 笼具清洗机器人系统

目前,许多国外实验动物设施中都引入了机器人代替人工进行垫料的倾倒、笼盒清理及垫料的填充。整套系统只需要一个人即可完成平时需要 5 个人才能完成的工作量。机器人的引入将成为现代化实验动物设施发展的趋势,不但可以提高工作效率,同时还可以促进实验动物饲养工作的标准化。

第五节 实验动物设施的运行
管理与环境监测

进入 21 世纪,我国实验动物研究事业取得了很大的发展,随着硬件设施的不断完善,实现设施的合理化管理,才能够充分发挥设施的整体先进性和优势。有些研究人员对实验动物质量和实验环境不够重视;有些研究人员只关注实验动物的质量而忽视了实验环境的质量,将高等级的实验动物拿到一般环境中做实验;也有的研究者虽有高质量的实验动物和标准化的实验环境及条件,但不按规范实施。以上几种情况严重影响了实验结果的准确性、可靠性和重复性,也违背实验动物福利原则。因此"硬件"建设必须和"软件"建设同时进行。

一、实验动物环境设施的管理

1. 标准操作程序的制定

实验动物环境设施由净化通风系统、温湿度控制系统、气压控制系统、消防安全控制系统、监控系统、通信系统和网络系统等构成。只有各系统正常而有序地协调运行,才能保证整个设施的正常运行。因此,对任何系统的操作必须制定和建立严格的管理制度和标准操作规范,管理人员必须严格执行标准操作规范,及时做好设备运行记录,主管部门要定时检查设备运转情况和操作规范执行情况,确保设施的正常运行。

2. 环境设施消毒管理

实验动物管理的核心是建立质量体系,为生物医学提供必备的科技创新环境。不同的动物饲养环境会不同程度地影响实验动物正常生长发育及各项生理指标,进而影响实验结果的准确性。实验动物环境设施的高标准控制对实验动物饲养管理,尤其是对饲养及实验过程中的消毒管理提出了更高要求。通过建立人流、物流、动物流和气流的合理流向,结合消毒灭菌制度及方法的完善,可防止动物实验设施中交叉污染的发生,保证动物实验的质量和效果。消毒管理工作中,以动物饲料、垫料、饮水消毒为重点,加强空间、台面、设备、笼具消毒,保持良好的动物饲育及实验环境;同时针对工作中接触动物及各种消毒剂、紫外线等,不断加强及完善饲养人员的职业安全卫生防护措施,规范操作流程。

3. 屏障系统监控管理

环境设施的管理人员每天需通过电脑网络监视系统查看屏障内各个区域的温度、相对湿度、压差等参数,发现问题及时做出调整。在对环境标准进行监控的同时,管理人员还应通过网络摄像监控设备对实验人员在屏障内的操作全程观察,发现有不符合标准化操作的现象应及时告知并予纠正。

4. 人员管理

加强对设施管理和实验室技术人员的培训对保证实验环境设施运行稳定很重要。屏障系统对人流、物流、气流的运动方向有严格的规定,人员、物品及动物的进出须按规定的程序进行,包括各种隔离措施,如果不经过培训就无法操作。为此,认真执行生产操作规范,做好生产记录、设备运行记录,同时要强调对最终产品的质量检测,按照国家关于实验动物质量标准对自己的产品定时检测,以确保产品质量符合国家标准。

为避免人畜共患病的发生或人员污染实验动物,所有需与实验动物接触的人员,每年定期进行体检,发现工作人员患有可能传染给动物的疾病应及时治疗,并调离原工作岗位。工作人员患病期间,不得进入屏障系统区域。

5. 实验项目管理

课题组在开展动物实验前,必须提交《实验动物研究及使用计划》,经过所在机构的实验动物饲养与管理委员会审核通过后方可执行。在实验动物项目实施过程中,还需要经过实验动物饲养与管理委员会的定期审查,以确保动物福利、实验操作标准、人员职业健康等方面符合机构的实验动物相关标准操作规程和规章制度。同时,管理人员对实验人员实验的意图和需要应进行充分的了解,避免实验准备和配合的不到位,以便于工作的开展。

6. 环境设施运行记录管理

每天需要工作人员做大量工作,以维持实验动物环境设施的正常运行。对工作内容以及环境设施的运行状态需要进行详细记录。例如,负责高压灭菌工作的人员,需要保存灭菌锅每次运行的记录;屏障环境饲养人员,需要记录每个房间一天不同时段的温度、相对湿度等指标的变化;清洗消毒工作人员需要对每天清洗的物品进行清点记录。以上工作内容都属于环境设施运行记录管理的范围。定期对各项工作记录进行归档,以便出现问题时可以及时调取相关档案内容进行复查。

二、实验动物设施环境的监测

实验动物的环境控制是以动物和人为中心,根据动物和人的最适宜环境要求,制定出必须满足的环境控制指标,从设施、设备、饲养方式到日常管理工作、组织经营等各个环节协调一致共同完成的。

实验动物设施的建设必须满足环境控制的要求。因此可以说,一个经过验收、试运转期间未出偏差且交付使用的设施已具备了环境控制达标的能力。但这只是在未饲养动物状态下的所谓"静态"合格,一旦饲养动物会有很大不同。要从动物本身感受的环境来进行环境控制和达到标准,还需要通过良好的运行管理才能做到。

动物设施内部的温度、相对湿度、通风换气、气压梯度、气流速度、空气洁净度等环境要求,在屏障设施中主要是由合格的设备及其所具有的空调通风系统所完成的。饲养动物后应采取很多配合措施,并辅以严格的管理工作,同时应该对下面一些重要问题给予特别关注:① 实验动物设施落下菌、尘埃粒子数、物体表面病原体的检测。② 主要进风口空气洁净度及各进风口风速的定期测定,通过测定探索出各级空气过滤器滤材的更换时间,确保进风量及空气洁净度是维持通风换气、气压梯度的主要关键。③ 随时检查气密性问题,更换在气密性控制中的易损部件和材料。④ 严格执行清洁卫生制度,及时清除动物垫料、排泄物,维持设施内环境的清洁卫生。⑤ 根据饲养密度、动物种类及活动状况,合理调整笼具摆放位置,减少由于气温、气湿不均匀,以及动物代谢产热、产湿而致笼具内外空气交流不畅等诸多因素造成的动物实际承受相关环境的变化差异。⑥ 定时检修机械设备,更换损坏部件,保证设施正常运转。

通过环境监测了解设施内环境特性,从而可评价其功能,证实环境控制的程度;通过监测还可以了解设施内环境是否持续合格,通过及时调控保障设施的正常运行。2010 年的《实验动物:环境及设施》的国标(GB14925—2010)是我国目前正在实施的实验动物环境测量的标准,在标准中列出了相应监测内容的检测方法。

参考文献

1. Christopher J, Gordon M S, DrPH, et al. The influence of temperature on toxicity[M/OL]//General, Applied and Systems Toxicology. America: John Wiley & Sons Ltd, 2011. https://doi.org/10.1002/9780470744307.gat032.

2. 王建飞,周艳,刘吉宏,等.实验动物饲养管理和使用指南[M].8 版.上海:上海科学技术出版社,2012.

3. 中华人民共和国国家质量监督检验检疫总局,中国国家标准化管理委员会.实验动物　环境及设施:

GB14925—2010[S].北京：中国标准出版社,2011.

4. Li Y，Rabey KN，Schmitt，D，et al. Characteristics of vibration that alter cardiovascular parameters in mice[J]. Am Assoc Lab Anim Sci，2015，54(4)：372-377.

5. Reynolds RP，Li Y，Garner A，et al. Vibration in mice：a review of comparative effects and use in translational research[J]. Animal Model Exp Med，2018，1(2)：116-124.

6. Wu L，Lu Y，Jiao Y，et al. Paternal psychological stress reprograms hepatic gluconeogenesis in offspring[J]. Cell Metab，2016，23(4)：735-743.

第四章

实验动物饲料及营养控制

动物营养(animal nutrient)是指动物摄取、消化、吸收、利用饲料中的营养成分,维持生长发育、组织更新、良好的健康状态和生理功能(产奶、产蛋、免疫等)的动态过程。动物营养学(animal nutrition)是研究动物摄入、利用营养物质全过程与生命活动相互关系的科学。实验动物营养学(laboratory animal nutrition)是实验动物科学的重要组成部分,除饮水外,饲料是大多数实验动物体内所需营养物质的唯一来源,实验动物的营养状态影响其生长、繁殖、寿命以及应对病原体和其他环境应激的能力。在某些情况下,饲料中的营养素缺乏或存在其他问题,并不对实验动物生长、繁殖产生明显影响,然而,其生化指标和免疫反应能力等方面却已受到影响,造成实验动物在亚临床水平上的营养不良。随着亚临床水平营养不良时间延长,实验动物质量及抗病能力必然下降,因此饲料中所含营养素能否满足动物体的需要对保证实验动物质量起着重要作用。

实验动物营养学研究的内容之一是实验动物营养标准化,这与经济动物营养学以提高动物生产效率的目的并不相同。实验动物营养标准化控制不仅要考虑动物正常生理需要,还要考虑实验研究的特殊要求;不仅要了解实验动物不同生理阶段的营养需要、影响营养需要的各种因素以及营养素之间的内在联系,还要充分了解营养因素与科学研究之间的直接或间接关系。因此,除在实验动物生产过程中进行营养标准化控制外,还必须重视动物实验过程中动态的营养标准化。实验动物营养学研究的另一内容是比较医学领域中的营养问题,即比较研究人和实验动物、不同实验动物之间的营养问题,探讨研究各种营养素与疾病发生、发展之间的关系。

第一节　实验动物所需的营养素

饲料是动物所有食物的总称。动物维持自身的健康状态、生长或繁殖能力,必须从饲料中获取身体所需的各种营养物质。实验动物所需的营养物质大约有 50 种,根据其结构主要分为以下 6 类。

一、蛋白质和氨基酸

1. 蛋白质及氨基酸的结构

蛋白质(protein)的组成元素主要为碳、氢、氧和氮,大多数还含有硫,少数含有磷、铁、铜、碘、锌、钼等元素。蛋白质的平均含氮量为 16%，氨基酸(amino acid)是组成蛋白质的基本单位。不同蛋白质的氨基酸组成在数量、种类和排列顺序上有所不同，蛋白质营养实际上是氨基酸的营养。氨基酸有 L 型和 D 型两种构型。除蛋氨酸外，L 型氨基酸的生物学效价比 D 型高。天然饲料中仅含有易被利用的 L 型氨基酸。

目前各种生物体中发现的氨基酸已有 180 多种，但常见的构成动植物体蛋白质的氨基酸只有 20 种。根据动物自身是否能合成该种氨基酸又将氨基酸分为必需氨基酸(essential amino acid)和非必需氨基酸(non-essential amino acid)两大类。① 必需氨基酸：是在动物体内不能合成或合成速度及数量不能满足正常生长需要，必须由饲料供给的氨基酸。常见实验动物所需的必需氨基酸有精氨酸(arginine)、组氨酸(histidine)、异亮氨酸(isoleucine)、亮氨酸(leucine)、赖氨酸(lysine)、蛋氨酸(methionine)、苯丙氨酸(phenylalanine)、苏氨酸(threonine)、酪氨酸(tryptophan)和缬氨酸(valine)。例如，半胱氨酸(cysteine)或胱氨酸(cystine)、酪氨酸(tyrosine)和丝氨酸(serine)在体内可分别由蛋氨酸、苯丙氨酸和甘氨酸转化而来，其需要可完全由蛋氨酸、苯丙氨酸及甘氨酸满足，但动物对蛋氨酸和苯丙氨酸的特定需要却不能由半胱氨酸、胱氨酸及酪氨酸满足，反之则不然，营养学上把这几种氨基酸称作半必需氨基酸。② 非必需氨基酸：指可不由饲料提供，动物自身体内的合成完全可以满足正常生长需要的氨基酸。不同动物对必需氨基酸种类的需求存在差异。

2. 蛋白质的功能

(1) 蛋白质是机体的重要组成部分，是除水以外体内含量最高的营养物质，约占动物体固形物的 50%，约占无脂固形物的 80%。机体内每个细胞和所有重要组成部分都有蛋白质的参与。蛋白质是建造机体组织、细胞的主要原料，包括肌肉、神经、结缔组织、腺体、精液、皮肤、血液、毛发、角和喙等。

(2) 蛋白质是机体内功能物质的主要成分。动物生命和代谢活动中起催化作用的酶、起调节作用的激素、具有免疫和防御机能的抗体(免疫球蛋白)都是以蛋白质为主要成分。

(3) 蛋白质是组织更新、修补的主要原料。研究表明，动物体内蛋白质每天约更新 0.25%～0.3%，6～12 月全部更新 1 次。

(4) 蛋白质可供能和转化为糖、脂肪。在机体供能不足时，蛋白质也可分解供能。当摄入蛋白质过多或氨基酸不平衡时，多余的部分也可能转化成糖、脂肪或分解产热。

3. 氮平衡和理想蛋白

动物需要蛋白质，确切地说是需要蛋白质中的氨基酸。各种必需氨基酸除了要求数量足够，还要求互相间比例(或称模式)恰当。因为动物细胞中蛋白质的氨基酸组成均有一定的比例，饲料蛋白所提供的各种必需氨基酸比例越接近体内氨基酸的比例，氨基酸的利用率越高。如果缺乏其中的一种必需氨基酸，蛋白质的合成就会受到限制，其他氨基酸也得不到充分利用。因此，当饲料中某一种或几种必需氨基酸的量与动物所需的必需氨基酸的量相比不足时，限制了动物对其他必需和非必需氨基酸的利用，其中比值最低的称为第一限制性氨基酸，以后以此类推。在此基础上提出了理想蛋白的概念，即指饲料中蛋白质的氨基酸在组成和比例上与动物所需的氨基酸组成和比例一致，包括必需氨基酸之间以及必需氨基酸和非必需氨基酸之间的组成和比例。当饲料中必需氨基酸含量和比例接近理想模式时，动物对蛋白质的利用率接近于 100%(见表 4-1)。

表 4-1　理想的氨基酸需要量

氨　基　酸	含量/mg/g 蛋白质	氨　基　酸	含量/mg/g 蛋白质
异亮氨酸	40	苯丙氨酸＋酪氨酸	60
亮氨酸	70	苏氨酸	40
赖氨酸	55	色氨酸	10
蛋氨酸＋胱氨酸	35	缬氨酸	50

蛋白质的需要量是维持动物正常生理功能和健康所必需的最低量。它的测定方法有要因加算法(factorial method)和氮平衡法(nitrogen balance method)两种。要因加算法是用测定必需丢失氮(obligatory nitrogen loss)来确定蛋白质需要量的方法。动物在进食无蛋白饲料的条件下丢失的内源氮,包括尿氮、粪氮和皮肤氮等,称为必需丢失氮。为维持健康,每日丢失的氮必须给予补偿,从补偿量可以得出蛋白质的需要量。氮平衡法是指在控制膳食中有同量蛋白质的情况下,求出达到维持氮平衡时的蛋白质摄入量,作为机体蛋白质的需要量。组织中蛋白的分解代谢和合成代谢处于动态平衡,这种平衡可用氮平衡表示:摄入氮＝尿氮＋粪氮＋皮肤排出氮。动物在生长发育时期,有一部分蛋白质在体内储积,摄入氮是正数,称为正氮平衡;衰老、短暂的饥饿或某些消耗性疾病,排出氮量大于摄入氮量,摄入氮为负数,称为负氮平衡。

4. 饲料蛋白质的质量评价

饲料蛋白质的营养价值在很大程度上取决于为机体合成含氮化合物所能提供必需氨基酸的量和模式。饲料中蛋白质可分为动物蛋白和植物蛋白。动物蛋白的氨基酸含量和比例比较平衡,饲喂动物后消化吸收较好;植物蛋白不同种类差异较大,氨基酸不平衡,其消化性能不如动物蛋白,其中某些抗营养因子还影响蛋白质消化与吸收。一种动物对不同种饲料蛋白质的利用率是不同的,而不同种动物对同一种饲料蛋白质的利用率亦是不同的。

5. 必需氨基酸缺乏的临床表现

蛋白质缺乏会导致青年大鼠生长降低、贫血、血液蛋白不足、体蛋白减少、肌肉消耗性萎缩及消瘦,严重缺乏甚至会导致死亡。成年大鼠蛋白质缺乏会导致体重和体内氮含量下降,长期缺乏会导致水肿,发情期不规律或停止,胎儿被吸收,新生仔鼠体弱或死亡。怀孕和哺乳期大鼠如缺乏蛋白质可导致后代发育不良,各种组织内的 DNA 和 RNA 浓度下降。低蛋白饲料也能导致食物摄入量减少。不合适的蛋白质浓度会破坏雄性动物的生殖能力。单一必需氨基酸缺乏能立刻导致食物消耗降低,恢复后能在 1 天内改变这种状态。血浆内氨基酸的浓度能反映出饲料中必需氨基酸的缺乏。特定氨基酸缺乏的症状如下。① 色氨酸缺乏:白内障形成、角膜血管化及秃头。② 赖氨酸缺乏:蛀牙、破坏骨的钙化、牙齿变黑、驼背及共济失调。③ 蛋氨酸缺乏:脂肪肝。④ 精氨酸缺乏:尿、柠檬酸、乳清酸的排泄增加,血浆和肝脏内谷氨酸盐和谷胱酰胺增加。

二、脂类

脂类(lipids)包括脂肪(fat)和类脂(lipoid)。脂肪是由一分子甘油和三分子脂肪酸结合而成的三酰甘油。组成天然脂肪酸的种类很多,可分为饱和脂肪酸(saturated fatty acid)、单不饱和脂肪酸(monounsaturated fatty acid)和多不饱和脂肪酸(polyunsaturated fatty acid)3种。类脂包括磷脂和固醇类。磷脂是组成生物膜的主要成分。固醇类是一些类固醇维生素和激素的前体。脂类广泛存在于动物体内。脂肪主要分布在皮下结缔组织、腹腔大网膜及肠系膜等处,常以大块脂肪组织的形式存在,一般可达体重的 $10\%\sim20\%$。类脂是细胞的构成原料,与蛋白质结合成为细胞膜及各种细胞器膜。类脂还广泛分布于血液、淋巴、脑髓、脏器、肾上腺皮质、胆囊和皮脂腺等处。

1. 脂类的主要功能

(1) 脂类的供能储能作用:脂类是含能最高的营养素,在生理条件下它释放的能量是蛋白质或碳水化合物(糖类)的 2.25 倍,饲料脂类的热增耗要比蛋白质和糖类低。直接来自饲料或体内代谢产生的游离脂肪酸及三酰甘油是动物维持和生产的重要能量来源。脂肪因适口性好、能量高,饲料中加入脂肪要比加入等量的蛋白质或糖类增加更多的热量。脂肪消化能或代谢能转变成净能的利用效率,要比蛋白质或糖类高 $5\%\sim10\%$。动物体内主要的能量储备形式是脂肪,动物摄入多余的能量主要以脂肪的形式储存在体内。

(2) 脂类是体组织中的组成成分:除参与氧化供能的脂肪外,大多数脂类,特别是磷脂和糖脂是细胞膜的重要组成成分。糖脂可在细胞膜传递信息活动中起载体和受体作用。胆固醇和磷脂都是脂蛋白的组成成分,脂蛋白与脂溶性维生素的吸收、运输、代谢及利用密切相关,胆固醇是增强生物膜坚韧性的有关成分,磷脂则与膜的流动性相关,且与信息传递有关。

(3) 脂类在动物生理中的作用:① 提供脂溶性维生素并促进其消化吸收。胆固醇是体内合成内源性维生素 D 的原料。鱼肝油和奶油富含维生素 A、维生素 D,许多植物油富含维生素 E,脂肪能促进这些脂溶性维生素的吸收。② 提供饲料的适口性。③ 提供必需脂肪酸。

2. 必需脂肪酸

必需脂肪酸(essential fatty acid,EFA)是指机体生命活动必不可少,但机体自身又不能合成,必须由食物供给的多不饱和脂肪酸(polyunsaturated,PUFA)。由于动物缺乏在脂肪酸碳链上合成双键的能力,因此必须由饲料中供给必需脂肪酸。营养学上对多不饱和脂肪酸的命名多采用 n 或 ω 编号系统,即从脂肪酸碳链的甲基端开始计数为碳原子编号。根据第一个双键所处的位置可将多不饱和脂肪酸分为 4 个系列。由于在动物体内 n/ω-6 和 n/ω-3 系列的多不饱和脂肪酸不能从头合成,必需脂肪酸分属这两个系列。严格来说必需脂肪酸是指 n/ω-6 系列的亚油酸和 n/ω-3 系列的 α-亚麻油酸。亚油酸作为前体物质可以合成花生四烯酸。α-亚麻油酸则作为 n/ω-3 系列的脂肪酸前体,可转变成二十碳五烯酸(EPA)和二十二碳六烯酸(DHA)等 n/ω-3 系列脂肪酸。

已知来源于大鼠 n/ω-6 家族的必需脂肪酸是细胞膜的成分,也是前列腺素合成的前体。亚油酸不能在体内合成,但是可以被延长和去饱和形成花生四烯酸,所以 n/ω-6 脂肪酸的需要量可以通过饲料中添加亚油酸来满足。n/ω-6 脂肪酸需要量是通过生长和皮肤状态来判断的。生长期的雄性大鼠每天的需要量为 50~100 mg,雌性大鼠为 10~20 mg,这种性别差异是因为雄性大鼠对脂肪酸的缺乏更敏感。实验表明饲料中其他的脂类如十八烯酸和胆固醇也增加了 n/ω-6 脂肪酸的需要量。为了满足大鼠对必需脂肪酸的需要,高脂饲料比低脂饲料需要添加更多的亚油酸。一般来讲,饲料中添加量是以消化能的百分比而不是饲料量的百分比来添加的。大鼠怀孕期的需要量与生长期相似,但是泌乳期的需要量会更高一些。小鼠同样需要亚油酸来避免必需脂肪酸缺乏产生的症状。但是精确的需要量还不知道。据报道饲料中每天添加 5 mg 的亚油酸盐能减轻 C57、DBA、C3H 三个品系必需脂肪酸缺乏的症状。

大鼠对 n/ω-3 脂肪酸的需要以前一直不是很清楚。早期认为 n/ω-3 脂肪酸可以部分替代 n/ω-6 脂肪酸的需要。给生长期大鼠饲喂缺少 n/ω-3 脂肪酸的饲料,历时 3 个世代也无明显变化,但是后来发现 n/ω-3 脂肪酸被隔绝在特定的组织内,如视网膜、大脑皮质、睾丸和精子,因此研究人员推测 n/ω-3 脂肪酸是机体某些功能所必需的。给大鼠饲喂无脂肪饲料 4 个月后,检测后发现大脑皮质内的单胺氧化酶和单核苷酸有轻微降低,这是由于饲料中缺乏 α-亚麻酸而不是缺少亚油酸造成的。大鼠子代饲喂低水平亚麻酸盐 2~3 个世代对其视网膜功能有不利影响。红花油中含大量亚油酸和极少量亚麻酸,大鼠饲喂红花油可降低第 2 代大鼠的探索性行为。经证实,怀孕前 6 周就给大鼠饲喂红花油并持续至泌乳期,能降低大鼠的探索性行为;当给这些断奶大鼠重新饲喂含亚麻酸饲料时,并不能恢复大鼠的探索性行为;进一步表明大鼠发育过程中对 n/ω-3 脂肪酸有特殊需要。目前,并没有 n-3 需求量的具体要求,但是如果油脂来源为葵花油和红花油,饲料中就应该添加含 n/ω-3 脂肪酸。小鼠对 n/ω-3 脂肪酸的需要也是限定在特定组织内,且其功能亦与大鼠相似。

3. 必需脂肪酸缺乏的临床表现

必需脂肪酸缺乏会导致动物出现很多临床症状,解剖结构及生理功能也会发生改变,症状包括生长减缓、皮炎、尾部坏死、脂肪肝、繁殖障碍、组织和血液中三烯酸和四烯酸比值增加、皮肤通透性增加和水平衡破坏等。断奶大鼠在饲喂无脂类饲料 9~12 周就出现必需脂肪酸缺乏症状。成年大鼠通常需要额外的饥饿期,然后再饲喂无脂饲料达 35 周才出现必需脂肪酸缺乏症状。刚出生的仔鼠对饲料中必需脂肪酸缺乏更敏感,根据怀孕母鼠饲喂无脂饲料的时间仔鼠通常在出生后 3 天至 3 周内死亡。雄鼠对必需脂肪酸的需要量更多,因此它对必需脂肪酸缺乏的症状出现得更早。阻止食粪性能加速大鼠必需脂肪酸缺乏症状的出现。

三、糖类

糖类(carbohydrate)是多羟基的醛、酮或其简单衍生物以及能水解产生上述产物的化合物的总称。它是一类重要的营养素,在动物饲料中占一半以上。糖类一般可分为单糖、双糖、寡糖和多糖。单糖是不能被水解的最简单的糖类,主要包括葡萄糖、果糖、半乳糖;双糖是由两分子单糖缩合而成,常见的有蔗糖、乳糖和麦芽糖;寡糖是指由 3~10 个单糖分子通过糖苷键构成的聚合物,又称低聚糖,如异麦芽低聚糖、低聚果糖、大豆低聚糖等;多糖为带有 10 个糖单位以上的聚合物,由许多单糖分子通过糖苷键结合的方式相连。多糖分为淀粉和非淀粉多糖两类,前一类是可以被消化、吸收和利用的营养性多糖;后一类是不能消化吸收,但对动物有益的结构性多糖。淀粉、菊糖及糖原等属于营养性多糖,纤维素、半纤维素、果胶和抗性淀粉等都属于结构性多糖。

1. 糖类的主要功能

（1）糖类的供能和储能作用：葡萄糖是满足动物代谢活动和快速应变反应最有效的营养素。大脑、血细胞、皮肤及睾丸等组织都以葡萄糖为能源。大脑活动需有相对恒定的血糖供能，如果摄入不足，则由氨基酸进行糖异生，故供糖充足时可节约蛋白质，多余的糖亦可以转变成糖原和脂肪储存。

（2）为其他有机物代谢提供条件：三羧循环是糖彻底氧化的途径，也是脂肪酸及氨基酸等有机物的氧化途径。脂肪酸在肝脏中氧化分解时产生中间产物酮体，它们要在外周组织中经三羧循环而彻底氧化，此过程需要糖代谢支持。糖类参与构成的重要生命物质。例如，RNA 中的核糖和 DNA 中的脱氧核糖；多种酶和血清蛋白等都属于糖蛋白；滑液、玻璃体、结缔组织、皮肤、血管等组织中均有非常丰富的蛋白多糖；脑苷脂则是一类存在于神经组织中的糖脂；糖类参与受体结构、细胞间信息传递及解毒反应等。

（3）结构性糖类的作用：饲料中适宜的纤维素水平对动物生产性能和健康都有积极作用。黏多糖是保证多种生理功能实现的重要物质；透明质酸具有高度黏性，能润滑关节，保护机体在受到强烈振动时不致影响正常功能。杂食性和肉食性动物饲料中纤维利用率很低，间接降低了动物对淀粉、蛋白质、脂肪和矿物质的回肠表观消化率，同时还影响其他营养物质的吸收；但饲料纤维能维持胃肠的正常蠕动，增加食糜在消化道中的流通速度，调节胃肠食糜的排空速度，保证胃肠道畅通。纤维经大肠微生物发酵产生的挥发性脂肪酸，可满足维持能量需要的 10%～30%，其中杂食动物相对低一点，草食动物相对高一点。纤维素可吸附胆酸等，促进体内胆固醇随粪排出，降低血清胆固醇水平及心血管疾病发病率；还可吸附饲料中的有害物质，如添加剂、农药、洗涤剂等，有解毒的作用。

2. 糖类缺乏的临床症状

动物对糖类的需要量并没有明确规定，但若年轻大鼠饲料中能量仅包括脂肪酸（90%）和蛋白质（10%），是不支持大鼠生长的。80%脂肪酸和 20%蛋白质组成的无糖类饲料能增加大鼠体重，但饲料中添加葡萄糖或中性脂肪才能促进生长。饲喂低蛋白（10%）及无糖类饲料的大鼠血糖会过低，同时葡萄糖耐受曲线出现异常。大鼠繁殖亦需要糖类，大鼠饲喂12%蛋白质的无糖类饲料不能维持怀孕，虽然 78% 的胚胎在怀孕第 6 天是正常的，但在怀孕第 8 天时只有 25% 的胚胎是正常的，怀孕第 10 天时则只有 0.6% 的胚胎为正常；而对照组（饲料中含糖类）胚胎的正常率分别为 91%、89%、90%。怀孕第 12 天时所有来源于无糖类饲料大鼠的胚胎均被吸收。怀孕大鼠饲喂添加 4% 的葡萄糖或甘油饲料就能支持其怀孕到生产；添加 6%～8% 的葡萄糖能使母体和胎儿获得正常体重，添加 12% 葡萄糖能使胎儿肝糖原浓度达到正常值的一半。怀孕第 9 天到泌乳第 7 天的母鼠，饲喂低葡萄糖饲料（9.5%蛋白质）仔鼠的存活率很低。给怀孕母鼠添加 6% 或更少的葡萄糖，没有仔鼠存活期超过 7 天。如给怀孕母鼠饲喂 8% 和 12% 的葡萄糖饲料，仔鼠出生后的存活率分别是 6% 和 30%；而给对照组饲喂 62% 的葡萄糖饲料，存活率为 93%。无糖类饲料不能支持动物泌乳。饲料中添加 6% 的葡萄糖能产生乳汁，但乳汁里的糖类和脂类含量很低，这是导致出生后仔鼠生长延迟的原因。

3. 能量的供给及影响因素

动物所有的活动都需要能量。能量消耗包括基础代谢、活动需要和特殊生理状态需要等。能量是饲料的重要组成部分，饲料能量浓度决定动物采食量。饲料能量主要来源于糖类、脂肪和蛋白质。动物采食饲料后，三大养分经消化吸收进入体内，在糖酵解、三羧循环或氧化磷酸化过程中释放能量，最终以腺苷三磷酸（ATP）的形式满足机体需要。腺苷三磷酸形式的化学能可以转化为热能或机械能，也可以蓄积在体内。糖类在常用植物性饲料中含量最高、来源丰富，所以饲料中糖类是能量的主要来源。脂肪的有效能值约为糖类的 2.25倍，但一般饲料中含量较少，不作为主要的能量来源。脂肪主要作用为帮助脂溶性维生素的吸收、提供必需脂肪酸和改善饲料的适口性。蛋白质作为能源的利用率比较低，且在动物体内不能完全氧化，氨基酸脱氨产生的氨过多，对动物机体有害，所以蛋白质不宜作为能源物质使用。当动物饲料中能量难以满足需要时，也会动用体内储存的糖原、脂肪和蛋白质来供能。根据饲料进入动物体内的能量转化过程，通常把饲料能量分为总能（gross energy，GE）、可消化能（digestible energy，DE）、代谢能（metabolizable energy，ME）和净能（net energy，NE）4 种。① 总能：又称粗能，是指饲料在体外完全燃烧时所产生的二氧化碳、水和其他氧化物时释放的全部能量，即饲料中脂肪、糖类及蛋白质所含能量的总和。② 消化能：指总能除去粪便中损失的能量。饲料进入动物体内后大部分被消化吸收，可转化为能量；未被消化吸收的部分以粪的形式排出体外。前者称为消化能，后者含有的能量称为粪能。消化能＝总能－粪能。③ 代谢能：在被消化的能源物质中，蛋白质部分的能量也还有一部分不能充分利用，经尿排出体外，尿中含有的能量称为尿能。此外，消化过程中胃肠所产生的气体，也损失一部分能量，但在非反刍动物中其量微不足道，故略而不计。所以，从消化能中减掉尿中能量的损失，即为代谢能。代谢能＝消化能－尿能。④ 动物采食后，营养物质代谢过程活跃，代谢过程的产热增加，因而产生食后增热现象；与此同时，消化道内微生物的发酵过程也产热。这两部分热的消耗称为热增耗。这些热量经由体表散失，低温条件下可作为维持动物体温的热量来源，但在高温条件下却成为动物的额外负担。从代谢能中扣除热增耗，即为净能。净能＝代谢能－热增耗。动物从饲料中获得的净能，首先满足维持生命需要，这一部分能量称为维持净能；扣除维持净能后的能量才真正用于生产，称为生产净能。

实验动物所处的环境温度、年龄、活动、以前的营养水平、生理状况等都会影响能量的需要。环境温度低于临界温度，实验动物将消化能量产热来维持体温。成年大鼠能量的维持需要以基础热消耗＋20％的活动需要量来计算。动物的生理状态如生长、繁殖及泌乳都会对能量需要有不同程度的增加。当饲料中能量为 10.4～20.9 kJ（2.5～5.0 kcal）DE/g，断奶大鼠和成年大鼠消耗的消化能量分别为 941 kJ（225、627.6 kJ（150 kcal）DE/$BW_{kg}^{0.75}$（代谢体重），当饲料中消化能的添加量低于 12.1 kJ（2.9 kcal）/g，则不能满足断奶大鼠的能量需要，但可以满足成年大鼠的能量需要。断奶大鼠 4 周生长期每天的能量需要至少 949.7 kJ（227 kcal）$BW_{kg}^{0.75}$，饲料中能量至少维持在 15 kJ（3.6 kcal）ME/g 的浓度才能满足维持和生长的需要。大鼠怀孕期的能量需要比成年期多 10％～30％，怀孕早期和后期每天的能量需要分别为598.3 kJ（143）、1 108.8 kJ（265 kcal）$BW_{kg}^{0.75}$（代谢体重）。泌乳期能量消耗是非泌乳期大鼠的 2～4 倍，且随着仔鼠数量增加而增大。尽管大鼠在泌乳期会增加采食量来满足能量的需要，但是在泌乳高峰期时大鼠仍会出现能量负平衡，体脂肪和蛋白质还是会被消耗，怀孕期储存的脂类会被动员以维持泌乳，通常认为这是激素的调节造成的。

四、维生素

维生素（vitamins）是一类低分子有机化合物，虽需要量很小，但是体内一般不能合成，需由饲料提供或提供其前体物。维生素不是形成机体组织器官的原料，也不是能源物质，它们主要以辅酶和催化剂的形式广泛参与体内代谢的多种化学反应，从而保证机体组织器官的细胞结构和正常功能，以维持动物的健康和各种活动。维生素缺乏可引起机体代谢紊乱，影响动物健康和生产，严重时会引起动物死亡。

维生素分为脂溶性维生素（fat-soluble vitamins）和水溶性维生素（water-soluble vitamins）。前者包括维生素 A、维生素 D、维生素 E、维生素 K，后者包括 B 族维生素和维生素 C。B 族维生素又包括维生素 B_1、维生素 B_2、维生素 B_6、维生素 B_{12}，以及烟酸、泛酸、叶酸、生物素和胆碱。

（一）脂溶性维生素

脂溶性维生素可从饲料的脂溶物中提取，在消化道内随脂肪一同被吸收，吸收机制与脂肪相同。凡有利于脂肪吸收的条件，均有利于脂溶性维生素的吸收。摄入过量的脂溶性维生素可引起中毒，使代谢、生产和生长出现障碍。

1. 维生素 A

维生素 A 又称视黄醇或抗眼干燥症因子，是含有 β-白芷酮环的多烯醇。它有视黄醇（retinol）、视黄醛（retinaldehyde）及视黄酸（retinoic acid）三种衍生物，每种都有顺、反两种构型，其中以反式视黄醇效价最高。维生素 A 只存在于动物体内，植物中含维生素 A 的前体胡萝卜素（carotene）。出生大鼠肝内维生素 A 的储存量很低。一般以缺乏症、肝内储存量或者视黄醇动力学为标准来确定维生素 A 的需要量。维生素 A 的需要量与体重相关，但是与能量的摄入量无关，这可以用维生素 A 是维持上皮细胞完整性来解释。维生素 A 缺乏症的表现主要分为以下 6 类。

（1）与视觉有关：由于 11-顺式视黄醛是视觉色素细胞的必需部分，缺乏维生素 A 可导致视力丧失。

（2）骨缺陷：维生素 A 缺乏会导致骨细胞非正常分化、发育阻滞、骨生长和骨吸收失败，而骨空隙的减少引起神经的次级压迫。

（3）脑脊液压力增大：释放脑脊液的蛛网膜被成纤维细胞阻塞。

（4）繁殖失败：雄性精子发生停止；雌性生殖道角质化导致繁殖功能丧失，中等程度缺陷引起怀孕雌鼠胎儿严重畸形。

（5）上皮变形和角质化：所有上皮细胞对维生素 A 的缺乏都很敏感。维生素 A 缺乏早期阶段肠道内杯状细胞和黏液形成下降；气管中鳞片状细胞化生（metaplasia）和角质化；泌尿生殖道上皮角质化；角膜上皮发生干眼症和眼睑周围有卟啉沉积，最终角膜基质溶解。

（6）生长失败：5～6 周断奶大鼠体内缺乏维生素 A 时，体重维持 1 周左右的平台期，然后体重快速下降直至死亡。若维持无菌环境，大鼠则能在平台期存活几个月。

动物对维生素 A 的需要量受多种因素的影响。例如，动物品种、生理状态、胡萝卜素的转化效率、体内胆汁的适量与否、微量元素以及不饱和脂肪的氧化破坏、疾病和寄生虫干扰、环境卫生、温湿度条件、饲料中脂肪、蛋白质、抗氧化剂等的含量等，都会影响动物对维生素

A 的需要量。低蛋白饲料能降低血清内维生素 A、其转运蛋白和视黄醇结合蛋白质的浓度。锌缺乏的大鼠,肝内动员维生素 A 的能力下降。维生素 E 严重不足会导致肝内维生素 A 储存量耗尽,维生素 E 能降低维生素 A 的毒性。应激状态需要更多的维生素 A。视黄酸与低蛋白饲料的联合能产生更明显的致畸作用。维生素 K 能纠正维生素 A 过量产生的大出血。年龄对维生素 A 的需要量无明显影响。吃奶、年轻和年老大鼠的视黄醇吸收效率大致相等。用动力学方法估计大鼠维生素 A 的需要量为饲料中添加 2.4 μmol/kg 视黄醇或视黄酯。如果用 β-胡萝卜素来添加,则饲料中需要量为 12.4 μmol/kg。维生素 A 复合物不稳定,通常用明胶包裹的视黄酯和视黄棕榈酸盐的微粒来添加。动物源性维生素 A 主要来源于鱼肝油。胡萝卜素在豆科牧草和青绿饲料中含量较多,但胡萝卜素在高温条件下损失较大。维生素 A 过量易引起中毒,典型的中毒症状为:体重减轻、脂肪肝、高脂血症、软组织钙化、骨钙动员、骨脆、尿里甲基组氨酸排泄量增加、大量出血、致畸等。

2. 维生素 D

有维生素 D_2(麦角钙化醇)和维生素 D_3(胆钙化醇)两种活性形式。麦角钙化醇的前体是植物中的麦角固醇,胆钙化醇来自动物的 7-脱氢胆固醇,前体经紫外线照射而转变成维生素 D_2 和维生素 D_3。维生素 D 是骨正常钙化所必需的,其主要功能是促进肠道钙、磷的吸收,提高血液中钙和磷的水平,促进骨的钙化。所以佝偻病的产生除与钙磷代谢障碍有关,维生素 D 缺乏也是一个重要因素。此外,维生素 D 与肠黏膜细胞的分化有关。

太阳光照射是获得维生素 D 最廉价的来源方式之一。植物性饲料经过太阳照射,维生素 D_2 含量大大增加。人和动物皮肤的分泌物中也含有 7-脱氢胆固醇,经照射可转变成维生素 D_3 的活性形式,且可被皮肤吸收。但是毛较厚的动物通过光照获得维生素 D 的能力较差。因此,饲料中维生素 D 的补充需视具体情况而定。在封闭饲养条件下可适当增加维生素 D。一般饲料中添加 65 nmol/kg 的胆钙化醇,但是这个推荐量并不是生物的最小需要量。维生素 D 缺乏会导致佝偻病。即使是正常钙及低磷,但由于饲料中缺乏维生素 D,大鼠通常会产生佝偻病。低钙饲料与维生素 D 联合缺乏不仅严重影响动物生长,还会导致易怒、强直和骨钙降低。钙过量会使血钙过多,肾钙化,动脉中钙盐广泛沉积,各种组织和器官都发生钙质沉着以及骨损伤。每千克饲料中添加 79 mmol 的麦角固醇、39 mmol 的胆固醇和 12 mmol 的胆酸,饲喂 6 周,动物可出现大面积的动脉粥样硬化。维生素 D 过量也会致畸。怀孕母鼠每天添加 2.5 nmol 的麦角固醇能降低胎儿的生长率并阻碍长骨的骨化,出生胎儿很快死亡。当饲喂量降低为 1.25 nmol/d 的麦角固醇,胎盘明显变小,但仔鼠正常;非怀孕母鼠仅发现血钙浓度比较高。维生素 D 的毒性还与饲料中钙磷的浓度比例相关。大鼠维生素 D 饲料中添加 4.4 g/kg 的钙和 17.8 g/kg 的磷会产生严重的中毒症状,但当饲料中钙磷比例适当时,大鼠则能忍受高浓度的维生素 D。

3. 维生素 E

又称生育酚(tocopherol),是一组化学结构近似的酚类化合物。它是生育酚与三烯生育酚的总称。自然界中存在 8 种具有维生素 E 活性的生育酚,其中以 α-生育酚活性最高,它是一种黄色油状物,不溶于水,易溶于油、脂肪和丙酮等有机溶剂。维生素 E 是自然界中最好的脂溶性抗氧化剂。饲料中硒的存在可以大大降低维生素 E 的需要量。维生素 E 能通过影响膜磷脂的结构而影响生物膜形成,还能促进前列腺素的合成。维生素 E 和硒缺乏可降低机体的免疫力和对疾病的抵抗力。

大鼠体内缺乏维生素 E 时，红细胞较易发生溶血，肌纤维出现玻璃样变性、间质细胞增加，平滑肌黄色色素沉积；40～50 天的雄性大鼠睾丸生精上皮发生不可逆变性，雌性大鼠可见胎儿异常、子宫内死亡或被吸收；胎儿脊椎后侧变形；外皮粗糙、皮肤溃疡；神经损伤、学习能力破坏。一般来说，维生素 E 相对无毒，大多数常规大鼠的需要量在脂肪含量低于 10% 时为 42 μmol/kg。尽管维生素 E 对机体有许多好处，但饲料中也不能随意添加和服用，滥用维生素 E 对机体不仅无益，而且仍可能是有害的。

4. 维生素 K

天然存在的维生素 K 活性物质有叶绿醌和甲基萘醌。叶绿醌由植物合成，甲基萘醌由微生物和动物合成。维生素 K 的功能主要是参与凝血活动。依赖维生素 K 的羧化酶系统除对凝血有重要作用外，也与钙结合蛋白的形成有关，钙结合蛋白可能在骨钙化中起作用。大鼠有食粪特性，可以提供一定量的维生素 K；此外，肠道内会合成一定量的维生素 K，饲料内也会添加足够的维生素 K，因此实验动物一般不缺乏维生素 K。维生素 K 缺乏时，表现为凝血时间延长。大鼠维生素 K 需要量由于以下几个原因难以量化：① 食粪性；② 无维生素K 饲料很难生产；③ 品系之间需要量差距很大；④ 标准的选择很难。维生素 K 缺乏时凝血酶活性受抑制，肝脏羧化酶活性显著增加，机体小伤口处可持续渗血，如开裂的趾甲、针刺的尾部等。通常小伤口出血不会超过 30 s，但是维生素 K 缺乏的动物则会持续出血直至死亡。大多数常规品系大鼠的饲料中添加 2.22 μmol/kg 的维生素 K 是安全的。叶绿醌口服是无毒的，大鼠每天饲喂 4 400 μmol/kg 体重的叶绿醌，持续 30 天时不能显示出其毒性，但是饲喂 2000 μmol/kg 体重的甲萘醌却是致死的。

（二）水溶性维生素

水溶性维生素包括 B 族维生素和维生素 C，可从饲料的水溶物中提取。胆碱为实验大鼠正常生长所必需的。很多动物体内不能合成胆碱，其中包括幼年动物。饲料中缺乏胆碱可以造成缺乏症，引起肝、肾功能损害。所以通常也把胆碱列入维生素类之中。相对于脂溶性维生素而言，水溶性维生素一般无毒性。

1. B 族维生素

B 族维生素主要包括维生素 B_1（硫胺素）、维生素 B_2（核黄素）、烟酸（维生素 PP）、维生素 B_6（吡哆素）、维生素 B_{12}（钴胺素）、叶酸、泛酸、生物素和肌醇等，均为水溶性维生素，在体内滞留时间只有数小时，必须每天补充。B 族维生素是机体所有组织必不可少的营养素，是食物释放能量的关键。它们均为辅酶，参与体内碳水化合物、蛋白质和脂肪代谢。它们协同作用，调节新陈代谢，维持皮肤和肌肉健康，增进免疫和神经系统的功能，促进细胞生长和分裂（包括促进红细胞的产生和预防贫血发生等）。

（1）维生素 B_1（硫胺素）：是由一分子嘧啶和一分子噻唑通过一个甲基桥结合而成。溶于 70% 的乙醇和水，受热、遇碱可迅速被破坏。在细胞中作为辅酶参与 α-酮酸的脱羧而进入糖代谢和三羧酸循环，参与糖类代谢；维生素 B_1 也可能是神经介质和细胞膜的组成成分，参与脂肪酸、胆固醇和神经介质乙酰胆碱的合成，影响神经节细胞膜中钠离子的转移，降低磷酸戊糖途径中转酮酶的活性而影响神经系统的能量代谢和脂肪酸的合成。大鼠对维生素 B_1 的需要量与糖类的摄入量有关，每千克饲料中添加 4 mg 维生素 B_1 能使大鼠获得最大的生长率。大鼠体内缺乏维生素 B_1 可导致体重降低、厌食,不愿食用蔗糖、对食物刺激反应下降,出现攻击性行为。缺乏维生素 B_1 7 天,白细胞和红细胞水平降低,血红蛋白浓度降低。30 天后出现反转,网织红细胞和血浆红细胞生成素水平升高,红细胞中 2,3 二磷酸甘油酸盐、膜胆固醇和磷脂浓度下降。4 周后肝内维生素 B_1 水平下降,血浆内支链氨基酸、α 酮酸和 α 羟基酸水平升高。怀孕大鼠缺乏维生素 B_1 会导致胎儿子宫内生长迟缓,新生仔鼠脑内依靠维生素 B_1 的丙酮酸脱氢酶、α - 戊酮二酸脱氢酶、转酮醇酶和神经节苷脂的活性降低。成年大鼠体内缺乏维生素 B_1 可导致周围和中枢神经系统以及心脏异常。慢性维生素 B_1 缺乏可导致大鼠脑部选择性的神经病理性损害,大鼠出现运动失调,中脑和前庭外侧核中丙酮酸脱氢酶活性降低,外周神经的传导速度下降,但轴突输送增加。

(2) 维生素 B_2(核黄素)是黄素辅酶前体物,由一个二甲基异咯嗪和一个核醇结合而成,为橙黄色的结晶,微溶于水,耐热,但蓝色光或紫外光以及可见光可使之迅速破坏。饲料中维生素 B_2 大多以黄素腺嘌呤二核苷酸(flavin adenine dinucleotide,FAD)和黄素单核苷酸(flavin mononucleotide,FMN)的形式存在。动物缺乏储备维生素 B_2 的能力,机体缺乏维生素 B_2 时,肠道对维生素 B_2 的吸收能力提高。在体内,FMN 和 FAD 以辅基的形式与特定的酶蛋白结合形成多种黄素蛋白酶。这些酶与糖类、脂肪和蛋白质的代谢密切相关。根据生长率及肝脏储藏能力,大鼠维生素 B_2 的需要量为 2～3 mg/kg 饲料,繁殖需要量为 3～4 mg/kg 饲料。维生素 B_2 缺乏的典型症状是皮炎、秃头、消瘦和生长减弱,角膜血管化、溃疡、白内障、贫血、髓磷脂退化,还会导致肝和脾内铁储存、运铁蛋白饱和度、血红蛋白浓度、血浆内铁、铁的吸收和肝内铁蛋白等降低。

(3) 烟酸:又称尼克酸、维生素 PP,是辅酶烟酰胺腺嘌呤二核苷酸(NAD)和磷酸烟酰胺腺嘌呤二核苷酸(NADP)的成分,是吡啶的衍生物,很容易转变成烟酰胺。它们都是白色、无味的针状结晶,溶于水,耐热。烟酸可参与糖类、脂类和蛋白质代谢,在体内供能代谢反应中起重要作用,也参与视紫红质的合成。大鼠正常生长的饲料中所需烟酸量为 15 mg/kg,饲料配方中则推荐为 30 mg/kg,这个推荐量已经包括实验条件的消耗量。大鼠缺乏烟酸时可导致生长率下降、被毛粗糙、秃头症、组织内 NAD 和 NADP 浓度下降。

(4) 维生素 B_6:包括吡啶醇、吡啶醛和吡啶胺 3 种吡啶衍生物。维生素 B_6 的各种形式对热、酸稳定,遇光或在碱性溶液中易被破坏。维生素 B_6 是氨基酸脱羧酶、消旋酶、转氨酶以及氨基酸、糖原和脂肪酸代谢酶的辅酶。磷酸酶调节的水解作用是肠道吸收磷酸吡醛的第一步。纤维素、果胶、木质素不影响空肠维生素 B_6 的吸收率。食粪性不影响维生素 B_6 的需要量。维生素 B_6 的功能主要与蛋白质代谢的酶系统相联系,也参与糖类和脂肪代谢。饲料中添加 6 mg/kg 维生素 B_6 就能满足大鼠维持、生长和繁殖的需要。大鼠体内缺乏维生素 B_6 时表现为尾部、爪、脸和耳部对称性皮炎、小红细胞性贫血、过度兴奋和惊厥。缺乏维生素 B_6 雌雄大鼠的繁殖性能降低,胰岛素产量不足。

(5) 泛酸:又称遍多酸,是由 β - 丙氨酸和一种二羟二甲基丁酸缩合而成的一种酸性物质。泛酸是脂肪酸合成中辅酶 A 和酰基载体蛋白(acyl carrier protein,ACP)的组成成分。辅酶 A 是糖类、脂肪和氨基酸代谢中许多乙酰基化反应的重要辅酶。ACP 与辅酶 A 有类似的酰基结合部位。纯化的泛酸是一种不稳定的黏性油状物质,很难处理,因此饲料中多使用泛酸钙。大鼠饲料中添加 4 mg/kg 的泛酸钙能获得最佳生长,这个浓度能维持怀孕,但并不支持泌乳,需要添加 10 mg/kg 饲料才能支持喂奶仔鼠的正常生长。饲料配方中一般添加 15 mg/kg 的泛酸盐,这个剂量应该是充足的。大鼠体内缺乏泛酸导致毛发褪色、鳞片样脱皮性皮炎、眼角化过度、坏死及肠道溃疡,还可发生肾上腺出血性坏死。泛酸缺乏可妨碍机体内抗体合成、降低血清白蛋白和抗原,缺乏 4~6 周甚至可导致死亡。

(6)生物素:是尿素和噻吩相结合的骈环,并带有戊酸侧链。生物素在动物体内以辅酶形式广泛参与糖类、脂肪和蛋白质的代谢。正常情况下大鼠不会缺乏生物素,其肠道微生物能提供充足的生物素,也可通过食粪性获得。饲料中生物素的添加量为 0.2 mg/kg 饲料。大鼠饲喂缺乏生物素的饲料可出现鳞片状脱皮性皮炎、毛发褪色及秃头症等。严重缺乏生物素时大鼠会发展成痉挛步态(spastic gait)或袋鼠样姿势,免疫反应也会受到抑制。

(7)叶酸:又称蝶酰谷氨酸,由一个蝶啶环、对氨基苯甲酸和谷氨酸缩合而成。叶酸在一碳单位的转移中必不可少,通过一碳单位的转移而参与嘌呤、嘧啶、胆碱的合成和某些氨基酸的代谢。叶酸的推荐量为 1 mg/kg 饲料。叶酸缺乏可导致嘌呤和嘧啶的合成受阻,核酸形成不足,红细胞生长停留在巨红细胞阶段,最后导致巨红细胞贫血;同时也会影响血液中白细胞的形成,导致血小板和白细胞数量减少。叶酸也是维持机体免疫系统功能正常的重要因素。

(8)维生素 B_{12}:是一个结构最复杂、唯一含有金属元素钴的维生素,又称钴胺素(cobalamin)。维生素 B_{12} 参与多种代谢活动,如嘌呤和嘧啶的合成、甲基的转移、某些氨基酸的合成以及糖类和脂肪的代谢,促进红细胞的形成和维持神经系统的完整。大鼠维生素 B_{12} 的添加量为 50 μg/kg 饲料。大鼠缺乏维生素 B_{12} 不产生人类缺乏的典型症状如巨红细胞和神经系统障碍,仅出现生长率轻微降低、后代平均体重降低、10% 的仔鼠出现脑积水症状、母鼠和仔鼠肝内维生素 B_{12} 含量明显下降。

(9)肌醇:又称肌糖、环己六醇。白色晶体粉末,无臭、甜味,易溶于水。常规实验条件下大鼠不需要肌醇,但泌乳期大鼠饲喂抗生素药物则需要肌醇。泌乳大鼠饲喂邻苯二甲酰基磺胺噻唑会降低微生物菌落中肌醇的分布,肝内胆固醇酯和三酰甘油增高而形成脂肪肝,血浆脂蛋白浓度降低。若泌乳母鼠饲料中添加 0.5% 的肌醇则能修正上述症状。大鼠奶中自由肌醇的浓度为 80 mg/100 g,牛奶为 4 mg/100 g。奶中肌醇浓度受饲料摄入量影响。饲喂高浓度的半乳糖,会产生过多的多元醇、半乳糖醇和山梨醇,影响渗透压并消耗掉肌醇,这可以通过饲喂肌醇或醛糖还原酶抑制剂来缓解。糖尿病大鼠会出现山梨醇积累,外周神经肌醇消耗殆尽,降低胆碱乙酰转移酶、含胆碱酯类的轴突输送和运动神经传递速度。维持机体组织内肌醇的浓度能阻止上述现象出现。添加肌醇能降低肝脏脂肪酸合成酶的活性。小鼠的生长对肌醇的需要不是必需的。不像大鼠,小鼠饲喂高浓度的半乳糖,外周神经的肌醇并不会被耗尽。无菌或抗生素治疗的小鼠饲喂动物油脂或高饱和菜籽油可能需要添加肌醇。一般来讲,饲料中添加 500 mg/kg 的肌醇可以满足各种条件的需要量。

(10)胆碱:是 β-羟乙基三甲胺羟化物,常温下为液体、无色,有黏滞性和较强的碱性,易吸潮,易溶于水。胆碱参与卵磷脂和神经磷脂的形成,卵磷脂是动物构成细胞膜的主要成分,在肝脏脂肪的代谢中起重要作用,能防止脂肪肝的形成;胆碱是神经递质乙酰胆碱的重要组成部分。胆碱在一碳代谢中起重要作用。大鼠对胆碱的需要量除与饲料的其他成分有关外,还与动物饲养的环境温度相关,随温度上升对胆碱的需要量也增加。大鼠胆碱需要量设定为 750 mg/kg 饲料,但是饲料中脂肪含量提高、叶酸或维生素 B_{12} 缺乏、饲养环境温度升高都会增加胆碱的需要量。大鼠体内缺乏胆碱会造成脂肪肝,雄性较雌性对胆碱的缺乏更敏感。胆碱缺乏还会显著影响年轻大鼠的肾和心血管系统功能。

2. 维生素 C

维生素 C 是一种含有 6 个碳原子的酸性多羟基化合物,因能防治维生素 C 缺乏症(坏血病),又称为抗坏血酸(ascorbic acid)。维生素 C 具有可逆的氧化性和还原性,所以它广泛参与机体的多种生化反应。维生素 C 的主要功能是参与胶原蛋白合成,此外还在细胞内电子转移反应中起重要作用,参与某些氨基酸的氧化反应,促进肠道铁离子的吸收和在体内的转运,减轻体内转运金属离子的毒性作用等。维生素 C 还能对抗过氧化反应,节约维生素 E。维生素 C 能降低维生素 B_{12} 和维生素 B_1 缺乏的影响。大、小鼠体内能合成维生素 C,一般不会缺乏。但是豚鼠体内不能合成,需在饲料中添加。豚鼠饲料中添加 200 mg/kg 的维生素 C 能满足其生长和繁殖需要。豚鼠缺乏维生素 C 开始阶段会降低食物的采食量和体重,接着会发生贫血和大范围出血,其中体重降低会导致蛋白多糖和胶原合成降低,胶原合成受阻会影响软骨连接、干扰长骨骨骺生长中心、骨损失、牙质改变、牙龈炎等。患坏血病的豚鼠体温比正常豚鼠高。维生素 C 缺乏还会导致肌肉破坏;维生素 C 缺乏的豚鼠在 3～4 周内会由于坏血病或继发感染导致死亡;还会破坏卡尼汀的合成和增加尿内卡尼汀的排泄、降低维生素 B_{12} 的吸收,增加丙氨酸和亮氨酸的吸收,提高刷状缘蔗糖酶、碱性磷酸酶和亮氨酸氨肽酶的活性,提高总脂和肠黏膜唾液酸的浓度;降低草酸的吸收。维生素 C 缺乏还会增加血清内铜、血浆铜蓝蛋白、肝铜浓度;降低胸腺大小、影响白细胞的趋化性等。

大鼠体内维生素 C 与矿物质可以相互影响。例如,镁缺乏时可降低肝脏、肾脏内维生素 C 的浓度,也会造成肝内维生素酶合成下降。饲料中添加高浓度铁(5 mg/d)可降低组织、血液及尿液中维生素 C 的浓度,但是饲料中添加维生素 C 能提高大鼠非血红素铁的吸收。高铁情况下,铜缺乏时大鼠饲料中添加 1% 维生素 C 能降低组织内铜含量,产生严重贫血,体内血浆铜蓝蛋白减少。1% 维生素 C 饲料可降低肠道内铜的吸收效率。大鼠暴露在铅中会降低脑部维生素 C 的浓度。给大鼠口服和注射维生素 C 都能去除中枢神经系统的铅。大鼠饲喂 500 mg/kg 的铅、1% 维生素 C 和 400 mg/kg 的铁能降低铅在组织内累积,阻止其生长抑制、贫血及采食量下降。

五、矿物质

矿物质(minerals)又称无机盐,是机体内无机物的总称。大部分矿物质需由外界供给,当外界供给不足时不仅影响生产或生长,还会引起实验动物体内代谢异常、生化指标变化和缺乏症等。矿物质根据需求量可分为常量矿物质(macrominerals)和微量矿物质(trace minerals)两大类。其中重要的常量矿物质有钙、磷、钾、钠、氯和镁等;微量矿物质主要包括铜、碘、铁、锰、钼、硒和锌等。一般常量矿物质通过饲料配方添加,而微量元素则通过预混料添加。

(一)钙、磷和镁

钙、磷是动物体内含量最多的矿物质,占体重的 1%～2%,其中 98%～99% 的钙、80% 的磷存在于骨和牙齿中,其余则存在于软组织和体液内。动物体内约含 0.05% 的镁,其中

60%～70%存在于骨骼中,其余存在于软组织和细胞内。机体内钙参与骨骼和牙齿的组成,起支持保护作用;调控神经递质释放,调节神经兴奋;通过神经体液调节、改变细胞膜的通透性;激活多种酶的活性。磷与钙一起参与骨骼和牙齿结构组成,保证骨骼和牙齿的完整性;参与体内能量代谢,是腺苷三磷酸和磷酸激酶的组成成分;促进营养物质的吸收;保证生物膜的完整,磷脂是细胞膜不可缺少的成分;参与许多生命活动过程。镁参与机体内骨骼和牙齿组成;作为酶的活化因子或直接参与酶组成;参与 DNA、RNA 和蛋白质合成;调节神经肌肉兴奋性,保证神经肌肉的正常功能。

1978 年版美国《实验动物营养需要》推荐的骨钙沉积需要的钙、磷饲料添加量最大值分别为 5 g/kg 和 4 g/kg,钙磷比为 1.25：1。有些研究表明钙磷比达到 1.9：1 能有效地预防骨质疏松。但是为了达到最大的体重增长和骨钙沉积而摄入的钙磷量却与肾钙质沉着症的诱发相互矛盾。钙磷比为 1.67：1 时,雌性大鼠可以防止肾钙质沉着症的发生,所以以维持和生长饲料中钙磷的浓度推荐分别为 5.0 g/kg 和 3.0 g/kg。考虑上述情况,而我国国标中将钙磷比设定为(1.2～1.7)：1。对于泌乳期大鼠钙磷的添加量需谨慎对待,一般认为大鼠每天产奶 70 ml,一天大约 200 mg 的钙和 140 mg 的磷转化到乳汁里。增加钙磷需要量一般是通过提高采食量和增加肠道重吸收来实现。推荐泌乳期大鼠钙磷的需要量比非泌乳期增加25%,分别为 6.3 g 钙和 3.7 g 磷。镁有多种生理功能,饲料中添加 0.1 g/kg 的镁能支持断奶大鼠的正常发育,但是饲料中镁的浓度达到 0.35～0.425 g/kg 时,才能维持血浆内 20 mg/L 的镁浓度。

1. 影响钙、磷和镁需要量的因素

当饲料中存在影响钙、磷和镁有效性的因素时要适当调整钙、磷和镁的浓度。低维生素饲料会降低钙的吸收,高钙饲料会影响磷的吸收,同样高磷饲料也会影响钙的吸收。饲料中脂肪含量从 5% 增加到 20% 会降低老年大鼠对磷的吸收,但不影响年轻大鼠对磷的吸收。高脂肪饲料会影响成年大鼠对钙的吸收,但不影响年轻大鼠对钙的吸收。饲料中含有草酸会影响钙的吸收,含有肌酸盐会影响磷的利用。饲料中含有高浓度果糖可刺激磷的吸收;饲料中二糖如乳糖和蔗糖则刺激大鼠肠道内钙的吸收。饲料中镁的需要量主要受钙、磷和维生素 D 的影响。在饲料中添加含有肌酸盐(phytate)的大豆蛋白会影响镁的吸收,添加乳糖则可促进镁的吸收。饲料中钙和磷也会影响镁的需要量,高磷饲料会增加大鼠镁的缺乏症,表明高磷会影响镁的吸收。同样,高钙饲料也会影响镁的吸收,这可能是因为两种矿物质在肠道内与镁发生络合反应,使其失去可溶性而影响吸收。饲料中保持钙、磷和镁浓度分别为5、3、0.5 g/kg 就能满足大鼠的生长和维持需要,而维持繁殖和泌乳需要镁的含量分别为0.8 g/kg 和 1.9 g/kg。

2. 钙、磷和镁缺乏的症状

给年轻大鼠饲喂包含 0.1 g/kg 钙的饲料 8 周,大鼠可出现生长阻滞、采食量下降、基础代谢增加、活动量减少、敏感度降低、骨质疏松、后腿瘫痪及内出血等症状;雄性不育,雌性不能泌乳。饲喂含 1.7 g 磷的饲料给年轻大鼠,动物可存活到 9 周,嗜睡、痛苦、骨生长停止,尿钙大量流失。SD 大鼠饲料中钙浓度从 2.1 g/kg 调整到 3.4 g/kg,饲喂 28 天后大鼠生长正常,骨重量和骨钙浓度降低,钙吸收增加,尿内钙流失减少;但却不能弥补饲料内因钙浓度降低而导致的生长阻滞。生长期大鼠体内缺镁会导致血管扩张、应激性亢进、心律失常、痉挛、致死性的阵挛性惊厥。血管扩张发生在缺镁1周左右,可自发地反复出现和消失。惊厥发生在缺镁的21～30天。大鼠在饲喂缺镁饲料后2天就能检测到肾钙化现象,泌乳期大鼠缺镁时不授乳,怀孕母鼠会吸收掉胎儿,或仔鼠出生缺陷。这些缺陷会与锌的缺乏相伴随。

(二) 钠、钾、氯

钠、钾、氯主要分布在体液和软组织内。钠主要分布在细胞外,大量存在于体液内,少量存在于骨中;钾主要分布在肌肉和神经细胞内;氯在细胞内外均有。体内钠、钾、氯的主要作用是作为电解质维持渗透压、调节酸碱平衡,控制水的代谢。钠对传导神经冲动和营养物质吸收起重要作用。细胞内钾参与机体内很多代谢活动。钠、钾、氯可为各种酶提供有利于发挥作用的环境或作为酶的活化因子。饲料中氯的浓度为0.5 g/kg即可满足繁殖和泌乳的需要,钾的最低需要量为3.6 g/kg,钠的需要量在生长、维持、怀孕和泌乳期均为0.5 g/kg。

大鼠对氯的缺乏很敏感,缺氯几个小时后尿的排出量就会下降,因此缺乏症表现得很慢。氯缺乏时大鼠表现为生长缓慢、饲料利用率降低、血氯降低、降低尿氯的排泄,增加血内二氧化碳含量,扩大肾损伤。钾不足明显降低食欲和生长;动物会变得毫无生气、昏迷、3周内死亡;被毛凌乱、发绀、腹泻、腹水及胸膜积液等。钠缺乏会导致生长阻滞、角膜损伤、软骨病、雄性不育、雌性性成熟延迟,严重的会死亡。钠和氯过量都会导致动物血压升高。钾过量可引起肾上腺皮质的网状带层肥大、肾小管上皮细胞内线粒体嵴的沉积等。

(三) 微量矿物质

1. 铜

铜(copper)主要分布于肝、脑、肾、心的色素部分以及毛发之中,是多种酶的成分和激活剂,红细胞的生成、骨骼的构成、被毛色素的沉着及脑细胞和脊髓功能的维持,均需要适当的铜。功能包括:① 作为金属酶组成部分直接参与体内代谢;② 维持铁的正常代谢,参与血红蛋白合成和红细胞成熟;③ 参与骨骼形成。大鼠生长和维持的铜添加量推荐为5 mg/kg饲料,怀孕期和泌乳期为8 mg/kg饲料。

铜缺乏时,青年大鼠要比成年大鼠的症状出现快;饲喂果糖、蔗糖比淀粉出现铜缺乏症快;雄性大鼠比雌性大鼠对铜的缺乏更敏感,表现为症状更严重和持续时间更长。大鼠早期发育缺乏铜时,表现为心血管、神经、骨骼、繁殖及免疫造血系统异常;断奶后大鼠缺铜则表现为血小板功能改变、免疫系统被破坏、胰腺外分泌形态和功能被破坏、贫血、凝血恶烷和前列腺合成被改变、心血管功能被破坏。大鼠对铜过量的容忍度比较高,铜添加超过1 000 mg/kg饲料会出现肝、肾病理改变;2 000 mg/kg饲料体重明显减轻;4 000 mg/kg时出现严重的厌食甚至绝食。

2. 铁

铁(iron)大部分存在于血红蛋白和肌红蛋白中,部分与蛋白质结合形成铁蛋白存在于肝、脾和骨髓之中,少量存在于色素和多种氧化酶中。铁对保证机体组织内氧的输送有重要作用,与细胞内生物氧化过程密切相关。铁可参与载体组成、转运和储存营养素血红蛋白,它是机体内运载氧气和二氧化碳最主要的载体。铁还可参与体内物质代谢,直接参与细胞色素转化酶、过氧化氢酶及黄嘌呤氧化酶的组成,催化各种生化反应。生长维持期铁推荐量为35 mg/kg饲料,怀孕和泌乳期为75 mg/kg饲料。

缺铁除了出现贫血外,还会出现高血脂、组织内卡尼汀浓度降低、生长缓慢、基础代谢率提高、降低运动能力、乳汁内叶酸含量下降、免疫系统破坏以及破坏抗体产生。有报道表明添加 25 g/kg 饲料铁会造成铁过量,导致各种细胞、组织尤其是肝内铁的累积;还会造成生长停止或体重下降;过量铁会降低血清、肝及心脏内的铜浓度;大量的铁可造成组织内过氧化物反应并破坏细胞。

3. 碘

碘(iodine)70%~80%存在于甲状腺内,血中碘以甲状腺素形式存在,主要与蛋白质结合,少量游离存在于血液中。碘可参与机体内甲状腺组成,调节代谢和维持体内热平衡,对动物繁殖、生产、发育、细胞生成和血液循环等起调控作用。体内一些特殊蛋白质的代谢和胡萝卜素转变成维生素 A 都离不开甲状腺素。目前,碘的推荐添加量为 150 μg/kg 饲料。

缺碘会造成大鼠甲状腺肿大,毛发粗糙或稀疏,繁殖受损,血清中甲状腺素(T_4)浓度下降,而促甲状腺素显著上升,肝内 I 型脱碘酶活性升高。大鼠对高碘饲料耐受性较强,怀孕大鼠饲料中添加 500~2 000 mg/kg 碘会提高新生鼠的致死率。雌性大鼠添加 500 mg/kg 碘其泌乳量减少。

4. 锌

锌(zinc)的主要功能包括:① 参与体内酶的组成;② 参与维持上皮细胞和皮毛的正常形态;③ 维持激素的正常作用;④ 维持生物膜的正常结构和功能,防止生物膜遭受氧化损伤和结构变形。怀孕和泌乳大鼠的锌添加量推荐为 25 mg/kg,但锌的需要量受动物饲养环境影响较大,高浓度的其他元素如钙、铁、磷、锡等都会增加锌的需要量。锌缺乏症与锌缺乏的持续时间、严重程度、动物年龄、性别和环境有关。塑料笼盒饲养动物能显著降低锌的摄入。缺锌会导致脂类、糖类代谢异常,生精上皮发育异常,繁殖周期异常。锌过量则容易引起铜缺乏,饲料中锌含量超过 5 000 mg/kg 会导致生长率下降、厌食、贫血甚至死亡。

5. 硒

硒(selenium)是硒蛋白的组成成分,以硒代蛋氨酸或硒代胱氨酸的形式存在。硒还以各种含硒的酶类发挥作用,如谷胱甘肽过氧化物酶等,保护细胞膜结构完整和功能正常。生长和维持时饲料中推荐硒的添加量为 150 μg/kg,怀孕及泌乳时硒添加则至少需要 400 μg/kg。维生素 E 充足时,硒的缺乏症状不明显,但也有维生素 E 充足时低硒饲养出现生长缓慢、毛发稀疏、白内障及繁殖失败;生化症状包括含硒的酶类活性下降、肝内 T_4 的脱碘作用降低。硒超过 4 000 μg/kg 时动物出现腹水、水肿及毛发质量差,500~2 000 μg/kg 时对肝有毒性,导致肝细胞肥大。

六、水

动物生存过程中,水(water)一般容易获得,因此容易被忽视。实际上水也是一种重要的营养成分,对于维持生物体正常生理活动具有重要意义。水是动物体内各种器官、组织的重要组成部分,新生动物含水量一般可达动物体重的 80%,成年动物含水量约为体重的60%。一般规律是含水量随年龄和体重的增加而减少。水更是血液的重要成分。水是一种理想的溶剂,动物体内水的代谢与电解质的代谢紧密结合,体内各种营养物质的吸收、转运和代谢废物的排出必须溶于水后才能进行。水也是一切化学反应的介质和物质扩散介质,也是酶活动介质,动物体内所有聚合和解聚合作用都伴有水的结合或释放。水还有调节体温和润滑的作用。

　　动物对水的需要比对其他营养物质的需要更重要。一只动物可以失掉几乎全部脂肪,半数以上的蛋白质和体重的 40% 仍能生存,但失掉体重 1%～2% 的水,即会有干渴感,食欲减退。若实验动物失水超过体重的 10% 或以上时将可能出现死亡。动物缺水仅能维持 5～10 天的存活期。动物对水的需要量受多种因素的影响,如动物种类、年龄、生理阶段、环境温度、湿度、饲料性质等。实验动物每天的饮水量如表 4 - 2 所示。

表 4 - 2　实验动物每日饮水量

动物品种	饮水需要量	动物品种	饮水需要量
小鼠(成熟龄)	4～7 ml	小型猪(成熟龄)	1 000～1 900 ml
大鼠(成熟龄)	40～90 ml	犬(成熟龄)	25～35 ml/kg
豚鼠(成熟龄)	85～150 ml	猫(2～4 kg)	100～200 ml
兔(1.4～2.3 kg)	60～140 ml/kg	红毛猴(成熟龄)	200～950 ml
金黄地鼠(成熟龄)	8～12 ml		

　　实验动物饮用水并无非常明确的水质要求,通常遵循中华人民共和国国家标准《实验动物:环境及设施》(GB14925—2010)所要求:① 普通级实验动物饮用水水质应符合《生活饮用水卫生标准》(GB5749)的要求;② 屏障和隔离环境内饲养的动物饮水必须经灭菌处理。实验动物饮用水的处理方法有以下几种。

1. 高压灭菌方法

　　高压蒸汽灭菌是目前最常用、效果最好的一种传统灭菌方法,其原理是利用高温高压使微生物体内的蛋白质凝固死亡而达到灭菌的目的。优点是灭菌效果可靠、无污染、无残留物;缺点是操作复杂,劳动强度较大,灭菌时间长,产水量有限,成本高,水瓶结碱,仅杀灭水中的微生物而对水中的污染物不能有效地去除。

2. 氯化作用

　　氯是最廉价并常用于饮水系统中的消毒剂,能有效杀灭致病细菌和病毒,通常城市供应的饮用水中残余氯的浓度为 0.5～2.0 mg/L。自来水中已经加入了氯,在动物饮用水中还要加入氯是为了补充城市供水系统中逸散丢失的氯。pH 值 5～7 时,氯发挥的作用最好。

3. 酸化作用

　　饮用水经过酸处理后,pH 值应达到 2.5～3.0,在 60 s 内可以有效杀灭绿脓杆菌(铜绿假单胞菌)和其他革兰氏阴性菌。pH 值低于 2.0 时,酸化水具有相当高的腐蚀性。输送酸化水的自动饮水系统应定期消毒,以便杀死抗酸微生物。酸化水比氯化水稳定,因此可以在自动饮水系统中任何一处采取水样,测定 pH 值。

4. 紫外线照射

　　紫外线可以穿透细胞膜进入细胞体,破坏细胞 DNA,阻止细菌复制,通常能杀死 90% 的有机物。紫外线并不能除去水中灭活的细菌、不溶性离子或有机物。需要对紫外灯定期维护,防止光线不能照射进水中。紫外线消毒对高度清澈、纯净的反渗透水或是去离子水非常有效。

5. 膜过滤法

以压力为推动力的膜分离技术又称为膜过滤技术，是一种深度处理水的先进手段。根据膜选择性的不同，一般需要对水进行初步处理，然后再深度处理，即膜过滤。主要包括微滤、超滤、纳滤和反渗透等。实验动物饮用水主要采用超滤膜过滤或反渗透膜过滤两种方法。超滤膜过滤一般可截留细菌、病毒和一些细小颗粒物等，但是超滤膜不能滤出水溶性无机离子。反渗透膜过滤能够截留的相对分子质量更小，可以有效地清除溶解于水中的无机物、有机物、细菌、热原及其他颗粒等。

膜分离技术具有以下优点：① 水质优良，可以有效去除水的臭味、色度、消毒副产物前体物以及其他有机物和微生物；② 水质稳定，其出水水质取决于膜分子量选择性的大小，与原水水质及运行条件基本无关；③ 占地面积少，便于实现自动化；④ 出水量大，可连续不断地产水，可广泛用于大规模化的动物生产及实验中。膜分离技术也存在缺点，如技术基建投资和运转费用高，需要定期更换滤膜等。

七、影响营养需求的因素

实验动物的营养需要量受多种因素的影响，如饲料适口性和摄入量、营养吸收和利用、排泄等，这些都受饲料理化特点的影响，如物理状态、感官特质、自然存在的难熔化合物、抗营养化合物、化学污染物、存储条件等。许多生物因素也会影响营养的需要量。

1. 遗传因素

动物品种、品系的不同会影响动物对营养的需要量。某些品种由于基因突变可导致体内缺乏古洛糖酸内酯氧化酶（合成维生素 C 所需的一种关键酶），不同的大鼠品系、性别该酶的活性也不同。豚鼠体内缺少古洛糖酸内酯氧化酶，需要在饲料中强制添加维生素 C。有证据表明不同的小鼠品系对维生素 B_2、泛酸和其他营养素的需求也不同。不同品种、品系小鼠的生长潜能不同，对氨基酸和其他一些营养的需要也不一致。

2. 生命的阶段

不同生长阶段的实验动物对营养需求也不同，尤其是生长、怀孕和泌乳阶段的动物。机体组织或动物生产产物的合成需要氨基酸、脂肪酸、矿物质、葡萄糖、维生素等其他营养物质。对家畜的研究表明，生长率和乳产量可影响营养的需要，虽然相关的实验动物研究很少，但是可能也存在类似的影响。

3. 环境的影响

营养需要量的研究通常是在控制一定的温度、光照或其他环境因素条件下获得的。如果这些条件发生明显变化，营养需要量也会发生变化。例如，环境温度低于 0 ℃ 会增加能量的需要量以维持动物的体温，结果是采食量增加，这样就需要饲喂营养浓度低的饲料来解决其他营养素过量的问题。高温、应激、社会性争斗或其他环境因素会降低饲料的摄入量，这就要求增加饲料中营养素的浓度以满足动物对营养的需要。动物饲养方式也会影响其对营养的需要量。例如，饲养在镀锌笼盒或实底笼盒内的啮齿类动物，对锌的需要量会低一些，通过镀锌笼盒或食粪性能可提供一定量的锌。饮水中存在的可溶性矿物质会影响矿物质的需要量。此外，实验动物会采食垫料或一些非食物物质，这些物质可能是毒性或污染的来源。

4. 微生物的状态

正常饲养状态下,实验动物的消化道里存在大量的微生物,这些微生物会产生各种有机产物被宿主利用,包括水溶性维生素和氨基酸。宿主品种、饲料成分和饲养环境都会影响这些物质的利用。大鼠、小鼠体内大部分微生物产生的物质都不能被其利用,但是排泄物能被利用。阻止动物的食粪特性可能会增加某些营养素的需要量。在 SPF 级和无菌级实验动物体内缺少某些或全部微生物共生体,会改变微生物营养的合成,因此也会影响饲料的需要量。所以 SPF 级和无菌级实验动物在饲料配方和加工过程中,需调整营养素的浓度、营养成分的种类和饲料的生产方式。

5. 研究状态

实验过程中产生的压力等不良处理方式会改变动物的饲料摄入量。例如,手术过程或饲料中添加测试物质均可能导致动物厌食,这就要求准备适口性更好的饲料或提高饲料内营养物质的浓度来满足营养需要。此外,实验方案中限制饲料采食量也会改变营养物质的摄入。

6. 营养素的相互作用

饲料中的能量浓度通常会影响实验动物的饲料摄入量。高能量饲料必须提高其他营养素的浓度以弥补饲料消耗量的下降。在饲料配方中,若使用非常规的营养成分,则需评价它与其他营养成分的相互作用,调整添加量。

第二节　各种实验动物的营养标准

一、各种常用实验动物的营养需要量

实验动物的营养需要量受到动物种类、性别、饲养环境、实验处理、生理和健康状态等因素的影响。实验动物的生存环境是根据实验目的人为控制的结果,饲料中营养素的变化对动物机体十分重要,保证足够量的营养供给是维持动物健康和提高动物实验结果准确性的重要前提。实验动物在生长、发育、繁殖和泌乳阶段,以及患病时对营养的需要量都是不同的。根据国家标准 GB14924.3—2010 的规定,常用实验动物的营养需求量标准如表 4-3～表 4-6 所示。

二、常用实验动物的营养需要特点

1. 小鼠营养需要特点

小鼠属杂食性动物,有随时采食习性,夜间更为活跃。1 周喂水、饲料 2～3 次即可,但应经常检查料斗、水瓶是否有足量的饲料和饮水。不同生长发育和繁殖阶段的小鼠,其饲料消耗量及要求有所不同。小鼠饲料中含有 16% 左右的蛋白质即可满足需要;也有文献指出,只要蛋白质消化率高,饲料中有 12% 的蛋白质就不会发生蛋白质缺乏。小鼠喜食含糖量高的饲料,糖的比重可适当大些。有关小鼠对必需脂肪酸的需要研究较少,但泌乳期小鼠喜食含脂类高的饲料;小鼠对于维生素 A 的过量很敏感,特别是妊娠小鼠,过量的维生素 A 会造成

表 4-3 配合饲料常规营养成分指标(每千克饲料含量)

指标	小鼠、大鼠 维持饲料	小鼠、大鼠 生长、繁殖饲料	豚鼠 维持饲料	豚鼠 生长、繁殖饲料	地鼠 维持饲料	地鼠 生长、繁殖饲料	兔 维持饲料	兔 生长、繁殖饲料	犬 维持饲料	犬 生长、繁殖饲料	猴 维持饲料	猴 生长、繁殖饲料
水分和其他挥发性物质/g	≤100	≤100	≤110	≤110	≤100	≤100	≤110	≤110	≤100	≤100	≤100	≤100
粗蛋白/g	≥180	≥200	≥170	≥200	≥200	≥220	≥140	≥170	≥200	≥260	≥160	≥210
粗脂肪/g	≥40	≥40	≥30	≥30	≥30	≥30	≥30	≥30	≥45	≥75	≥40	≥50
粗纤维/g	≤50	≤50	100~150	100~150	≤60	≤60	100~150	100~150	≤40	≤30	≤40	≤40
粗灰分/g	≤80	≤80	≤90	≤90	≤80	≤80	≤90	≤90	≤90	≤90	≤70	≤70
钙/g	10~18	10~18	10~15	10~15	10~18	10~18	10~15	10~15	7~10	10~15	8~12	10~14
总磷/g	6~12	6~12	5~8	5~8	6~12	6~12	5~8	5~8	5~8	8~12	6~8	7~10
钙:总磷	(1.2~1.7):1	(1.2~1.7):1	(1.3~2.0):1	(1.3~2.0):1	(1.2~1.7):1	(1.2~1.7):1	(1.3~2.0):1	(1.3~2.0):1	(1.2~1.4):1	(1.2~1.4):1	(1.2~1.5):1	(1.2~1.5):1

表 4-4 配合饲料氨基酸指标(每千克饲料含量)

指标	小鼠、大鼠 维持饲料	小鼠、大鼠 生长、繁殖饲料	豚鼠 维持饲料	豚鼠 生长、繁殖饲料	地鼠 维持饲料	地鼠 生长、繁殖饲料	兔 维持饲料	兔 生长、繁殖饲料	犬 维持饲料	犬 生长、繁殖饲料	猴 维持饲料	猴 生长、繁殖饲料
赖氨酸/g	≥8.2	≥13.2	≥7.5	≥8.5	≥11.8	≥13.2	≥7.0	≥8.0	≥7.1	≥11.1	≥8.5	≥12.0
蛋氨酸+胱氨酸/g	≥5.3	≥7.8	≥5.4	≥6.8	≥7.0	≥7.8	≥5.0	≥6.0	≥5.4	≥7.2	≥6.0	≥7.9
精氨酸/g	≥9.9	≥11.0	≥8.0	≥10.0	≥11.3	≥13.8	≥7.0	≥8.0	≥6.9	≥13.5	≥9.9	≥12.9
组氨酸/g	≥4.0	≥5.5	≥3.4	≥4.0	≥4.5	≥5.5	≥3.0	≥3.5	≥2.5	≥4.8	≥4.4	≥4.8
色氨酸/g	≥1.9	≥2.5	≥2.4	≥2.8	≥2.5	≥2.9	≥2.2	≥2.7	≥2.1	≥2.3	≥2.3	≥2.7

指标	小鼠、大鼠		豚鼠		地鼠		兔		犬		猴	
	维持饲料	生长、繁殖饲料	维持饲料	生长、繁殖饲料	维持饲料	生长、繁殖饲料	维持饲料	生长、繁殖饲料	维持饲料	生长、繁殖饲料	维持饲料	生长、繁殖饲料
苯丙氨酸＋酪氨酸/g	≥11.0	≥13.0	≥12.0	≥15.0	≥12.7	≥17.3	≥11.0	≥13.0	≥10.0	≥15.6	≥13.1	≥15.4
苏氨酸/g	≥6.5	≥8.8	≥6.5	≥7.5	≥8.0	≥8.8	≥5.6	≥6.5	≥6.5	≥7.8	≥6.3	≥7.9
亮氨酸/g	≥14.4	≥17.6	≥12.5	≥13.5	≥15.0	≥17.6	≥11.5	≥13.0	≥8.1	≥16.0	≥13.5	≥15.9
异亮氨酸/g	≥7.0	≥10.3	≥7.2	≥8.0	≥10.3	≥11.8	≥6.0	≥7.2	≥5.0	≥7.9	≥7.2	≥8.2
缬氨酸/g	≥8.4	≥11.7	≥8.0	≥9.3	≥10.5	≥11.2	≥7.5	≥8.3	≥5.4	≥10.4	≥9.0	≥10.9

表4-5 配合饲料维生素指标（每千克饲料含量）

指标	小鼠、大鼠		豚鼠		地鼠		兔		犬		猴	
	维持饲料	生长、繁殖饲料	维持饲料	生长、繁殖饲料	维持饲料	生长、繁殖饲料	维持饲料	生长、繁殖饲料	维持饲料	生长、繁殖饲料	维持饲料	生长、繁殖饲料
维生素 A/IU	≥7 000	≥14 000	≥7 500	≥12 500	≥10 000	≥14 000	≥6 000	≥12 500	≥8 000	≥10 000	≥10 000	≥15 000
维生素 D/IU	≥800	≥1 500	≥700	≥1 250	≥2 000	≥2 400	≥700	≥1 250	≥5 000	≥2 000	≥2 200	≥2 200
维生素 E/IU	≥60	≥120	≥50	≥70	≥100	≥120	≥50	≥70	≥40	≥50	≥55	≥65
维生素 K/mg	≥3.0	≥5.0	≥0.3	≥0.4	≥3.0	≥5.0	≥0.3	≥0.4	≥0.1	≥0.9	≥1.0	≥1.0
维生素 B₁/mg	≥8	≥13	≥7	≥10	≥8	≥13	≥7	≥10	≥6	≥13	≥4	≥16
维生素 B₂/mg	≥10	≥12	≥8	≥15	≥10	≥12	≥8	≥15	≥4	≥5	≥5	≥16
维生素 B₆/mg	≥6	≥12	≥6	≥9	≥6	≥12	≥6	≥9	≥5	≥6	≥5	≥13
烟酸/mg	≥45	≥60	≥40	≥55	≥45	≥60	≥40	≥55	≥50	≥50	≥50	≥60
泛酸/mg	≥17	≥24	≥12	≥19	≥17	≥24	≥12	≥19	≥9	≥27	≥13	≥42

指标	小鼠、大鼠 维持饲料	小鼠、大鼠 生长、繁殖饲料	豚鼠 维持饲料	豚鼠 生长、繁殖饲料	地鼠 维持饲料	地鼠 生长、繁殖饲料	兔 维持饲料	兔 生长、繁殖饲料	犬 维持饲料	犬 生长、繁殖饲料	猴 维持饲料	猴 生长、繁殖饲料
叶酸/mg	≥4.00	≥6.00	≥1.00	≥3.00	≥4.00	≥6.00	≥1.00	≥3.00	≥0.16	≥1.00	≥0.20	≥2.00
生物素/mg	≥0.10	≥0.20	≥0.20	≥0.45	≥0.10	≥0.20	≥0.20	≥0.45	≥0.20	≥0.20	≥0.10	≥0.40
维生素 B₁₂/mg	≥0.020	≥0.022	≥0.020	≥0.030	≥0.020	≥0.022	≥0.020	≥0.030	≥0.030	≥0.068	≥0.030	≥0.050
胆碱/mg	≥1 250	≥1 250	≥1 000	≥1 200	≥1 250	≥1 250	≥1 000	≥1 200	≥1 400	≥2 000	≥1 300	≥1 500
维生素 C/mg	—	—	≥1 500	≥1 800	—	—	—	—	—	—	≥1 700	≥2 000

注：配合饲料维生素含量最高上限为下限值得 2 倍

表 4－6　配合饲料常量矿物质和微量矿物质指标（每千克饲料含量）

指标	小鼠、大鼠 维持饲料	小鼠、大鼠 生长、繁殖饲料	豚鼠 维持饲料	豚鼠 生长、繁殖饲料	地鼠 维持饲料	地鼠 生长、繁殖饲料	兔 维持饲料	兔 生长、繁殖饲料	犬 维持饲料	犬 生长、繁殖饲料	猴 维持饲料	猴 生长、繁殖饲料
镁/g	≥2.0	≥2.0	≥2.0	≥3.0	≥2.0	≥2.0	≥2.0	≥3.0	≥1.5	≥2.0	≥1.0	≥1.5
钾/g	≥5	≥5	≥6	≥10	≥5	≥5	≥6	≥10	≥5	≥7	≥7	≥8
钠/g	≥2.0	≥2.0	≥2.0	≥3.0	≥2.0	≥2.0	≥2.0	≥3.0	≥3.9	≥4.4	≥3.0	≥4.0
铁/mg	≥100	≥120	≥100	≥150	≥100	≥120	≥100	≥150	≥150	≥250	≥120	≥180
锰/mg	≥75	≥75	≥40	≥60	≥75	≥75	≥40	≥60	≥40	≥60	≥40	≥60
铜/mg	≥10	≥10	≥9	≥14	≥10	≥10	≥9	≥14	≥12	≥14	≥13	≥13
锌/mg	≥30	≥30	≥50	≥60	≥30	≥30	≥50	≥60	≥50	≥60	≥110	≥140
碘/mg	≥0.5	≥0.5	≥0.4	≥1.1	≥0.5	≥0.5	≥0.4	≥1.1	≥1.4	≥1.7	≥0.5	≥0.8
硒/mg	0.1~0.2	0.1~0.2	0.1~0.2	0.1~0.2	0.1~0.2	0.1~0.2	0.1~0.2	0.1~0.2	0.1~0.2	0.1~0.2	0.1~0.2	0.1~0.2

注：配合饲料矿物质含量最高上限为下值的 2 倍

胚胎畸形。小鼠对维生素 A 和维生素 D 的需要量较高,应注意补充。小鼠一般喂颗粒状饲料,饲料中蛋白质含量应在 18%～22%,喜吃淀粉含量高的饲料,不同品系小鼠对饲料组成要求有一定差别。

2. 大鼠营养需要特点

大鼠饲喂颗粒饲料,喂料量随不同生长发育阶段如妊娠、带仔、交配的需求做适当调整。饲料中需补充维生素 K。每天给予饮用新鲜水,每两周换 1～2 次垫料。大鼠饲料中含 15%～20% 的蛋白质即可满足。在生长期以后蛋白质需要量锐减,可适当减少饲料中蛋白质含量,以延长其寿命。生长期大鼠易发生脂肪酸缺乏,饲料中必需脂肪酸的需要量应占热能物质的 1.3%,一般饲料中应当添加脂肪。大鼠机体对钙、磷缺乏有较大的抵抗力,但对镁的需要量较高。

3. 豚鼠营养需要特点

豚鼠饲喂颗粒饲料,由于颗粒饲料的能量浓度明显大于绿叶蔬菜和水果,而纤维含量明显低于绿叶蔬菜和水果,其采食量远远低于野生状态。豚鼠对饲料的选择很挑剔,很难适应饲料成分和形状的突然改变,不要轻易更换饲料,必须更换时要逐渐变化。食具也应注意不要随意调换,经常保持新鲜饮用水。豚鼠对某几种必需氨基酸需要量很高,其中最重要的是精氨酸。用单一蛋白质饲料若不补充其他氨基酸,则饲料中蛋白质含量需高达 35% 才能生长最快,而用精氨酸、胱氨酸和甘氨酸的同时蛋白质添加量可下降到 18%。豚鼠饲料中应保证不低于 15% 的粗纤维比例,若粗纤维不足,可发生排粪较黏和脱毛现象。豚鼠不能自身合成维生素 C,对维生素 C 缺乏特别敏感,缺乏时可引起坏血病、生殖功能下降、生长不良及抗病力下降,最终导致死亡,因此必须在饲料中补充维生素 C。一般每只成年豚鼠每天维生素 C 需要量为 10 mg,繁殖豚鼠为 30 mg,可在添加时给予 10% 的安全系数加入饲料中或直接加入饮水中。

4. 家兔营养需要特点

家兔是草食动物,饲喂颗粒状饲料,应保证兔饲料中的粗纤维比例在 12% 以上,饲料中含有 15% 左右的蛋白质即可满足需要。家兔饲料配方中除需要蛋白质、维生素和矿物质外,还应有适量的粗纤维。添加饲料以一昼夜吃完为度,防止暴食。随兔发育阶段不同而调整饲料量及添加物。饮水要充足,可使用自动饮水器或水瓶。饮水装置要定期清洗、消毒,经常检查有无堵塞和漏水。必需氨基酸中,精氨酸对兔特别重要,是第一限制性氨基酸。兔可以耐受高水平的钙,在初生时有很大的铁储备,因而不易发生贫血。兔肠道微生物可以合成维生素 K 和大部分 B 族维生素,并通过食粪行为而被其自身利用,但繁殖兔仍需补充维生素 K。

5. 犬营养需要特点

犬的饲料多样,但应注意各种营养成分的配合;饮水保证充足,自由饮用。对犬来说,供给脂肪、蛋白质除考虑满足能量之外,还应考虑改善饲料的适口性。犬能耐受高水平的脂肪,要求饲料中有一定水平的不饱和脂肪酸。犬对维生素 A 需要量较大。尽管肠道内微生物可合成 B 族维生素,但仍需要补充维生素 B 族。

6. 猕猴营养需要特点

饲养猕猴的方式为笼养或舍养。检疫驯化群、隔离群和急性实验群用笼养,繁殖群和慢性实验群可舍养。舍养房分内、外室，内室可避风、雨、防寒，外室供活动。饲喂食物多种多样，由谷类主食和瓜菜等组成，但也需要一些动物性食物。饲料中应含有足够的维生素 C 和矿物质。食物要煮熟或加工成饼干，每天定时定量分 3 次以上饲喂，要保证饲料质量和卫生，满足饮水。仔猴 3 月龄开始采食，需增加饲喂量；6～7 月龄可完全采食成年猴饲料。

7. 小型猪营养需要特点

小型猪饲养有明确的质量等级标准，饲养中要求防止过肥及过重，它的营养需要量目前还无可依据的科学标准。根据遗传学控制要求采取相应的繁殖生产方式，保持其品种品系特性，满足实验需要。小型猪极为贪食，如果任其自由采食，会造成小型猪肥胖，限制其采食量是有益的。小型猪每天的饲喂量根据其体重计算，一般为体重的 2％～3％。每天喂 2 次，辅以少量绿色蔬菜、青绿多汁饲料或优质牧草。仔猪自由采食，生长期饲料含蛋白质 16％、脂肪 3％、粗纤维 5.5％；维持期饲料含蛋白质 16％、脂肪 2％、粗纤维 14％，要充足饮水，最好用自动饮水器。

小型猪对蛋白质的需要量比普通家猪低，它在长期粗饲的条件下生长，对粗饲料已经有很好的适应能力，对粗纤维的含量要求和消化能力也远比普通家猪高。套用普通家猪饲养标准会影响小型猪的生长发育，限制其发挥更好的生产性能。因此，在饲料配方计算时，根据小型猪的生长发育规律，在不同的生长阶段要对饲料中的能量值进行合理调整。

第三节　实验动物饲料分类与特点

一、不同饲料类型的配方

饲料配方就是选择饲料内原料种类和数量的过程，制作成包括既定营养浓度的饲料产品。原料选择通常受到动物品种、实验或生产目的的影响，某一营养素的浓度必需考虑到该种营养素的大致需要量、生产和储存过程中营养的损失量、原料中营养素的生物利用率和营养素之间的相互作用。

各种类型的饲料都可以用于实验动物。每种动物最适合饲料类型的选择，主要参照所要求营养素的量的控制、需要添加的实验物质、饲料微生物的潜在影响、动物对饲料的接受度和价格而定。特定动物群体理想的饲料类型要根据产品和实验目的来确定。饲料必须有足够的适口性才能确保合适的食物消耗量，营养才能平衡，因此需要提供不同实验目的营养需要量。研究中使用的饲料也必须能够复制，以确保实验结果能被其他研究重复。

根据原料的纯化程度通常将实验动物的饲料分为天然成分的饲料以及纯化和化学合成饲料。

1. 天然成分的饲料

由农产品和农副产品制备的饲料，如全谷物（粉碎的玉米和小麦）、加工副产品（麦麸、粗粉及玉米蛋白粉）、高蛋白食物（大豆渣、鱼粉）、矿物质原料（石灰石粉、骨粉）和其他农畜饲料原料（蜜糖、苜蓿粉）通常称为天然原料的饲料。实验动物商品化的饲料通常都使用天然成分的原料，而且实验研究用的特殊饲料也会用这种类型的原料。如果注意原料的选择，这种类型的饲料生产相对较便宜，也适合大多数的实验动物。但是每种原料中营养成分含量的变化会使饲料中营养浓度有所改变。土地、天气状况、肥料和其他农业化学物质的使用、收割和储藏程序、加工或碾磨方法等都会影响每一种原料的组成，每批饲料都不一样。

天然原料饲料的配方很复杂，由于每一种原料都包含很多种营养素，任何原料产品数量的调整都会改变最终产品中很多营养素的浓度。所以预先设定每一种营养素的浓度是不可能的。一般饲料配制成包括最低浓度特定营养素（如粗蛋白、纤维素、脂肪、钙和磷），其他营养素则通过维生素和矿物质的预混料来添加。原料价格发生变化，会影响每批饲料的原料组成，导致每批产品都有差异。用这种饲料饲喂实验动物是划算的，但是饲料配方变动太大对营养实验、毒性实验以及其他一些实验无益，因为它影响饲料组分的含量。

另一个饲料配制的方法是固定配方（fixed-formula diet），也就是每批饲料原料的种类和数量固定不变。固定配方饲料包括多种来源的蛋白、脂肪和糖类，因此能降低批次间原料构成变化的影响。原料的变化也会增加超痕量矿物质存在的可能性并维持一个合适的浓度。超痕量矿物质是潜在而重要的营养素，如铬、镍和锡。很难说明这些矿物质是必需的，在天然原料中这些物质的数量明显是充足的，所以这些矿物质不包括在典型的矿物质预混料中。要意识到天然原料中营养素的生物利用率是低于纯化饲料的，谨慎的做法是包括更高水平的营养素浓度而不是最低水平，但必须控制在安全范围内。影响生物利用的因素包括营养素的化学形式、结合营养素的组成（如肌醇六磷酸、单宁酸、木质素）、营养素相互作用、加工过程等。

2. 纯化和化学合成饲料

（1）纯化饲料（purified diet）：是由一组确定或限定成分的原料配合而成。只有相对纯化和组分不变的原料才能使用。例如，酪蛋白和大豆蛋白（蛋白来源）、蔗糖和淀粉（糖类来源）、猪油和植物油（脂肪和必需脂肪酸来源）、化学抽提形式的纤维素（纤维来源）、纯化的化学无机盐和维生素。与天然成分的饲料相比，纯化饲料的营养浓度很少变动，且更容易控制。由于实验性饲料的目的是生产特异性缺乏的饲料，但是这些原料里可能包含变化的痕量营养素，所以可能需要对这些原料限制更严格。这种饲料中的化学污染物也是很低的。纯化饲料经常使用在特殊营养缺乏和过量的研究中。与天然成分饲料相比，很多纯化饲料都不能被实验动物有效吸收，且价格较贵。

（2）化学合成饲料（chemically defined diet）：有些研究需要严格控制营养素的浓度和特定组分，因此饲料是由大部分的单元组分来配制的，如单个的氨基酸、特异性的糖、确定化学结构的三酰甘油、必需脂肪酸、无机盐和维生素，这样的饲料称为化学合成饲料，代表营养浓度的最高控制水平。这种配方饲料不被大多数实验动物接受，且通常价格非常昂贵。化学合成饲料的营养素浓度理论上在加工生产时就确定了，但是饲料存储过程中仍会发生氧化或营养素相互作用而影响其生物利用率。化学合成饲料可以通过过滤来无菌化，能用在无菌和低抗原研究中。

（3）营养素浓度（nutrient concentration）：纯化饲料和化学合成饲料中使用的原料好处是每一个都是单一营养素或营养素组必需的来源，很大程度上简化了配方工作。每一种原料都要根据它的纯度、供应、组分的一致性和理化特性进行仔细挑选，使用多少原料主要参照计划中的营养浓度而定。必须注意所有营养素的来源，因为非主观性的忽略痕量和超痕量营养素的情况在纯化和化学合成饲料中比天然原料饲料中更容易发生。营养素需求浓度的安全范围应该适度,加工中和加工后氧化降解或其他相互作用导致的营养素丢失亦不容忽视。

纯化饲料中的杂质一直是主要问题。蛋白质来源中可能存在未知浓度的维生素、矿物质和必需脂肪酸,淀粉可能包括痕量的脂类和必需脂肪酸,油类可能包括脂溶性维生素等。如果要严格控制特定营养素的需要,必须选择特殊的原料。化学合成饲料使用化学纯化(分析纯)的营养素来配制,如氨基酸、脂肪酸酯、葡萄糖、维生素和矿物质盐。在原料选择时必须考虑原料的化学稳定性和溶解度(液体饲料),显然所有的必需营养素必须单独添加。营养素不同化学形式的利用率是化学合成饲料配方中首要考虑的。

二、饲料的物理形状

1. 颗粒饲料

实验动物饲料可以有多种物理形状,但大部分是颗粒饲料(pelleted diet)。颗粒饲料是原料中添加水再通过模具压出各种形状和大小,最后饲料经过干燥才能紧实;有时也使用黏合剂来增加饲料的品质。颗粒饲料具有容易搬运、储存和使用,降低动物设施内的粉尘,阻止动物挑选饲料成分,减小浪费等优点。但是颗粒饲料中很难添加实验组分,加工后饲料就很难改变了。

2. 膨化饲料

与颗粒饲料相似,但是膨化饲料(extruded diet)是高压和高温的蒸汽注入模具后压出的饲料,所以产品是膨胀的状态。膨化饲料密度较低,更适合于犬、猫及非人灵长类实验动物。因为饲喂时浪费增多,成本也较高,一般不用于啮齿类实验动物。

3. 谷物饲料

加工后仍允许添加额外的添加剂和待测试化合物,所以也会用于实验动物。谷物饲料(diet in meal form)效率很低,除非能提供一种合适的饲喂器,否则会造成大量浪费,而且在一定的存储条件下粉料容易结块。如果粉料中添加有毒物质,则其在饲喂过程中形成的粉尘危害性很大。

第四节　影响饲料品质的因素

一、饲料原料的选择和储存

优质饲料原料是科学饲养的基础,因此,在选择原料时,要全面分析评价其营养特性,明确该饲料的突出优点和严重缺陷,比如某种原料氨基酸含量高或含有某种毒素,使用时要扬长避短,合理搭配。另外,在选择原料时还要注意:① 饲料的含水量。含水量过高不仅使饲料养分浓度降低,而且给饲料存放带来麻烦,极易使饲料在储存过程中发霉变质。② 注意原料的品质选择,考虑原料是否霉变、重金属污染、杂质甚至掺假等。③ 注意饲料的适口性。饲料养分含量很高,但适口性差,实验动物不喜欢吃,也很难满足其营养需要。原料的采购应选择信誉较好并具有一定规模的供应单位。

二、饲料配方的选择

饲料配方要根据不同动物的营养需要特点,饲料原料营养含量、营养素的利用效率、营养素之间的相互作用以及价格等因素合理地确定各种原料的配合比例。

设计饲料配方时需要了解实验动物的营养需要量、饲料原料的营养成分和含量、原料种类、饲料的加工方式、动物的采食量、生产和保存过程中营养成分的损耗等因素,待全面考虑后确定饲料配方。另外,饲养原料的来源和价格也是需要考虑的,因为饲料供给过程是持续的,如原料来源供应量太小或价格昂贵,会影响饲料的品质和经济原则。有条件的单位应对每批购入的饲料进行营养物质含量监测分析,或依据当地饲料管理部门提供的饲料成分分析值。

三、加工过程的影响

加工过程包括原料的选择与接收、清理、粉碎、饲料配方、混合、制粒(或挤压)等。优质饲料原料是生产安全饲料的前提。为保证原料质量,对原料要进行抽样检测,饲料原料的检验除感官检查和常规检验外,还应测定内部农药、有毒元素和包括工业三废污染在内的残留量,将其控制在允许的范围内,对未达到标准的原料要妥善处理。不要选用品质不稳定的原料。有些原料因加工方法不同含杂质量大,造成营养成分不稳定;或因品种和产地不同而成分含量波动大等。各类添加剂更由于载体不同、原料品质而有差异,这些因素都会造成营养素的不平衡。有些营养素会超过动物需要而浪费,有些养分则因不足而影响生长发育,有害物质还会影响实验动物健康和产品质量。

四、消毒灭菌方式对饲料品质的影响

首选 γ 射线照射消毒:饲料预先分成定量小包装(一般每包 2 kg 左右),密封并抽真空,然后用 25 千戈端(kGy)(Gy,物品受辐射后每单位质量吸收的能量)的 ^{60}Co 照射。由于射线穿透力强、灭菌效果好,饲料中营养成分可保持完好。实验动物首选这种小包装辐照料,使用方便,储藏时间也相对较长。

干热、湿热消毒对营养成分破坏较多,容易造成饲料焦化,还会使饲料蛋白质凝固变性,导致动物适口性差,采食量也会降低。一般预真空灭菌(俗称"干消毒")为 131 ℃、4 min,适合于饲料、笼具、手术器械等;高压灭菌(俗称"湿消毒")为 121 ℃、25 min。药物熏蒸法如环氧乙烷灭菌,方法简单,但有化学残留,还可能对环境造成污染。

五、运输和储存对饲料品质的影响

饲料在储存、运输、销售和使用过程中,极易发生霉变,大量生长和繁殖的真菌污染饲料,不仅消耗饲料中营养物质,使饲料质量下降,饲料利用率降低,动物食用后会引起腹泻、肠炎等,从而造成消化能力降低、淋巴功能下降等症状,严重的可造成死亡,因此除保证生产后的彻底灭菌外还应注意运输和储存环节对饲料品质的影响。运输过程应保证饲料干燥,搬运饲料时注意包装的完整性,饲料储存环节要保证干燥、通风、避光、非高温环境。饲料堆放应避免直接接触地面,堆放饲料时应离墙壁一段距离,饲料堆之间也应保持一定间距,堆包不宜过大,储存饲料不要堆得太高,一般不超过 5 包,以保证空气流畅和温度、相对湿度恒定。饲料从购进后最好在 2 个月内用完,在保质期内,最早购进的饲料最先使用。饲料使用前应再次检查饲料包装的密封性。

第五节 饲料中营养因素对实验动物及动物实验的影响

早期实验动物营养研究的主要目的在于保证动物正常的生长和繁殖,即营养因素对实验动物的自身影响。近年来,人们越来越认识到动物营养状况对动物实验结果也产生很大影响,饲料中营养因素对实验动物及动物实验的影响主要表现在以下几个方面。

一、营养因素对动物采食量的影响

实验动物饲料的原料组成影响饲料的能量获得,必然影响动物采食量,而动物采食量多少又对某些实验结果产生影响。例如,当饲料营养素成分配比属高能量时,动物采食量就减少,如果某些药物实验的药物是掺在饲料中给予的,这时动物采食量变化就会影响动物摄入药量的多少,最终影响实验结果。给药时要考虑到饲料情况和动物采食量,以保证动物能够摄入所需药量,以达到实验目的。

二、营养因素对动物生长发育的影响

动物生长情况与饲料中所含营养素是否全面,是否充足与平衡,有毒有害成分的多少,适口性如何,甚至与饲料软硬程度等有直接关系。动物生长情况,包括体重增长情况、体型和组织器官发育等,能够直观地反映出饲料质量的好坏。

动物早期营养对其后期营养状况有影响。动物妊娠和哺乳阶段的营养水平不仅影响子代断奶前的生长发育,而且对断奶后的生长发育特别是营养状况也有影响。当这种影响较严重时,即使以后给予充足营养也无济于事。进行营养研究时,动物早期的营养状况将影响实验结果。在选择实验动物的同时,最好也监测与研究课题有关的营养状况指标。

三、营养因素对动物生理生化指标的影响

饲料中的营养素经过消化、吸收对动物的生理状态产生影响。当饲料中的某种营养素含量发生改变时,必然导致动物血液、某些器官及组织中该种营养素含量改变,并对与之相关的生理、生化指标造成影响。例如,低蛋白饲料可导致大鼠血红蛋白、红细胞比容、血清总蛋白、血清白蛋白值均降低,并降低血清中促甲状腺激素、胰岛素和类固醇皮质激素水平。蛋白质水平过高,可引起肝脏中谷草转氨酶和苏氨酸脱氢酶活性增高,且这种变化往往不可逆转。目前,在生物医学研究中采用生化指标作为衡量动物健康的标志越来越多,因而营养对与之相应的研究结果产生影响。不仅营养素不足或过量影响生化指标,而且营养素间的平衡与否也对生化指标有影响。

四、营养因素对动物免疫功能的影响

营养状况好坏可影响实验动物的健康状况,也必然会对其免疫系统和机能产生影响。饲料中的某些营养素,如维生素 A、维生素 E、锌、锰、硒等的含量,对动物免疫系统和功能有着显著影响。例如,饲料中维生素 A 不足时,动物免疫功能明显下降,而对动物生长发育,甚至生化指标还未产生影响。此外,饮用酸化水可导致小鼠网状内皮清除率及脾重均明显降低,对其免疫功能也有一定影响。研究表明,最佳免疫反应的营养需要高于以生长发育、生化指标为反应指标而得到的结果。因此,在进行与免疫反应有关的研究时,对营养因素的影响应予以重视。

五、营养因素对动物疾病的发生、发展和转归的影响

营养与疾病的关系日益受到重视,营养与免疫、癌症、衰老和心血管等疾病的发生有直接的影响。在家兔骨折实验中,使用全价营养颗粒料的家兔的骨骼会如期愈合,而饲喂大麦青菜的家兔骨骼愈合速度则较慢。在用树鼩进行乙型肝炎病毒感染动物实验时,当饲料营养配比不当,树鼩会出现消瘦、被毛蓬乱及死亡率较高的现象。另外,疾病的发生往往涉及的营养因素是多方面的,因此,除研究因素以外的其他因素应加以控制,尤其要注意那些与研究因素相关的因素。例如,研究维生素 E 与免疫功能关系时,要注意控制饲料中维生素 A、硒、锰等的水平。

此外,动物饲料种类对实验结果也有一定影响。例如,铅在纯养分饲料中比在天然组分饲料中表现较强毒性,即使同为天然养分饲料,因其组分不同,也会得到不同实验结果。因此,根据实验目的和性质选择实验动物的同时,还需正确选择实验动物的饲料,以确保实验取得成功。

六、营养因素对动物麻醉反应的影响

采食全价营养颗粒料的家兔在麻药注射后约 10 min,绝大部分神经反射虽遭到不同程度的抑制,但眼球活动、瞳孔大小与麻醉前并无显著变化,且手术后复苏快;而采食营养失衡饲料的家兔,在麻药注射后 10 min 左右,绝大多数都处于深度抑制状态。

七、非营养因素对实验动物和动物实验的影响

抗营养因子、毒素或农药残留、重金属污染、微生物污染等均可对研究结果产生直接或间接的影响。例如,豆饼中抗营养因子的存在不仅影响蛋白质和氨基酸的利用,而且使体内蛋白质丢失,严重影响实验动物的生长,特别是在生命早期这种影响是不可逆的。

以上只是营养因素对动物实验结果影响的一些例子,营养因素对实验结果的影响有时要根据具体实验需要,结合科学的动物营养学理论来设计和实施。

参考文献

1. Subcommittee on Laboratory Animal Nutrition, Committee on Animal Nutrition, Board on Agriculture, et al. Nutrient requirements of laboratory animals[M]. 4th ed. America:Natl Academy Pr,1995.
2. 周光兴.医学实验动物学[M].上海:复旦大学出版社,2012.

第五章

实验动物疾病及控制

实验动物饲养繁育和实验过程中,由于内在或外在的、传染或非传染的致病因素侵袭可发生各种疾病,从而影响实验动物的正常生长发育以及动物实验结果。按照疾病种类以及传播途径,可将实验动物疾病分为普通疾病、传染性疾病、肿瘤相关疾病。传染性疾病又可分为:病毒性疾病、细菌性疾病、寄生虫疾病以及其他病原微生物疾病。

第一节　实验动物疾病的危害性

健康的实验动物是开展动物实验的重要条件,在保证动物健康的同时,更需要维持疾病模型动物的正常生存条件,以确保这些动物除患有模型疾病特征外,不再患有其他疾病,为人类疾病研究提供准确、稳定和重复性强的模型动物群体。实验动物疾病不但影响实验动物自身的生长发育,患病动物尚可严重干扰动物实验结果的准确性。某些实验动物传染性疾病的传播和暴发,可对实验动物群体以及人类的健康造成不可估量的危害。

一、对动物生产的影响

实验动物疾病可影响动物个体以及群体的生长发育状况。在发生疾病的实验动物群体中,动物可出现生长发育迟缓、繁殖力下降、甚至死亡等情况,直接对动物生产造成严重的影响。

对发生传染性疾病的动物设施应进行关闭,终止一切与实验动物有关的生产、教学以及科研工作,进行全面的清理和消毒处理,经过一段时间的监测,检验合格后,确定无病原体残留后方可再次开放进行生产活动。对发病动物的扑杀以及生产设施的关闭,势必对实验动物生产机构造成不可估量的经济损失。例如,鼠痘病毒引起的小鼠传染性疾病,一旦爆发将迅速扩散至整个动物饲养区域,难以控制,如果不及时采取相应的遏制措施,将会对动物生产造成严重影响。为了避免烈性传染病的暴发,首先,需要加强动物饲养的日常管理,避免一切病原微生物传入动物生产区域,导致疾病发生;其次,需要定期对动物群体进行健康监测,每天观察动物健康状态,是实验动物疾病防控的重点工作之一。

二、对动物实验的影响

(1) 在动物实验过程中,动物将承受各种实验处理对机体的作用,其免疫系统对外源性病原体侵袭的防御能力将有所减弱,更易感染疾病;同时某些实验本身将诱发动物疾病。如果动物在实验过程中没有进行必要的健康监测或良好的护理,可能导致疾病的发生,使其失去实验意义甚至死亡。实验操作后或实验过程中出现的动物发病或者死亡将导致实验群体数量的减少,造成实验结果统计意义上的误差。

(2)某些病原体将引起动物的隐性感染,在发病初期无法识别,或者发病动物将终身携带病原体而不出现典型的疾病症状。隐性感染的动物对药物敏感性、实验操作耐受性以及实验后的恢复能力都会造成改变,将其用于动物实验,易使实验人员获得错误的实验结果。例如,小鼠感染病毒,在发病初期,通常呈现隐性感染,只有在应激因素激发下才能够成为致死性疾病。

(3)在肿瘤疾病、老年疾病以及退行性疾病研究过程中,实验动物往往在药物干预或者实验操作后,需要饲养观察很长一段时间,并进行相关指标的检测;如果动物感染疾病,将使动物的生存期缩短,导致无法长期观察,对实验目的造成影响。

(4)某些病原体对动物机体的作用可以是单一的,也可以与其他病原微生物产生协同的激活或者拮抗作用,使实验结果受到干扰。例如,仙台病毒感染可显著促进豚鼠肺炎链球菌的增殖及传播,仙台病毒、小鼠肝炎病毒、淋巴细胞脉络丛脑膜炎病毒、细小病毒、呼肠孤病毒、乳酸脱氢酶病毒、支原体、泰泽菌、鞭毛虫、线虫等病原体的隐性感染可增强或抑制癌肿瘤的诱发,影响动物的新陈代谢和免疫应答,不能用于核放射、营养学以及免疫学等实验。

三、对实验人员健康的影响

许多动物疾病为人兽共患病,实验人员接触患病动物后,将感染同样的疾病,或出现比动物更加严重的症状。如果是烈性传染病,将会对工作人员的生命安全造成严重威胁。因此,对实验动物进行疾病控制和健康监测非常必要,如果因实验动物设施造成动物疾病的暴发,不仅会对动物生产和动物实验造成不良影响,还将危害实验人员的生命安全。

第二节　实验动物传染性疾病的
传染和流行

实验动物传染病是由各种病原体引起,在动物与动物之间、动物与人之间相互传播的一类疾病。病原体中大部分是微生物,小部分为寄生虫,寄生虫引起者又称寄生虫病。

一、实验动物传染性疾病的特点

实验动物传染性疾病的特点:① 疾病发生由特异性病原体引起;② 疾病暴发后具有传染性和流行性;③ 感染治愈后对某一病原体具有特异的免疫性。有些传染病还有季节性或地方性。传染病的分类尚未统一,基本按病原体分类或传播途径分类。传染病的预防应采取以切断主要传播环节为主导的综合措施。

1. 病原体

引发实验动物传染性疾病的病原体包括病毒、立克次体、细菌、真菌、螺旋体及原虫等,在这些病原体中有些能够独立完成生命活动,有些则不能独立完成生命活动。病毒性病原体一般不具备独立完成生命活动的能力,如艾滋病病毒、小鼠肝炎病毒、鼠痘病毒等;而细菌性病原体就能够独立完成生命活动,如结核性疾病的病原体。

2. 传染性

是否具有传染性是传染病与其他疾病的主要区别,病原体能够通过各种途径传染给其他生物体的疾病即为传染病。患病动物具有传染性的时期称为传染期。病原体从宿主排出体外,通过一定方式到达新的易感染动物体内,呈现出一定传染性,传染强度与病原体种类、数量、毒力、易感动物的免疫状态等有关。

3. 流行病学特征

(1) 流行性:按传染病流行病过程的强度和广度划分。① 散发:指传染病在动物群体中散在发生。② 流行:指某一地区或某一单位,在某一时期内某种传染病的发病率,超过了历年同期的发病水平。③ 大流行:指某种传染病在一个短时期内迅速传播、蔓延,超过了一般的流行强度。④ 暴发:指某一局部地区或单位,在短期内突然出现大量感染同种疾病的动物或人。

(2) 地方性:指某些传染病或寄生虫病,其中间宿主受地理条件、气温条件变化的影响,常局限于一定的地理范围内发生。例如,虫媒传染病、自然疫源性疾病。

(3) 季节性:指传染病的发病率在年度内有季节性升高。这与温度、相对湿度的改变有关。

4. 特异性反应

传染发展过程中由于病原微生物的抗原刺激作用,机体发生免疫生物学改变,产生特异性抗体和变态反应等。这种改变可以用免疫学方法检查出来。

5. 特异性免疫

疾病痊愈后,动物体对同一种传染病病原体产生不感受性称为免疫。不同的传染病动物病后免疫状态有所不同,有的传染病患病一次后可终身免疫,有的还可感染。① 再感染:指同一传染病在痊愈后,经过一定时间后,被同一种病原体感染。② 重复感染:指某种疾病在发病中,被同一种病原体再度侵袭而受染。以血吸虫病、丝虫病、疟疾最为常见。③ 复发:指发病过程已转入恢复期或接近痊愈,而该病原体再度出现并繁殖,而原发症状再度出现。④ 再燃:指当病程进入缓解期,患病动物体温尚未降至正常,但由于潜伏于血液或组织中的病原体再度繁殖,使体温再次升高,初发病的体征和症状再次出现。

6. 特征性临床表现

大多数传染病都具有各自特定的潜伏期、特征性的症状、病理变化及病程经过。

二、实验动物传染性疾病的感染类型

由于受诸多因素影响,病原微生物入侵动物机体以及机体对病原体的抵抗活动错综复杂,因此在动物感染疾病的过程中具有不同的感染形式,可将其分为以下几种类型。

1. 外源性感染和内源性感染

根据病原体的来源,可将感染分为外源性感染和内源性感染。病原体从外界侵入机体引起的感染过程,称为外源性感染。如果病原体是寄生在动物机体内的条件性致病微生物,在机体正常的情况下并不表现出致病性；当受不良因素影响而使动物机体抵抗力减弱时，可导致病原微生物的活化、毒力增强并大量繁殖，最后引起机体发病，即为内源性感染。巴氏杆菌、支原体、沙门菌及链球菌等引起的感染往往是内源性感染。

2. 单纯感染、混合感染、原发性感染和继发性感染

根据动物感染病原体的种类来分，一种病原微生物所引起的感染，称为单纯感染或单一感染，大多数感染过程都是由单一种病原微生物引起的。由 2 种以上的病原微生物同时参与的感染，称为混合感染。混合感染可以是细菌与细菌、病毒与病毒或细菌与病毒。

动物感染了一种病原微生物之后，在机体抵抗力减弱的情况下，又由新侵入的或原来存在于体内的另一种病原微生物引起的感染，前一种感染叫作原发性感染，后一种感染叫作继发性感染。例如，猪瘟病毒是引起猪瘟的主要病原体，但慢性猪瘟常出现由多杀性巴氏杆菌或猪霍乱沙门菌引起的继发感染。混合感染和继发感染的疾病都表现严重且复杂，使诊断和防治更加困难。

3. 显性感染和隐性感染

根据动物感染疾病后的临床症状表现，可分为显性感染和隐性感染。动物感染病原体后，出现该病所特有的明显的临床症状，此种感染即为显性感染。相反，动物在感染病原体后无任何临床症状而呈隐蔽经过的称为隐性感染。

有些被感染动物虽然外表看不到症状，但体内可呈现一定的病理变化；有些隐性感染动物既无症状表现，又无肉眼可见的病理变化，但它们能排出病原体散播传染，一般只有用微生物学和免疫学方法才能检查出来。隐性感染动物在机体抵抗力降低时亦能转化为显性感染。

4. 局部感染和全身感染

根据病原体侵袭动物机体后引起感染的部位，可分为局部感染和全身感染。动物机体抵抗力较强、病原微生物毒力较弱或数量较少时，病原微生物被局限在一定部位生长繁殖并引起一定病变的感染，称为局部感染。动物机体抵抗力较弱时，病原体可以通过机体的各种防御屏障侵入血液，并扩散至全身，进而引起全身感染。例如，菌血症、病毒血症、毒血症、败血症、脓毒症和脓毒败血症等。

5. 典型感染和非典型感染

在显性感染过程中，根据动物机体表现出的临床症状是否具有代表性，分为典型感染和非典型感染。典型感染过程中表现出该病的特征具有普遍的代表性，大多数患有同类疾病的动物都有此症状。而非典型感染则症状表现或轻或重，与典型感染症状不同。

6. 良性感染和恶性感染

根据感染的严重程度，常以患病动物的病死率作为判定的主要指标，来界定感染的良性和恶性。如果该病并不引起患病动物的大批死亡，可称为良性感染；反之，则可称为恶性感染。

7. 最急性感染、急性感染、亚急性感染和慢性感染

根据动物感染病原体后病程的长短，可将感染分为四类：最急性感染、急性感染、亚急性感染和慢性感染。最急性感染病程最短，常在数小时或 1 天内突然死亡，症状和病变不显著。急性感染病程较短，从几天至 2～3 周不等，伴有明显的典型症状。亚急性感染的病程稍长,临诊表现不如急性感染那么显著,和急性感染相比是一种比较缓和的类型。慢性感染的病程发展缓慢,常在 1 个月以上,临诊症状常不明显甚至无表现症状。

8. 病毒的持续性感染和慢病毒感染

(1) 持续性感染:指动物长期持续的感染状态。由于入侵的病毒不能杀死宿主细胞,因而两者之间形成共生平衡,感染动物可长期或终生带毒,并经常或反复不定期地向体外排出病毒,但常缺乏或出现与免疫病理反应有关的临诊症状。

(2) 慢性病毒感染:指潜伏期长,发病呈进行性且最后常以死亡为转归的病毒感染。其与持续性感染的不同点在于疾病过程缓慢,但不断发展且最终引起死亡。

此外,根据病原及感染性质还可将其分为细菌性感染、病毒性感染、化脓性感染、非化脓性感染、重复感染、交叉感染等,以上各种感染类型的划分都是相对而言的,往往相互联系或重叠交叉,且有时混合使用,如急性全身性病毒感染、慢性局部化脓性细菌感染等。

三、实验动物传染性疾病分类

由于动物疾病感染的类型很多,临床症状表现各不相同,且不同情况下对传染病考察的角度和重点也不相同,因此传染病的分类方法很多。但无论哪种分类方法,都是为了反映疾病的不同特征,以便对传染病的统计和分析,了解和掌握疾病的流行规律,从而制定有效的防制措施。目前实验动物传染性疾病分类有以下几种。

1. 按病原体分类

按病原体可把传染病分为病毒病、细菌病、支原体病、衣原体病、螺旋体病、放线菌病、立克次体病和真菌病等,其中除病毒病外,由其他病原体引起的疾病习惯上统称为细菌性传染病。此外,由寄生虫引起的疾病称为寄生虫病。

2. 按动物种类分类

根据患病动物的种类不同,实验动物传染病主要可以分为小鼠传染病、大鼠传染病、兔传染病、犬传染病、非人灵长类传染病以及家畜实验动物疾病。此外,还包括人畜共患病,即人与脊椎动物可以同时感染的疾病,如鼠疫、狂犬病等。

3. 按受侵害的主要器官或组织系统分类

按照这种分类方法可把传染病分为全身败血性传染病和以侵害消化系统、呼吸系统、神经系统、生殖系统、免疫系统、皮肤或运动系统等为主的传染病等。

4. 按病程长短分类

根据病程的长短可把传染病分类,即最急性、急性、亚急性和慢性传染病。

5. 按疾病的危害程度分类

根据疫病对人和动物危害的严重程度、造成损失的大小和国家扑灭疫病的需要等,可将它们分成几种类型,但不同国家或组织对疾病的这种分类方法各有差异。我国政府将其分为以下三大类。

(1) 一类疫病(共 17 种):是指对人和动物危害严重,需采取紧急、严厉的强制性预防、控制和扑灭措施的疾病,大多为发病急、死亡快、流行广、危害大的急性、烈性传染病或人兽共患传染病。按照法律规定,此类疫病一旦暴发,应采取以疫区封锁、扑杀和销毁动物为主的扑灭措施。

（2）二类疫病（共77种）：是指可造成重大经济损失，需要采取严格控制、扑灭措施的疾病，因该类疫病的危害性、暴发强度、传播能力以及控制和扑灭的难度比一类疫病小，因此法律规定发现二类疫病时，应根据需要采取必要的控制、扑灭措施，不排除采取与一类疫病相似的强制性措施。

（3）三类疫病（共63种）：是指常见多发、可造成重大经济损失、需要控制和净化的动物疫病，其多呈慢性发展状态，法律规定应采取检疫净化的动物疫病。

6. 按疾病的来源分类

按照疾病的来源可将其分为外来病和地方病。外来病是指国内尚未证实存在或已消灭而在国外存在或流行、从别国输入的疫病。例如，从国外进口的实验动物，可能将此类疾病传入我国，引起其他实验动物的感染。地方病强调的是由于自然条件的限制，某病仅在一些地区中长期存在或流行，而在其他地区基本不发生或很少发生的现象，如钩端螺旋体病和类鼻疽等。

四、实验动物传染性疾病的发展阶段

传染病的病程发展过程在大多数情况下具有严格的规律性，大致可以分为潜伏期、前驱期、明显（发病期）期和转归期。

1. 潜伏期

从病原体侵入机体并进行繁殖时起，直到疾病的最初临诊症状开始出现为止，这段时间称为潜伏期。不同传染病其潜伏期的长短不同，即使同一种传染病其潜伏期长短也有很大的变动范围。这是由于动物的品种品系或个体易感性差异和病原体的种类、数量、毒力和侵入途径、部位，以及饲养环境、饲养操作等差异造成的。但从疾病分类上观察，其潜伏期还是有一定规律的，即急性传染病的潜伏期相对较短且差异范围较小；慢性传染病、症状不显著的传染病其潜伏期较长，且差异较大，常不规则。

在实验动物日常饲养管理中，及时了解动物是否处于疾病的潜伏期具有重要意义。潜伏期动物携带有病原体并可将其排出体外，但由于无明显临床症状，只能通过实验室检测手段才能发现，且容易被忽视，往往引起疾病在设施中的暴发。因此，实验动物兽医护理操作规程中要详细阐述实验动物种群检测规律、方法，以及哨兵动物的定期轮换、检测，可以帮助兽医以及实验人员及时发现疾病，降低疾病危害性。

2. 前驱期

从出现疾病最初症状开始，到传染病的特征症状刚一出现为止这段时间叫作前驱期，是疾病的征兆阶段，这个时期疾病的临床症状开始显现，但仍不明显。从大多数传染病来说，这个时期仅可察觉出一般的症状，如体温升高、食欲减退、精神异常等。前驱期的时间根据疾病的不同而异，从数小时到几天不等。因此，需要兽医以及实验人员能够及时察觉动物所表现出的异常状况，对疑似疾病动物及时进行诊断，避免疾病的大面积暴发。

3. 明显（发病）期

前驱期至传染病的特征性症状逐步明显、充分表现出来的这段时间称为明显（发病）期，是疾病发展到高峰的阶段。这个阶段由于很多有代表性的特征性症状相继出现，在诊断上比较容易识别。此阶段，应对有治疗价值的实验动物采取及时治疗；如无治疗价值或无法治

愈的动物,应采取合适的安乐死方法,对动物进行人道终点。

4. 转归(恢复)期

转归期是疾病发展的最后阶段。如果病原体的致病性强或动物体的抵抗力较弱,则疾病过程最终以动物死亡为转归。如果动物体的抵抗力得到改进和增强,则可逐步恢复健康,表现为临床症状逐渐消退,体内的病理变化逐渐减弱,正常生理功能逐步恢复。机体在一定时期内保留免疫学特性,在病后一定时间内还有带菌(毒)、排菌(毒)现象存在,但最后病原体可被消灭和清除。

五、实验动物传染性疾病流行过程的基本环节

实验动物传染病的主要特征表现为通过实验动物之间、与实验人员的接触,以及通过环境因素相互传染而构成流行。实验动物传染病的流行过程就是从个体感染发病发展到群体发病的过程,也就是传染病在动物群体中发生和发展的过程。传染病在动物群体中蔓延流行,必须具备三个相互连接的条件,即传染源、传播途径及易感动物。这三个条件常统称为传染病流行过程的三个基本环节,当这 3 个条件同时存在并相互联系时就会引起传染病的发生或流行。

(一) 传染源

传染源指有一种或多种病原体在其体内寄生、繁殖并能将病原体排出体外的动物机体。具体来说,传染源就是受感染的动物,包括患病动物和带菌(毒)动物,同时也包括携带病原体的实验人员。

病原微生物的生长繁殖需要适合的环境条件。病毒由于不具备完整的细胞结构,因此不能在体外普通培养环境下进行复制,需要体内或细胞内培养才可以进行正常的生命活动。因此,大部分病原体最适宜的生长环境条件是感染动物机体,且病原体在受感染的动物体内不但能够栖居繁殖,而且还能持续排出。至于被病原体污染的各种外界环境因素(如畜舍、饲料、水源、空气、土壤等),由于缺乏适宜的温度、相对湿度、酸碱度和营养物质,加上自然界很多物理、化学、生物因素的杀灭作用等,不适于病原体较长期地生存、繁殖,因此都不能认为是传染源,而属传播媒介。实验动物感染病原体后,可以表现出患病和隐性感染携带病原体两种状态。据此传染源可以分为患病动物和病原携带动物。

1. 患病动物

患病动物是重要的传染源。不同病期的患病动物,其作为传染源的意义也不相同。前驱期和症状明显期的患病动物因能排出病原体且具有症状,尤其是在急性过程或者病程转剧阶段可排出大量毒力强大的病原体,因此作为传染源的作用也最大。潜伏期和恢复期的患病动物是否具有传染源的作用,则随病种不同而异。患病动物能排出病原体的整个时期称为传染期。不同传染病传染期长短不同。各种传染病的患病动物隔离期就是根据传染期的长短来制订的。为了控制传染源,对患病动物原则上应隔离至传染期终结为止。

2. 病原携带动物

病原携带动物是指外表无临床症状,但机体携带并排出病原体的动物。病原携带动物根据携带病原体的性质,也可以相应地称为带菌动物、带毒动物、带虫动物等。病原携带动物排出病原体的数量一般不如患病动物,但因缺乏症状不易被发现,有时可成为十分重要和

危险的传染源。病原携带者一般分为潜伏期病原携带动物、恢复期病原携带动物和健康病原携带动物 3 类。

（二）传播途径和方式

病原体需要通过一定的传播途径才能到达感染动物，使疾病在动物群体内流行。同时不同的病原体又具有不同的传播方式，适合的传播方式也是形成疾病流行的必要条件。

1. 传播途径

病原体由传染源排出后，经一定的方式再入侵其他易感动物或人所经历的路径称为传播途径。根据传播途径的性质或路径的先后顺序，可将其传播途径为两类或两个阶段：① 病原体从传染源排出后至刚接触被感染动物的这段路径，主要包括自然环境或动物设施中的各种媒介，如空气、水源、饲料、笼具、运输工具、医疗制剂、精液、卵胚、节肢动物、野生动物、非本种动物和人类等；② 病原体从接触被感染动物至入侵动物体内器官组织的这段路径，主要包括呼吸道、消化道、泌尿生殖道、皮肤黏膜创伤（包括自然创伤和医疗性创伤等）和眼结膜等。

动物传染病的传播途径比较复杂，每种传染病都有其特定的传播途径。有的可能只有一种途径，如皮肤真菌病、虫媒病毒病等；有的有多种途径，如炭疽可经接触、饲料、饮水、空气、土壤等途径传播；媒介节肢动物由皮肤黏膜创伤、消化道、呼吸道等途径传播。

研究传染病传播途径的目的在于掌握其特点，掌握病原体的传播方式及各种传播途径所表现出来的流行特征。这有助于对现实的传播途径进行分析和判断，以便切断病原体继续传播的途径，防止易感动物受传染，从而更好地控制疫病的发生和流行。同时也是防治动物传染病的重要环节之一。

2. 传播方式

病原体由传染源排出后，经一定的传播途径再侵入其他易感动物所表现的形式称为传播方式。它可分为两大类：① 垂直传播，即病原体从亲代向子代的纵向传播方式；② 水平传播，即病原体在动物个体或群体间横向传播的方式。

1）垂直传播

（1）经胎盘传播：被感染的怀孕动物经胎盘血流与物质交换将病原体传播给胎儿，称为胎盘传播。可经胎盘传播的疾病有猪瘟、猪细小病毒感染、牛黏膜病、蓝舌病、伪狂犬病、布鲁菌病、弯杆菌性流产、钩端螺旋体病等。

（2）经卵母细胞传播：由携带病原体的母本排出的卵细胞，受精发育后形成感染的合子（胚胎），称为经卵母细胞传播，多见于禽类。可经卵母细胞传播的疾病有禽白血病、禽腺病毒、鸡传染性贫血、禽脑脊髓炎及鸡沙门菌病等。

（3）经产道传播：指病原体经怀孕动物阴道通过子宫颈口到达绒毛膜或胎盘引起胎儿感染，或胎儿从无菌的羊膜腔穿出而暴露于严重污染的产道时，胎儿经皮肤、呼吸道、消化道感染母体所携带的病原体。可经产道传播的病原体有大肠埃希菌、葡萄球菌、链球菌、沙门菌和疱疹病毒等。

2）水平传播

（1）直接接触传播：指病原体通过被感染的动物（传染源）与易感动物直接接触（交配、舔咬等）而不需要任何媒介的参与就可引起感染的传播方式，如狂犬病、艾滋病以及猴 B 病毒等。仅通过直接接触为主要传播方式的传染病为数不多,在动物中狂犬病具有代表性。通常只有在被患病动物直接咬伤并随着唾液将狂犬病病毒带进伤口的情况下,才有可能引起狂犬病传染。此类传染病的流行特点是逐个发生,有明显的链锁关系。这种方式传播的疾病具有局限性,一般不易造成广泛的流行。

(2) 间接接触传播:病原体通过传播媒介使易感动物发生传染的方式,称为间接接触传播。从传染源将病原体传播给易感动物的各种环境因素称为传播媒介。传播媒介可以是生物,即生物媒介,包括能将病原体从人或动物传播给其他人和动物的生物,如蚊、蝇、蚤类等;也可以是无生命的物体,即媒介物或污染物。大多数传染病如鼠肝炎、犬温热、口蹄疫、牛瘟、猪瘟等以间接接触为主要传播方式,同时也可以通过直接接触传播。两种方式都能传播的传染病称为接触性传染病。① 经空气传播:空气本身不适于任何病原体的生存,但空气可作为传染的媒介物,它是病原体在一定时间内暂时存留的环境。空气散播主要是以飞沫、飞沫核或尘埃为媒介。病原体经飞散于空气中的微细泡沫而进行的传播称为飞沫传播。大部分呼吸道传染病主要是通过飞沫而传播的,如结核病、猪气喘病等。这类患病动物的呼吸道往往积聚不少渗出液,刺激机体发生咳嗽、喷嚏、喘息,此时呼出的气流强度较大,很强的气流把带着病原体的渗出液从狭窄的呼吸道喷射,形成飞沫飘浮于空气中,可被易感动物吸入而感染。因此,在实验动物饲养设施环境中,需要保持适合的相对湿度、温度、光照和良好的通气环境,以控制致病飞沫,减少空气传播病原体的机会。在屏障饲养环境,需要设置合适的压差,以防止污染气流感染实验动物。例如,在隔离检疫区域,由于饲养的动物健康状况不确定,需要保持房间的负压,即空气流向为由外向房间内。相反,在手术室以及健康动物饲养房间,应保持正压系统,即空气流向由房间向外,防止外来病原体的侵袭。实验动物饲养和实验人员在进入动物区域时,也应做好个人防护,尤其是戴口罩,防止病原体经空气传播。② 经污染的饲料和水传播:以消化道为主要侵入门户的传染病,如鼠肝炎、沙门菌病、结核病、弓形体病等,其传播媒介主要是污染的饲料和饮水。传染源的分泌物、排出物和患病动物尸体及其污染的饲料、笼具、饮水器、食盒等,通过食物或者饮水将病原体传给易感动物。因此,在防疫上应特别注意防止饲料和饮水的污染,防止饲料仓库、水源、饲养用具及有关人员的污染,并做好相应的防疫消毒卫生管理。③ 经污染的器具传播:患病动物排泄物、分泌物容易残留在饲养笼具中,通过笼具和其他饲养器具传播给先关动物。如果相对湿度和温度适宜,某些病原体可以在饲养器具上长期残留,并形成芽孢。芽孢抵抗力很强,一旦接触其他实验动物,便会引起感染。因此,对饲养器具的清洗十分重要,除了通过化学试剂、高温蒸汽等手段进行冲洗杀菌外,还应通过高压灭菌锅做高温高压消毒,彻底杀死芽孢。④ 经活的虫媒传播。a. 节肢动物:作为动物传染病媒介者的主要是虻类、蠓、蚊、螯蝇、家蝇、蜱、虱、螨和蚤等。主要是机械性传播,通过患病和健康动物间的刺螯吸血而散播病原体。亦有少数是生物性传播,即某些病原体(如立克次体)在感染动物前,必须先在一定种类的节肢动物(如某种蜱)体内通过一定的发育阶段,才能致病。虻类主要分布于森林、沼泽和草原地带,在温暖季节最为活跃;螯蝇通常生活在饲养笼舍附近。它们都是主要的吸血昆虫,可以传播炭疽等败血性传染病。蚊能在短时间内能将病原体转移到很远的地方去,可以传播各种脑炎和丹毒等。家蝇虽不吸血,但活动于动物体与排泄物、分泌物、尸体、饲料之间,它在传播一些消化道传染病方面的作用也不容忽视。蜱、虱、螨和蚤等属于体表寄生虫,广泛存在实验动物的体表,并可在不同个体之间活动,从而造成疫病传播。b. 野生动物:野生动物传播可以分为两大类。一类是本身对病原体具有易感性,受感染后再传染给动物,此时其已成为传染源。例如,野鼠传播沙门菌病、钩端螺旋体病、布鲁菌病及伪狂犬病等。另一类是本身对该病原体无易感性,但可机械地传播疾病,如鼠类可机械地传播猪瘟和口蹄疫等。c. 人类:饲养人员、兽医及其他人员如违反 SOP 操作规程,穿梭于不同的动物饲养区域,可将衣服、鞋底及工具上污染的病原体传播给健康动物。兽医用的体温计、注射针头以及其他器械如消毒不严也可成为疾病的传播媒介。人也可成为某些人兽共患病的传染源。

3. 传播途径和传播方式的区别

病原体侵入易感动物的途径很多,且以多种方式通过不同的途径感染动物。传播途径和传播方式是两个不同的概念,传播途径指病原体进入机体必须通过的场所和路径,传播方式指病原体通过各种传播路径进入动物机体时所表现的形式。但两者又有密切联系,因为传播方式都要通过特定的传播途径表现出来。例如,垂直传播需要卵子、精子、胎盘和产道等途径才能实现,而水平传播则可以通过除此以外的其他途径来实现,所有的间接传播方式都是以传播媒介为载体且需要传播媒介的参与。

(三) 易感动物

1. 易感性和易感动物

动物对某种疾病病原体缺乏免疫力而易感染的特性叫作易感性,有易感性的动物叫作易感动物。易感性是抵抗性的反面,特指动物机体被某种病原体所感染的可能性的大小。动物群体易感性是指一个动物群体作为整体被某种病原体所感染的可能性的大小。在实验动物中心,该设施动物群体中易感个体所占的百分率直接决定传染病是否能够在该设施中流行,以及流行后疫病的严重性。

2. 影响动物易感性的因素

动物易感性的高低虽与病原体的种类和毒力有关,但主要还是由动物的遗传特征、特异免疫状态等因素决定的。外界环境条件如气候、饲料、饲养管理及卫生条件等因素,都可能直接影响动物易感性和病原体传播。

(1) 动物内在因素:不同种类动物对于同一种病原体表现的临床反应有很大差异。例如,鸡不会感染猪瘟这是由遗传因素决定的。某一种病原体也可能使多种动物感染,但却引起不同的表现,如流感病毒。不同品系的动物对传染病抵抗力有遗传性差别,有些是抗病育种的结果。例如,通过选种培育而成的白来航鸡对雏鸡白痢的抵抗力增强。又如水貂阿留申病,遗传因素的影响特别明显,该病由一种慢病毒引起,可使大多数品系的水貂发病,但死亡率最高的是蓝色水貂,其原因似乎是其抗体应答水平很低,在所有白细胞中存在特征性的异常颗粒。

(2) 外界因素:各种饲养管理因素,包括饲料质量、畜舍卫生、粪便处理、拥挤、饥饿以及隔离检疫等,都是与疫病发生有关的重要因素。在考虑同一地区同一时间内,相同饲养室和动物群体的差别时,明显可以看出饲养管理条件是非常重要的疾病要素,如猪气喘病。

(3) 特异免疫状态:疾病的流行与否、流行强度和维持时间,除取决于该疾病的潜伏期、致病因子的传染性,还与动物群体中易感动物所占的比例和易感动物的群体密度(单位面积中动物的头数)有关。在某些疾病流行时,动物群体中易感性最高的个体易于死亡,余下的动物或已耐受,或经过无症状传染都获得了特异免疫力。所以在发生流行之后该地区动物群体的易感性降低,疾病停止流行。此种免疫的动物所生的后代常有先天性被动免疫(母源抗体),在幼年时期有一定的免疫力。在某些疾病存在地区,当地动物的易感性很低,大多表现为无症状传染或非典型的顿挫型传染,其中有不少带菌者并无临床表现。但从无病地区新引进的动物群一旦被传染常引起急性暴发。

动物群体免疫性并不要求动物群体中的每一个成员都具有抵抗力,如果有抵抗力的动物百分比高,一旦引进病原体后出现疾病的危险性就较低,通过接触可能只出现少数散发的病例。一般动物群体中有抵抗力就不会发生大规模的暴发流行。这个事实可以解释为什么通过免疫接种的动物群体常能获得良好保护,尽管不是所有的易感动物都进行了免疫接种,或是应用集体免疫后不是所有动物都获得了充分的免疫力。当一批新的易感动物被引进一个动物群体时,动物群体免疫力的平均水平可能会出现变化,这些变化就使动物群体的免疫性逐渐降低以至引起新的流行。在一次流行以后,动物群体的免疫力提高而保护了这个群体,但随着时间推移和后代的出生,易感动物的比例逐步增加,在一定情况下足以引起新的疾病流行。此外,发生流行的可能性不仅取决于动物群体中有抵抗力的个体数,而且也与动物群体中个体间接触的频率有关。

第三节　实验动物疾病的预防和控制

实验动物疾病的流行主要是由传染源、传播途径和易感动物3个因素相互作用而形成的复杂过程。在疾病预防和控制过程中,切断或者消除3个因素中的任何一个环节,都能够有效地控制疾病的传播和蔓延。疫苗和药物是预防和治疗动物疾病的主要手段。但在实验动物疾病的预防和控制中,由于其群体的特殊性,除少数大动物,如猴、犬和猪等,其他实验动物很少或者不能使用疫苗和药物。主要原因包括:① 疫苗和药物应用将干扰实验结果。例如,使用抗生素或磺胺类药物会导致动物的肝脏、胆、肾等组织损伤。② 经过治疗或免疫的动物虽外表健康,但仍可能带菌或带毒,成为潜在的传染源。例如,小鼠肝炎病毒疾病,经过免疫可使小鼠免于发病,但是仍然可以携带肝炎病毒,使病毒在鼠群中长期存在。③ 实验动物相对体积较小,群体较大。对小型实验动物进行免疫和药物治疗,在操作上存在一定的难度,同时需要大量的药物,提高了实验动物的饲养成本。

因此,在实验动物疾病控制过程中需以预防为主,治疗为辅。在预防过程中,需要加强实验动物特别是易感动物的饲养管理,阻断外来传染源的侵袭,切断一切可能存在的传播途径。实验动物饲养和实验人员对一些常见疾病要有所认识,以便及时发现疾病、控制疾病,隔离可疑患病动物。

一、预防措施

(1) 控制疾病传播的环境因素。合理的饲养环境是实验动物饲养和疾病预防的重要条件。在实验动物设施的设计过程中,各个区域需合理布局,饲养区域、实验区域、动物监测区域需分开布局。

（2）加强饲养管理,提高饲养人员的操作技术水平,制定严格、合理的饲养管理制度和标准操作规程(SOP)。动物中心的每一项与实验动物相关的工作均需要有各自的SOP。例如,动物笼具清洗、物品消毒灭菌、新进动物质量检测、疑似患病动物隔离、动物安乐死及尸体处理等SOP。

（3）加强实验动物设施周边环境的管理,防止野生动物或昆虫进入实验动物区域。对周边环境采取定期消毒措施。实验动物中心的办公以及教学区域也是重点防范区域,对与动物饲养和实验无关人员的流动进行控制,以免携带外源性病原体进入动物中心。

（4）对实验动物种群,需按照国家标准进行定期抽样检测,做到早发现、早预防。

（5）建立并保持一定数量的健康种群。具有一定规模的实验动物设施可定期采取无菌剖宫产技术、代哺乳技术或胚胎净化技术,周期性地重建核心种群。对一些规模较小的实验动物设施,如个别实验独立动物饲养设施,可以通过定期从国家实验动物种子中心或者质量有保证的实验动物供货商引入健康种群,以保证整个设施内动物的健康状态。

（6）对动物健康状况进行严格监测,一旦发现疾病及时采取隔离、封锁、扑杀等措施。根据我国国情,可以将出现健康问题的SPF级实验动物,在确定不会影响其他实验动物的前提下降级使用,列为清洁级动物。

（7）对于某些实验动物,需在动物抵达设施前或抵达后马上接种疫苗。例如,兔需要接种兔瘟疫苗,犬应该接种狂犬病、犬瘟热、传染性肝炎及细小病毒疫苗。通常情况下,大鼠和小鼠不进行疫苗接种。

二、动物健康状况的监测

实验动物的健康状况是动物实验成功的关键,保证实验动物的健康是实验动物设施的主要工作内容。因此,需要对实验动物健康状况进行周期性监测。

1. 健康监测的必要性

实验动物在到达动物设施前,需要进行健康状况的监测,并且需要具备健康报告,便于饲养和实验人员能够及时了解动物的疫病情况。即使动物在抵达动物设施前就已进行了健康监测,但在进入饲养区域前仍需进行隔离检疫,因为在动物运输过程中,不可避免地使动物暴露于病原微生物环境。

每一个实验动物设施,都应该有自己的检测程序和操作规程。动物接收人员和饲养人员是新进实验动物的第一接触者,应严格按照相关程序进行操作,如隔离观察、疫苗接种、可疑疾病上报等。

2. 动物观察

新进动物的隔离检测和特殊饲养程序是对动物健康状况和疾病监测的主要环节。饲养人员应是首先发现异常和疾病状况的人员,因此日常观察非常重要,这样才能做到早发现、早预防。通过动物异常特征,可以初步断定动物的健康状况,常见的动物异常特征有以下几种。

（1）发育不良:个别动物出现与同一批次动物的个体差异,如体积较小。导致该种情况可能由于遗传因素、感染疾病、寄生虫、饲养问题等。

（2）体重减轻：动物可能出现厌食的症状，导致体重减轻。出现该种状况，可能由于饲料口感差、有体内寄生虫和其他饲养问题。

（3）肿块或增生：此症状可以出现在动物体各个部位。出现此症状，可能预示着肿瘤的发生。

（4）异常姿态：在许多疾病状态，动物会表现出一些特殊的姿态。例如，缩成一团或者卷曲。动物出现转圈运动，并且追逐自己的尾巴或者斜颈的时候，可能是由于内耳或者中耳感染引起。

（5）身体瘫痪或者无力：导致该种症状，可能动物出现中枢神经损伤。

（6）行为的改变：动物在疾病状态下，通常出现易怒、突然安静或者对周围丰富物失去兴趣等异常行为。

3. 个体检查

对疑似疾病动物进行个体检查。首先通过镊子、捕捉器和转移笼对动物进行固定，然后进行徒手检查。在检查过程中应注意个人防护，以免发生人畜共患病的传播。

（1）通过触摸动物的背部、臀部和腿部肌肉，判定动物的营养状况。

（2）仔细检查皮肤的弹性，如果出现较多皱褶或者塌陷，说明动物有脱水的表现；如果皮肤出现红肿和抓痕，说明有体表寄生虫，应及时进行驱虫治疗。

（3）检查动物的毛发：患病动物的毛发疏于整理，会出现凌乱且无光泽；毛发竖立，说明动物感觉寒冷；许多大小鼠会出现头部毛发脱落症状，可能是由于打斗、撕咬或者皮肤疾病等原因导致毛发缺失。

（4）如果饲养笼具内出现血迹，极有可能是动物打斗造成，应及时分笼饲养；也可能是疾病导致肠内、膀胱内或者其他部位出血所造成。

（5）黏膜检查：黏膜苍白，可能是由于贫血；黏膜发绀，可能是由于缺氧造成，应及时改善饲养环境。

（6）眼、耳和鼻的检查：主要包括分泌物、红肿和气味，刮痕和抓痕，斜视。在大鼠和小鼠眼部周围出现的红肿，可能由于卟啉的分泌造成。卟啉由副泪腺分泌，正常状态下大小鼠眼部会有淡红色；但在疾病状态下，由于卟啉分泌的增多和聚集，出现颜色加深。

（7）下颌和牙齿：啮齿类动物常出现门齿过度生长，并最终导致咬合不正。

（8）会阴部检查：在动物发情时，阴部会出现红肿或者分泌物增加，但这也可能是感染导致的；在感染性疾病过程中直肠会出现脱出；在生产过程中阴道也会出现脱出现象；腹泻状态下会阴部会被排泄物污染，甚至出现血迹。

（9）尾部检查：尾部的脱落或者外伤，可能由于饲养人员抓取不当或者动物间撕咬造成；有时也会导致尾部折断。

（10）脚部检查：动物由于长期在饲养笼内站立，常会导致溃疡；同时一些外部创伤可能会导致脚部破裂甚至感染。

（11）呼吸检查：咳嗽、打喷嚏、急促的呼吸预示着疾病的发生，主要包括呼吸道和肺部疾病；动物出现流涕常因内部器官感染造成。

4. 采食和饮水观察

实验动物群体中发现患病动物的最好时机就是投放饲料的瞬间，健康动物常踊跃抢食，而患病动物往往独立于一侧，厌食甚至拒食。饮水时健康动物一般适度饮水，但腹泻动物常饮水量增大；食欲与饮水俱增可能是糖尿病的征兆。如果动物出现上述症状，应立即隔离进一步检查。

三、动物疾病病因的检测

动物疾病发生时，首先需要对疾病的本质和病因进行调查研究，这个过程就是通常所说的疾病检测。在疾病检测过程中，临床症状和生理指标检测是常用的方法。如果这些最初的检测结果无法有效地诊断疾病，需要进一步检测来确定疾病的病因。主要方法如下。

1. 微生物培养

进行检测时需要收集患病动物的尿、粪便以及创伤组织碎片。将收集的样品接种至人工培养基，在适宜环境（主要是温度和相对湿度）下进行培养。通过观察病原微生物的生长来判断疾病的病因。

2. 血液常规指标的检测

一般采用自动分析仪器对收集的抗凝血液进行不同种类血细胞计数，同时通过显微镜观察血涂片对细胞形态进行鉴定检测。

3. 血清生化指标分析

血清是指血液凝固后，在血浆中除去纤维蛋白分离出的淡黄色透明液体或指纤维蛋白已被除去的血浆。血清生化指标的变化对疾病的诊断具有重要的作用。

4. 寄生虫检测

啮齿类实验动物的寄生虫检测，根据 SOP 需进行周期性检测。体内寄生虫检测通常采用玻璃纸粘贴的方法。操作时将玻璃纸粘贴在动物会阴处，主要指尾部以下包括肛门的部位。将粘贴后的玻璃纸贴在载玻片上，放置在显微镜下进行观察，寻找虫卵，以便确定寄生虫的存在。另一种检测体内寄生虫的方法是排泄物悬浮法。使用水或其他溶剂对动物粪便进行溶解，经过一段时间静止后，寄生虫卵将悬浮于液体表面。将表面的液体均匀地涂在载玻片上，在显微镜下进行观察。不同啮齿类动物所携带的寄生虫种类不同，因此需要有经验的技术人员进行鉴别检测。

体表寄生虫一般通过毛发检测进行鉴定。具体方法：采用透明玻璃纸粘取少部分动物毛发，将粘有毛发的玻璃纸放置于显微镜下进行观察。通过此方法可以检测出虱、蜱和螨虫等体表寄生虫。对大型实验动物，通常可通过对毛发和皮肤的直接观察，检测体表寄生虫。

四、哨兵动物的使用

哨兵动物（sentinel animal）是在某特定区域内用于监控或预警环境中各种有毒、有害物质或潜在性有毒、有害物质污染程度的一类动物。在实验动物领域，哨兵动物主要用于检测动物饲养群体的健康状况，包括寄生虫、细菌和病毒。哨兵动物的信息应直接显示在动物笼盒的标签上，便于饲养人员和实验人员随时查阅。哨兵动物应按照一定的循环规律放置于动物饲养区域，以保证更有效地对实验动物群体健康状态进行监测和筛选。哨兵动物检测一般 3 个月 1 次，具体检测程序需要有经验的兽医人员制定。

哨兵动物放置程序中,通常有直接放置和间接放置两种选择方式。直接放置程序中,哨兵动物需与被监测动物放置于同一个笼中进行饲养;而间接放置程序中,哨兵动物则与被监测动物分开饲养,当进行换笼操作时,从每个饲养笼内收取少量垫料放入哨兵动物笼内,使哨兵动物完全暴露于污染垫料环境中。放置于哨兵动物笼盒内的污染垫料,携带被监测动物的尿液、粪便以及口腔分泌物,因此哨兵动物可以充分接触到饲养群体所携带的病原微生物。如果哨兵动物检测出病原体阳性,被监测的饲养群体必须进行检测。

大多数动物设施采用间接放置哨兵动物程序。对群体数量较大的实验动物设施,该种方式在节约检测费用的同时,能对动物群体进行更有效的健康监测。在间接放置程序中,每个笼架放置 1 笼 3 只哨兵动物,通常为雌性。哨兵动物的笼盒通常放置于笼架的底层以便于操作。在垫料放置过程中,饲养人员需确保哨兵动物笼盒内放置了来自该笼架每个饲养笼盒的垫料,并进行记录。通过间接方式放置的哨兵动物,只能够检测出以媒介传播的病原体;通过动物间直接接触传播的病原体无法检出,这是间接放置方式的不足之处。

大型动物的疾病检测过程中通常不使用哨兵动物。饲养人员以及兽医通过日常观察监测动物的健康状态。疑似患病的动物,通过生理指标测定、血液分析以及病原微生物体外培养等手段进行确诊。

五、新引进动物的隔离检疫

高校以及科研机构的实验动物设施,需要经常从实验动物供应商以及其他机构引进实验动物。实验动物来源主要分为两类:一类为自己具有系统规范实验动物繁殖能力的单位,其供应的实验动物来源于该单位自己繁殖的实验动物。在供应动物的同时能够提供动物的健康报告,即实验动物质量信任单位,如国家级实验动物种子中心;另一类为不具备完善的实验动物繁殖系统的单位,动物来源具有随机性,无法完整地提供实验动物健康报告,即非信任单位,如国外高校和科研机构等。两类实验动物供给来源的主要区别在于健康状态的控制。在某些特殊研究过程中,实验动物来源于野外捕捉,其健康状态的确定具有一定难度。因此,新引进实验动物健康状态的隔离检疫非常重要。无论何种动物的引进,如果其来源于非信任单位,必须对其进行健康状态的隔离检疫。

1. 质量信任单位来源动物以及动物的运输

不同来源的实验动物,其健康状态亦各不相同。因此,许多实验动物设施只选择具有健康证明和设置了系统健康检测程序的供应商。动物来源单位提供的健康报告由动物设施的主管兽医进行筛选,选定其为质量信任单位。

运输过程中,动物仍可能由于接触外界环境而受到病原微生物威胁的风险,改变其健康状态。因此,运输过程也是防控动物疾病的重要环节。动物运输一般采用专用的交通工具,在运输过程中需提供给动物饮水和食物。如需长途运输,在途中还应对动物进行检查,以确保动物的健康状态。动物在运输途中需提供足够的空间,减少动物的应激反应。为避免动物受外界环境病原因素的影响,通常情况下选用具有空气滤膜的密闭箱盒进行运输。

2. 新引进动物的接收

动物设施应具有专用的区域进行动物接收工作。动物接收区域应与化学物品、污染物等其他物品的接收区域分开，以免对新引进的实验动物造成健康威胁。

接收动物的工作人员应严格检查引进动物的包装箱盒，如发现任何破损、污染或笼盒内动物拥挤现象，应拒绝接收并及时向管理者和运输单位报告。接收动物时还应对照订单、包装标签、检查健康报告以及一切相关的文件，并在动物接收后保存这些文件。如在接收过程中发现订购动物与文件不符，应及时上报。

一旦动物被确认接收，应将动物及时传入新引进动物的隔离检疫专用房间。如果动物来源于质量信任单位，外包装经过消毒后，可将动物直接传入饲养区域无须隔离，通过对该区域哨兵动物的检测来监测动物的健康状态。

3. 新引进动物健康状态的判断

开启动物运输箱盒包装后，应首先对动物的外观进行检查，包括毛发、皮肤、黏膜、四肢、牙齿以及会阴部。同时，通过观察动物的呼吸以及运动情况来判断其健康状态。在酷暑季节等极端天气下，动物在运输过程中极易产生与应激反应有关的明显症状。如出汗、倦怠、毛发凌乱或呼吸急促。如果发现任何异常或疾病状态应及时向管理者以及兽医报告。

4. 新引进动物隔离检疫

来源于非信任单位的实验动物，在进入饲养区域前应置于隔离区域进行隔离检疫。根据动物种类的不同，隔离检疫的时间也不相同。动物隔离检疫的期限应规定为：新引进动物进行隔离直至其被确定不携带病原微生物，无疾病状态为止。根据动物种类以及动物来源的不同，其隔离检疫的期限也不相同。动物有质量差异或接收后发现患病个体时应延长检疫期。

对动物进行隔离检疫的意义在于以下几点：① 工作人员有足够的时间对动物健康状态进行评估；② 防止新引进动物将疾病传播给设施内的其他动物；③ 使新引进动物可以从运输过程中的疲劳状态得以恢复；④ 新引进动物同时有足够的时间适应周围的环境。

隔离检疫期间，同时可以对动物进行寄生虫去除、疫苗接种以及身份标记。例如，芯片植入、文身以及其他一些治疗措施等。隔离检疫期间工作人员应每天对动物进行观察并记录，保存这些记录将有助于日后的疾病治疗和动物实验。

许多时候即使新引进动物有健康报告，也并不能免除其不接受隔离检疫。因为在运输途中，动物很可能受外界环境的病原微生物影响而出现健康问题。很多病原体在动物暴露于病原环境至少14～21天才能被检测出来。因此，动物到达动物中心后的阴性检测结果只能反映其2～3周前没有受到病原微生物的感染。动物隔离检疫时间必须满足其可能被感染病原生物的检出时间，同时在传入饲养区域前还应进行再次检测。因此，需要额外订购一定数量的动物以满足隔离检疫时期的检测。

动物检疫包括群体检疫和个体检疫两种方式。群体检疫即对群体进行健康观察，挑出异常个体进行检疫。群体判为健康时，也可抽检10%进行个体复检。对于动物数量较少的群体动物，可能会出现无多余动物检测的状况，此时可采用直接接触哨兵动物程序进行检测，或直接检测动物排泄物。通常将哨兵动物与被评估的动物共同饲养在同一个笼盒中，共同居住4周或更长时间，通过对哨兵动物的检测确定被检动物群体的健康状况。

隔离检疫房间应保持一定的负压，即空气流向由外界走廊流入室内。防止可能出现的病原微生物传入其他区域。人员在进入隔离区域时应做好个人防护工作。隔离检疫区域的饲养工作,应在完成常规饲养区域的饲养工作后进行,这样可以避免病原微生物通过人员以及其他媒介而传播扩散。

六、疑似疾病动物隔离措施

对疑似疾病的动物需移入隔离房间进行隔离饲养,以避免动物将疾病传播给其他动物和工作人员。用于隔离饲养的房间应处于负压环境下,避免病原因素向外界扩散。疫病发生时采取的具体措施具体包括以下几点:① 及时诊断并向上级主管部门及防疫部门报告疫情,同时通知邻近单位做好预防工作;② 迅速隔离患病动物,对污染的环境和器具紧急消毒,停止实验,对动物进行观察和淘汰;③ 若发生危害性大的疫病,如鼠痘、流行性出血热等应采取隔离封锁等综合性措施,淘汰并焚烧全部动物,对场地进行彻底消毒灭菌后,方可解除隔离封锁。

七、病死动物处理

病死动物应及时移出动物实验区域,避免疾病扩散。动物尸体在处理前需进行尸体剖检,尸体剖检前应装入生物安全密封袋中放入专用的尸体冰柜中冷藏,尸体不能进行冷冻,尸体组织在冷冻环境将受到破坏,不利于检测。结合尸体检查结果与动物临床症状,作出动物死亡原因的结论。

动物尸体在解剖检查后,需做焚烧等无害化处理。为了避免疾病传播与扩散,动物中心通常不必自行处理动物尸体,应交由环保部门认证的、有资质的无害化处理单位统一处理。因此,在设计动物设施的同时需要建设动物尸体储藏室。尸体储藏室应设在动物实验室外围并具有独立的建筑,储藏室内应放置专用冷藏设施,以便检测后的动物尸体通过冷冻保存时间更长。动物尸体的处理流程应根据尸体处理 SOP 进行操作。

第四节　实验动物病毒性疾病

一、鼠痘

鼠痘又名小鼠传染性脱脚病,为小鼠的一种常见急性传染病。它由鼠痘病毒(ectromelic virus)引起,特征是感染后不但引起全身或局部皮肤痘疹,还发生肢体末端皮肤坏死坏疽,使之发生脱脚、断尾和外耳缺损等病状。

【病原体】　鼠痘病毒对乙醚、苯酚(石炭酸)有抵抗;对氯仿,甲醛敏感,能灭活,如在0.1%甲醛液中 48 h 即能失去活力,对酸(pH 值 3.0) 敏感,在 55 ℃、30 min 即能灭活。可在Vero、HeLa、仓鼠细胞上生长。

【易感动物】　小鼠、大鼠对本病毒有一定的抵抗力,乳兔对该病毒也有一定的抵抗力。

【感染途径】　皮肤、呼吸道。

【症状】　由于毒株、小鼠品系和机体状况不同,临床表现也不一样。有的发病较急,迅速死亡;有的进程缓慢出现典型症状。但大部分小鼠为隐性感染,有的小鼠可以既无症状又可获得免疫。

【诊断】 根据流行病学和典型的临床症状可以做出初步诊断,确诊可采取实验室诊断,方法包括:动物接种感染、包涵体检查、病毒分离、血清抗体检测、牛痘病毒小鼠尾部划痕等。

【预防与控制】 目前无治疗方法。对污染鼠群必须严格封锁,及早处理淘汰,全部设备进行彻底消毒,可用甲醛溶液熏蒸或次氯酸钠溶液浸泡(有效氯 1 000 mg/L),死亡动物及其废弃物污染的垫料等应予以隔离焚烧。新引进的小鼠要隔离观察 2~3 周,健康者方能继续饲养繁殖,在做好日常综合性预防措施的前提下,最好采取自繁自养的方法,进行疫苗预防注射效果较好。

二、淋巴细胞性脉络丛脑膜炎

淋巴细胞性脉络丛脑膜炎是淋巴细胞性脉络丛脑膜炎病毒(lymphocytic choriomeningitis virus,LCMV)引起的一种人和多种动物共患的急性传染病,主要侵害中枢神经系统,呈现脑脊髓炎症状。小鼠感染表现大脑型、内脏型和迟发型 3 种;人类感染表现为流感样症状和脑膜炎。

【病原体】 该病原是沙砾病毒属成员,对乙醚敏感,对热比较稳定,在−70 ℃可长期保存,对酸敏感,1∶10 000 硫化汞使病毒滴度显著下降。可在小鼠、仓鼠、猴和牛等多种动物和人的细胞生长。

【易感动物】 小鼠、大鼠、豚鼠、仓鼠、棉鼠、兔、犬和猴等实验动物均能感染。

【感染途径】 通过皮肤、黏膜或吸入途径感染。只有带毒小鼠和金黄仓鼠可以向种内、种间动物传播病毒。可经唾液、鼻腔分泌物和尿液排毒,小鼠之间通过子宫传播。

【症状】 自然感染或人工接种的小鼠,可因年龄、品系、感染途径以及毒株的不同,表现为 3 种病型:① 脑型:经脑接种的成年鼠,在抓起尾巴倒提时,头部震颤,后肢出现强制性伸张。② 内脏型:表现弓背、嗜睡、结膜发炎等症状,部分小鼠有腹水。③ 迟发型:患病鼠弓背,体重减轻,生长缓慢,产仔减少,腹水,有蛋白尿。

幼龄地鼠和豚鼠较为敏感,时而昏睡,行动迟缓或呆立,步态不稳,有时可见后肢麻痹。自然感染的成年豚鼠仅呈现隐性感染,临床上基本不出现可见的症状。

【病理变化】 胸腹腔有浆液性渗出液,肝脏脂肪变性和脾大。肺出血、水肿、灶性实变。

【诊断】 用中和试验可测抗体,被检血清与淋巴细胞性脉络丛脑膜炎病毒混合后,接种小鼠或豚鼠足掌,阴性者不产生足掌肿胀。

【预防与控制】 预防本病侵入,必须严格贯彻防虫、灭鼠和消毒。洁净鼠群最好实施自繁自养;对污染群最好全部淘汰,房舍彻底消毒,重新引种建立新群;对健康群定期检疫,淘汰阳性鼠。在严格的隔离条件下剖腹引种取仔饲养繁殖,建立 SPF 鼠群。

三、流行性出血热

流行性出血热系由流行性出血热病毒(epidemic hemorrhagic fever virus)引起的主要发生在大鼠的烈性传染病,是一种人兽共患的自然疫源性传染病。主要特征为高热、出血和肾脏损伤。

【病原体】 该病毒属布氏病毒科、汉坦病毒属。对紫外线敏感,56 ℃、30 min 可将其杀死。可在人肺癌细胞、绿猴的肾细胞上生长。

【易感动物】 大鼠、小鼠、沙鼠、兔和人。自然宿主主要为小型啮齿类动物。

【感染途径】 实验动物主要由于螨叮咬,带毒血尿污染伤口;人感染是由于接触带毒动物及其排泄物,或污染的尘埃飞扬形成气溶胶吸入引起感染。

【症状】 潜伏期约为14天。主要表现为高热、头痛、肌肉痛、结膜水肿、点状充血,最后衰竭出现尿毒症,严重的可导致死亡。人类感染症状重于大鼠。大鼠无肉眼可见的病理改变。人工感染乳小鼠和地鼠,可见广泛性充血、出血、变性、坏死。其中以肺、肾为最重。

【诊断】 间接免疫荧光试验、酶联免疫吸附试验和病毒分离。

【预防与控制】 定期检查,发现感染及时处理。加强管理,消灭野鼠,防止饲料垫料等被野鼠排泄物污染;防止动物出现外科损伤,避免伤口被鼠类排泄物污染;工作人员和实验人员应加强防护,与鼠接触或进入动物房应戴口罩,防止被鼠咬伤。

四、仙台病毒感染

本病是由仙台病毒(sendai virus)引起的一种呼吸道传染病。特征是能引起大鼠自发性急性肺炎,临床表现与流感相似,发生"呼噜呼噜"的异常呼吸音,食欲减少,精神萎靡,生长迟缓,乃至体重减轻,仔幼鼠感染后能致死。

【病原体】 本病毒属副黏病毒科、副黏病毒属。可在鸡胚中快速繁殖,以羊膜腔接种最敏感,尿囊腔传代接种生长良好。

【易感动物】 大鼠、小鼠、仓鼠、豚鼠均易感。据报道,大鼠群中仙台病毒的检出率为42%,居第3位,抗体阳性检出率为95%,大鼠的带毒率很高,传播也很迅速。此外,该病毒在地鼠10种病毒病中检出率为50%,抗体阳性检出率为80%。

【感染途径】 主要通过呼吸道。直接传播和空气传播,一年四季均可发生,以秋、冬季多发,气温骤变时可加重发病和流行。

【预防与控制】 目前尚无切实的治疗和免疫预防方法,采取综合性预防措施很重要,淘汰处理显性感染鼠和阳性鼠,严防传播扩散,扩大饲养空间的距离,通风要好。隔离饲养、剖宫产净化和胚胎净化是建立无病种群的有效办法。平时定期进行血清学检测;新引进动物须经无菌途径和严格检疫。

五、小鼠病毒性肝炎

本病是由小鼠肝炎病毒(mouse hepatitis virus,MHV)引起的小鼠的一种高度传染性疾病。在正常情况下多数为不显性感染,在一些因素的作用下可激发为急性致死病变,主要表现肝炎和脑炎变化,对实验研究影响极大。

【病原体】 小鼠肝炎病毒对氯仿和乙醚敏感,对脱氧胆酸钠有一定抵抗,对甲醛敏感,对热敏感,56 ℃、30 min能灭活,在−70 ℃下保存良好,至今小鼠肝炎病毒已分离到很多株,各株的毒力有差异,对不同品系小鼠的致病性有差别,可在小鼠的原代巨噬细胞上生长。

【易感动物】 小鼠;在自然条件下感染鼠多呈隐性感染,但在一定因素作用下会呈急性致死性表现。

【感染途径】 此病毒可经消化道、呼吸道、接种和胎盘传染,水平和垂直的传染方式都存在,在开放系统的实验鼠群中检出率可高达 30%～50%。

【症状】 成年鼠一般呈不显性感染,只有在应激因素作用下方会发生肝炎,乳鼠自发性肝炎时,发病急、病程短,能致死,其发病率和病死率均很高。病鼠萎靡,被毛粗乱,体重下降,血清谷丙转氨酶和谷草转氨酶急剧升高,经 2～4 天死亡。裸鼠感染弱毒株后,常呈亚急性或慢性肝炎变化,即所谓进行性消耗症,最后死亡。

【预防与控制】 基本原则是防止病原体进入动物房。通过剖宫产净化或胚胎净化,阻断传播。定期检测,搞好环境卫生。隐性感染鼠群可用血清学诊断测其抗体。污染群的净化只有通过检疫淘汰,剖腹取胎或重新引进无感染鼠饲养。

六、兔瘟

兔瘟又称兔病毒性出血症,是由兔出血症病毒(rabbit hemorrhagic disease virus, RHDV)引起兔的一种急性、致死性传染病。特征是传染力极强,发病急,病程短,发病率和病死率甚高,呼吸器官和实质器官有出血点。

【病原体】 本病毒能凝集人"O"型、大鼠、绵羊、鸡的红细胞,尤其对人"O"型红细胞最敏感,但反复冻融能使凝集价大为降低,病毒能被 1%氢氧化钠液杀死,0.4%甲醛在室温能使之失去致病性,患兔肝脏的含毒最高,其次是肺、脾、肾、肠道和淋巴结。

【易感动物】 兔,尤其是长毛兔特别敏感。

【感染途径】 病兔、死兔及隐性感染兔都是传染源,主要通过消化道、呼吸道感染。病兔污染过的环境也是造成感染的因素。此外,空气也能传播此病。

【症状】 本病发病初期表现为体温升高,精神萎靡,食欲下降,发展到呼吸困难、角弓反张等神经症状。

【预防与控制】 发现病兔及时淘汰,未发病的兔必须紧急接种疫苗。必须严格禁止病兔出售,死兔必须深埋或烧毁,防止带毒兔的排泄物污染环境,严禁剪兔毛。平时定期进行检测,引种时要严格检疫。

七、犬瘟热

犬瘟热是一种分布于世界各地,主要发生于幼犬的急性传染性疾病,由犬瘟热病毒(canine distemper virus, CDV)引起。主要特征为发热、黏膜急性卡他和卡他性肺炎,有的病犬出现皮疹或神经症状。

【病原体】 犬瘟热病毒,直接的日光照射能于 14 h 后将其杀死,56 ℃、10～30 min 能灭活,但对干燥和寒冷有很强的抵抗力,3%氢氧化钠、1.2%甲醛水溶液均能杀灭病毒,0.5%～0.75%酚溶液也可作为消毒剂。可在鸡胚上培养生长。

【易感动物】 犬、狐、貂。

【感染途径】 病犬为主要传染源。病犬通过眼、鼻分泌物,以及唾液、粪尿排出病毒;入侵门户是上呼吸道和消化道黏膜,途径是通过飞沫和污染物传播。

【症状】 病犬表现为眼、鼻流水样分泌物增多,精神萎靡,食欲差,体温升高,病情恶化,出现呕吐或发生肺炎,严重病例可出现水样粪便,且混有黏液和血液,体重迅速减轻,萎靡不振,致死率很高。

【预防与控制】 病犬必须隔离治疗。只有免疫血清或球蛋白是直接对抗犬瘟热病毒的有效药物,加强卫生和饮食措施对防治本病有利。新引进犬必须有 2 周检疫期。

八、犬细小病毒病

犬细小病毒病又名犬病毒性肠炎,是由犬细小病毒(canine parvovirus,CPV)引起的一种接触性急性、致死性传染病,特征是剧烈呕吐、腹泻和白细胞计数显著减少(急性出血性肠炎),有的病例表现非化脓性心肌炎。

【病原体】 该病毒对乙醚抵抗,能耐热,在 56 ℃下至少能稳定 60 min,在 pH 值 3～9 稳定,对甲醛敏感,4%甲醛液、10%戊二醛溶液和 5%～6%次亚氯酸钠的 32 倍稀释液均有杀灭作用,紫外线能将其灭活。

【易感动物】 犬是主要的自然宿主,断奶前后的仔犬最易感。

【感染途径】 病犬或带毒犬为主要传染源。病犬与健康犬直接接触或经其污染的饲料、饮水通过消化道感染。

【症状】 呕吐、腹泻。粪便先呈灰黄色液状,后为带血水样,恶腥臭;体温升高至 40～41 ℃,精神沉郁,拒食,虚弱,严重脱水,呼吸困难,白细胞计数明显减少,最后酸中毒死亡,病程一般 1 周左右。

【预防与控制】 病犬应及时隔离,其余犬接种疫苗;对犬舍用具等用 2%～4%火碱水或 10%～20%含氯石灰(漂白粉)液反复消毒。本病尚无特效疗法,针对本病多死于脱水和中毒性休克,多主张以输液疗法为主。在免疫预防方面,国外应用异源疫苗,接种后能使犬获得保护作用,且能使犬不再排毒。

九、狂犬病

狂犬病又称疯狗病或恐水症。犬感染狂犬病病毒后引起的以极度兴奋、狂躁不安、流涎、攻击人兽为特征的一种高度接触性人畜共患病。病毒通过患病犬或带毒犬的咬伤而传给正常动物或人,也可通过损伤皮肤和黏膜感染。本病无明显的流行季节。

【病原体】 狂犬病病毒为核糖核酸型弹状病毒。病毒易为日光、紫外线、甲醛、升汞季胺类化合物(如苯比溴铵)、脂溶剂、50%～70%乙醇等灭活,其悬液经 56 ℃、30～60 min 或 100 ℃、2 min 即灭活。病毒于－70 ℃或冻干后置 0～4 ℃中可保持活力数年。被感染的组织可保存于 50%甘油内送检。狂犬病毒含有 5 种蛋白,即糖蛋白(G)、核蛋白(N)、双聚酶(L)、磷蛋白(NS)及基质(M)。

【临床症状】

(1)狂暴型:极度兴奋,攻击性强,下颌麻痹下垂、流涎,步态不稳,终因全身衰竭和呼吸肌麻痹而死亡。

(2)麻痹型:喉头、下颌及后肢麻痹,流涎,吞咽困难,最终全身麻痹而死亡。猫多为狂暴型,行为异常,无目的狂奔,并常攻击人。猴多表现为麻痹型。

【病理变化】 体况消瘦,脱水,眼球下陷。口腔黏膜或胃肠黏膜充血、糜烂,胃内空虚或有异物。脑膜或脑实质中可见充血或出血。

【诊断】 根据典型的临床症状,结合咬伤病史,可做出初步诊断。用酶联免疫吸附试验

（ELISA）、间接荧光抗体法（IFA）检测血清抗体是做出诊断和评价动物免疫状态的重要手段和指标。

【预防与控制】 定期进行疫苗接种注射，是预防本病发生的有效措施。人被犬或其他动物咬伤后也应立即接种疫苗。发现病犬应立即处死，并向有关部门报告，以防疫情扩散。

十、猴 B 病毒病

猴 B 病毒病是由猴 B 病毒（simian B virus infections）引起的人和猴共患的一种传染病。猴是本病毒的自然宿主，感染率可达 $10\%\sim60\%$。多数情况下呈良性经过，仅在口腔黏膜出现疱疹和溃疡，病毒可长期潜伏在呼吸道或泌尿生殖器官附近的神经节，亦可长期潜伏在组织器官内，产生 B 病毒抗体。

【症状】 患病猴的舌面、口腔黏膜、唇部出现许多小疱疹，很快破裂形成溃疡。有时可见结膜炎。一般无全身症状。人感染后主要表现为上行性脊髓炎，病初被咬局部肿痛、出现疱疹，随后出现脑炎等全身症状，最终麻痹而死；幸存者多留有严重的后遗症。

【病理变化】 在舌、唇部和口腔黏膜与皮肤交界的唇缘有小疱疹及其所形成的溃疡，溃疡表面有纤维素性坏死性结痂的形成。痂皮呈褐色，与周围组织分解明显。

【诊断】 由于 B 病毒对人致病性很强，有关 B 病毒的研究与诊断工作必须在 P3 实验室进行。用棉拭子提取病料进行病毒分离，电镜观察或采用血清学方法检测病毒抗原，可做出正确的诊断。目前，我国常用血清学方法进行病毒抗体的检测。

【预防与控制】 应以自繁为主，定期检疫，淘汰抗体阳性猴，逐步建立无 B 病毒猴群。对野外捕获的猴，应严格隔离检疫，确认无 B 病毒后方可用于实验。

十一、猴获得性免疫缺陷综合征

猴获得性免疫缺陷综合征即猴艾滋病，是猕猴 D 型反转录病毒或猴免疫缺陷病毒引起的一种高致死性传染病。病程进展缓慢，患病猴的淋巴结肿大，身体消瘦，反复腹泻，最终因体弱复合感染而死亡，对猕猴威胁较大。本病主要临床表现为发热、不适、厌食和腹泻；体征为全身淋巴结肿大，脾大，体重下降，易发肿瘤。

病毒侵入猴机体后，通过体液或局部循环到达淋巴组织和身体各个器官组织，引起全身免疫系统反应。由于免疫功能缺陷，机体无法控制部分异常细胞的繁殖，如某些肿瘤随之发生。自然条件下仅猕猴感染，通过体液和血液传播。1 岁以下幼猴由于胎盘垂直传播而感染。

由于猴获得性免疫缺陷综合征在临床症状、病理学和免疫缺陷方面与人获得性免疫缺陷综合征极为相似，因此被视为研究人获得性免疫缺陷综合征的理想动物模型。

第五节 实验动物细菌性疾病

一、志贺菌病

志贺杆菌（*Shiga's bacillus*）是一种常见的人畜共患的病原菌。本属细菌主要引起人和实验动物肠道感染,常见菌型为福氏志贺菌和宋氏志贺菌。

【易感动物】 实验动物均易感,尤以灵长类动物最为典型。

【症状】 在临床上可表现为急性型和慢性型。急性发病动物可出现高热、呕吐、排脓血便,动物剧烈腹痛,出现脱水和循环衰竭,如治疗不及时极易造成动物死亡。慢性发病动物排出糊状便或水样便,症状有时会自然缓解。

【传染源】 部分动物可长期携带志贺杆菌,但不表现临床症状,成为健康带菌者。志贺杆菌在灵长类动物中带菌率较高,在猕猴自然群体中带菌率约为3%呋喃唑酮。

【诊断】 细菌分离培养,粪便检查。

【防治】 口服痢疾菌苗或药物进行群体预防。发现病例及时治疗,呋喃唑酮(痢特灵)口服每次50 mg,2次/天,7天1个疗程。

二、沙门氏菌病

沙门氏菌(*Salmonella*)是一类重要的人畜共患疾病病原菌,至今已发现沙门氏菌属的细菌有2 000多种血清型,我国发现有200个血清型。对实验动物威胁较大的主要为鼠伤寒和肠炎沙门氏菌。在动物中可交叉感染,或同时感染两种沙门氏菌。

实验动物的沙门氏菌病主要发生于小鼠和豚鼠,是由鼠伤寒沙门氏菌和肠炎沙门氏菌引起以肠炎及败血症为特征的一种传染病,该菌经消化道或结膜感染。幼龄动物较成年动物更为敏感。野鼠是本病的主要传染源。

【易感动物】 猕猴对沙门氏菌的感染率相当高。豚鼠、大鼠和小鼠等常用实验动物均容易自然感染。

【传染媒介】 主要为苍蝇和野鼠,后者有时为重要传染源。管理不当、营养状况降低、气温骤变等不良条件时,均易造成本病流行。

【诊断】 根据流行病学、症状和病理变化,只能作出初步诊断,确诊需从患病实验动物的血液、内脏器官和粪便等取材,进行沙门氏菌分离和鉴定。近年来,单克隆抗体技术已用于本病的快速诊断。

【防治】 预防本病应加强对实验动物的饲养管理,消除发病诱因,保持饲料和饮水的清洁、卫生。要注意许多种动物都可能是潜在的传染源,应防止野鼠进入动物房。

三、布鲁氏菌病

布鲁氏菌病是由布鲁氏菌(*Brucella*)引起的实验动物、家畜和人类共患的传染病。实验动物中,犬型布鲁氏菌病最为重要,家畜中牛、羊、猪最常发生该病。

【症状】 该病潜伏期长短不定,短者2周;长者可达半年。多数病例为隐性传染,症状不明显。部分患病动物出现关节炎、滑液囊炎及腱鞘炎,跛行。

怀孕动物流产是布鲁氏菌病的主要症状。大约3/4患布鲁氏菌病的雌性犬,于45~55天发生流产。有些病例于配种后10~20天发生早期胚胎死亡,但怀孕后不易引起实验人员的注意而误认为不孕。流产胎儿多为死胎,偶尔产出弱胎,出生后1~2天死亡。雄性动物通常出现关节病变,同时伴有睾丸炎和附睾炎,影响繁育后代。

【诊断】 ① 细菌分离:可将胎衣病变部、流产胎儿的胃内容物、肝脾组织乳剂直接接种培养基,或先经注射豚鼠,通过感染动物间接分离本菌。② 血清抗体:用玻片凝集反应、试管凝集反应、补体结合反应检查可疑动物血液中凝集素的滴度,或补体结合抗体的滴度。③ 变态反应诊断:皮肤变态反应可做流行病学调查。用布鲁氏菌水解素皮内注射,应注意布鲁氏菌的种别间差异。

【防治】 加强实验动物的检疫,对犬群应在雌犬动情前数周用玻片凝集试验进行普查,发现可疑病例,再用其他诊断方法进行确诊,病犬应及时隔离或淘汰。对动物房、产房、运动场、饲养用具用 5%甲酚或 2%氢氧化钠等消毒剂严格、彻底消毒。

四、巴斯德氏菌病

巴斯德氏菌病(pasteurellosis)是由败血性巴斯德氏菌所引起的多种动物,特别是兔和啮齿类实验动物(豚鼠、小鼠和大鼠)的疾病。本病分布广泛,世界各地均有发生,在我国实验动物群中也有发生,造成极大的损失。

【流行病学】 多杀性巴斯德氏菌对多种动物和人均有致病性,兔尤其易感,大鼠和豚鼠则有抵抗力。小鼠发生的主要是嗜肺巴氏杆菌引起的肺炎。本病的传染源主要是患病和带菌的实验动物,可不断地从排泄物和分泌物排出有毒力的病菌,污染饲料、饮水、用具和环境,经消化道或者通过飞沫、尘埃经呼吸道传染。有些动物上呼吸道带菌而呈隐性感染,在各种应激因素如寒冷、闷热、气候剧变、拥挤潮湿、通风不良、营养不良、长途运输和寄生虫侵袭等作用下导致急性发病。节肢动物也可传播此病。

【症状】 多杀性巴斯德氏菌可使动物发生出血性败血症,造成动物大批死亡。其主要侵袭部位为鼻黏膜,可引起严重的鼻腔炎及副鼻窦炎,患病动物从鼻孔排出大量白色脓性分泌物,严重者可因分泌物阻塞而造成呼吸困难。多杀性巴斯德氏菌还可引起动物肺炎和中耳炎,造成家兔斜颈。除多杀性巴斯德氏菌对实验动物有致病作用外,嗜肺巴斯德氏菌对实验动物也有致病性,可引起小鼠和大鼠肺炎、中耳炎、结膜炎及皮下溃疡,并可引起尿道和生殖道疾病。

【病理变化】 主要为鼻腔黏膜充血并充满分泌物,喉头黏膜和气管黏膜充血、出血,其他实质性器官也有充血、出血,胸腔和腹腔液增多,呈黄色。

【诊断】 根据流行病学、临床症状和剖检变化,可对本病做出初步诊断,确诊有赖于细菌学检查。

【防治】 控制巴斯德氏菌病的最佳途径是从兔群中,选择无鼻炎症状且连续检查鼻腔无巴斯德氏菌的种兔,建立健康兔群。或用剖宫产取出胎儿,进行人工喂养,建立 SPF 兔群。加强饲养管理,改善环境卫生,注意保暖、通风、驱虫,及时隔离并淘汰患病动物。可用巴斯德氏菌氢氧化铝菌苗或弱毒苗进行预防。

五、结核病

结核病(tuberculosis)是由结核分枝杆菌所引起的实验动物、农畜和禽类的一种慢性传染病,其病理特点为多种组织器官形成肉芽肿和干酪样、钙化结节病变。

自然界中,有 50 多种哺乳动物、25 种禽类可患结核病。啮齿类小鼠对牛、人、禽三型菌均较易感;豚鼠对牛型和人型菌较易感;家兔对牛型和禽型菌较易感;家禽对禽型菌较易感;

犬和猫均对牛型和人型菌较易感;猴对人型菌较敏感。

【症状】 潜伏期长短不一,短者十几天,长者达数月或数年。本菌在入侵部位形成原发性损害,由上皮细胞形成肉芽肿,这是机体对结核蛋白所表现的变态反应。大部分结核病病例在早期均无症状,有时体重下降、食欲减退、易疲劳、咳嗽、消瘦、贫血及体表淋巴结肿大。

实验动物(如豚鼠)在皮下注射部位本菌大量繁殖,经淋巴管侵入淋巴结,约 2 周后局部淋巴结肿大、变硬,逐渐形成溃疡,有脓性排出物;如不愈合,5～6 周后病变扩展到全身,动物衰竭而死。

【病理变化】 器官、组织发生增生性或渗出性炎症。

【诊断】 ① 临床诊断:原因不明的消瘦、咳嗽、肺部异常、体表淋巴结肿大、顽固性腹泻等可作为疑似结核病的依据。② 生前诊断:主要是结核菌素试验,可利用变态反应对实验动物(如猴)进行检疫。多采用皮内注射,剂量为 0.1 ml,24、48、72 h 后观察反应结果。③ 剖检:在淋巴结和其他器官及组织里发现结核结节。④ 微生物学检查:病变部采取结节直接涂片,经抗酸染色后镜检。必要时可将病料处理,注射实验动物或接种固体培养基,培养 5～6 周后钩取菌落涂片镜检。

【防治】 ① 采取综合防治措施,防止患病动物混入,净化污染猴群,培育健康动物群。加强消毒工作,每年进行 2～4 次预防性消毒。② 定期用结核菌素进行全群检疫,隔离、淘汰患病动物。③ 预防猴结核病,可给予异烟肼和维生素 B_1 长期口服。④ 饲喂犬、猫的肉品应经过充分煮沸和消毒;牛乳必须进行巴氏消毒。

六、肺炎克雷伯杆菌病

肺炎克雷伯杆菌病(Klebsiellosis)是由克雷伯杆菌引起,多种哺乳动物以体躯部形成脓肿和脓毒败血症为特征的一种慢性传染病。实验用大、小鼠均易感染本菌。

【流行病学】 自然界中克雷伯杆菌存在于土壤、水及农产品中,动物主要经呼吸道感染,也有经肠道感染。呼吸道感染是患病动物的鼻腔分泌物含有病原体,能感染同笼动物。动物的肠道能发现克雷伯杆菌,但一般无明显的临床症状。自然界中,野鼠可广泛传播本病;人也可感染。本病多呈散发或地方性流行,春、秋季节发病多。幼龄鼠和饲养密度高时发病率和病死率都很高。

【症状】 临床上多为慢性经过,以呼吸道感染为常见,动物食欲不振、弓背、被毛粗乱不整、打喷嚏或呼吸加快,常伴有颈部淋巴结肿大、肺炎,有时可引起肾和肝脓肿。

【病理变化】 剖检可见肝和脾肿大,有的边缘有坏死灶。胸腺、肾脏和浆膜有数量不等的出血点,有的有腹膜炎,颈部脓肿、颈淋巴结肿大,脓肿为结缔组织包裹;少数病例还可见脓胸和肉芽肿性肺炎。

【诊断】 通常抽取未破溃脓肿的脓汁或采取脾、淋巴结进行实验室检查,以便确诊。常采用涂片镜检、分离培养、动物接种等方法诊断,亦可用血清学方法诊断。

七、支原体病

由介于病毒和细菌之间的一群多形性微生物,引起人、动植物的疾病,称支原体病。此病传染性很强,可使疾病迅速蔓延,常与其他实验动物疾病合并感染。

【病原体】 支原体(mycoplasma)是一类原核细胞微生物,是目前认为能在无细胞培养基内繁殖的最小微生物,其大小介于细菌和病毒之间,个体直径为 $80\sim300$ μm,可通过除菌滤器;无细胞质膜,具多形性,可呈球状、杆状、丝状等不规则形态,革兰氏染色阴性。

【流行病学】 该病呈世界范围性分布,是啮齿类实验动物慢性呼吸道病的主要病原体。它广泛存在于大鼠和小鼠生产群中,感染率甚至超过仙台病毒和小鼠肺炎病毒。我国实验鼠群中支原体流行非常严重。屏障系统可有效控制病原微生物的侵入,降低支原体的感染率。支原体的自然宿主是大鼠和小鼠。不同品系和年龄的动物对支原体的易感性有所不同。兔感染可引起关节炎和葡萄膜炎。从野生大鼠的鼻咽部常可分离到支原体。因此,加强实验大、小鼠的饲养管理,严防野鼠进入非常重要。本病的传染源主要是患病鼠和支原体隐性带菌鼠,经呼吸道分泌向外排毒,污染饲料、垫料、用具和周围环境。支原体主要通过直接接触和空气传播,也可经胎盘垂直传播。此外,动物的运输转换也可能是重要的传染散播方式。支原体是小鼠和大鼠体内固有的病原体,未感染动物与带菌动物同笼饲养时容易传染。鼻道是最易受支原体自然感染的部位,因此,上呼吸道可成为感染其他动物和动物本身下呼吸道及生殖道的传染源。阴道和子宫也常分离到支原体,但肝、脾、肾、心脏等器官通常不能检出。生殖器上常有支原体存在,所以可感染胎鼠和新生仔鼠,易引起剖腹取胎的污染。

【症状】 实验动物感染支原体而致病主要由肺炎支原体、溶神经支原体和关节炎支原体引起,其中尤以肺炎支原体危害最严重。肺炎支原体主要导致大、小鼠的肺炎及雌性生殖器官疾患(如化脓性卵巢炎、输卵管炎及子宫积脓)。

【病理变化】 支原体引起的鼠呼吸道支原体病通常不出现大体病变,而且动物被少量支原体感染后也不出现或很少出现显微病变。轻度感染很容易被漏检,因此应将动物的呼吸道和生殖道的各个器官制成切片仔细检查。在普通级大、小鼠群中如发生严重感染或暴发性流行,可见支原体所致典型的病理损害,如小鼠鼻腔和支气管上皮有时出现合胞体巨细胞具有一定的特征性,可证实支原体存在。病理变化主要表现为关节及其周围组织中性粒细胞浸润,滑膜细胞轻度增生。随着病情发展,滑膜变得肥大,伴有大量淋巴细胞、浆细胞和巨噬细胞浸润。关节软骨的侵蚀可导致关节的严重破坏。用强毒力的支原体静脉内接种小鼠,可发生慢性关节炎。病理变化特点包括:① 在最初的急性期(持续约 2 周),关节和关节周围组织中性粒细胞浸润,轻度滑膜增生;② 在急性与慢性混合时期(3～10 周),急性和慢性炎症过程一起发生;③ 在慢性时期(11～38 周或更长时间),滑膜增生,单核细胞浸润,关节软骨破坏。

【防治】 动物饲养密度过高,饲养环境中氨浓度过高以及细菌或病毒的并发感染,会增加鼠群中的发病率。所以,预防本病应当降低动物饲养密度,杜绝其他疾病的感染。

第六节　实验动物寄生虫病

实验动物寄生虫种类繁多,具体可分为原虫、蠕虫和节肢动物,蠕虫又可分为吸虫、绦虫和线虫。本节主要介绍对实验动物影响最大的几种寄生虫疾病及其对实验研究的干扰。

一、蛲虫

蛲虫(oxyurids,又称 pinworm)主要寄生在草食动物和杂食动物体内,在肉食动物体内很少存在。感染大鼠及小鼠的蛲虫主要包括四翼无刺线虫、隐匿管状线虫、鼠管状线虫、鼠膀胱线虫等。

【流行病学】 蛲虫生活史中不需要中间宿主,虫卵通过粪便直接排出体外,与隐匿管状线虫和鼠管状线虫虫卵常存在于肛门周围皮毛处不同。每个雌性个体平均每天可排出虫卵17个,虫卵排出体外后常存在于粪便的黏液中,经过 5～8 天后才具有感染性。易感动物通过吞噬粪便后感染,潜伏期通常在 21～25 天。虫卵在宿主动物的盲肠内孵育,幼虫迁移至前侧结肠,成年的雌性与雄性个体交配后,雌性个体移行至结肠后端产卵。如此一个周期即为四翼无刺线虫的生活史。四翼无刺线虫的受精卵随粪便排出体外后 5～8 天才具有感染性,一旦宿主动物感染后潜伏期为 21～25 天。

【临床症状】 宿主动物感染蛲虫后会影响生长发育,尤其对断奶前的小鼠影响较严重,但多数蛲虫感染并不产生明显的临床症状,因此蛲虫感染的诊断缺乏明显的体表症状和特征,只有通过病原检测才可以准确诊断。

【诊断】 主要检测手段包括粪便漂浮实验、棉拭涂片法、ELISA 法和 PCR 法。由于虫卵是间歇性随受感染动物的粪便排出,可以在几个时间点或同一时间点对一批动物的粪便进行检测,以便实施更有效的监测。通过 ELISA 法可有效检测蛲虫虫体抗原血清抗体。分子生物学检测方法:在蛲虫感染的诊断中可以通过将特定的蛲虫基因做成基因芯片,寄生虫 DNA 经过 PCR 扩增后与芯片的探针进行杂交,然后通过扫描图像对结构进行分析判定。

【防治】 对蛲虫感染的动物需要及时进行清除和隔离,杜绝与健康动物进行接触;对新引入的动物需实施严格的隔离检疫制度,避免带虫动物进入常规饲养群体,以控制传染源。蛲虫虫卵可以通过飞沫渠道传播,应及时对饲养环境、笼具、设备和实验器具进行清洁和消毒,更换房间以及换笼工作台的高效过滤器,以切断其传播途径。蛲虫虫卵对干燥环境和很多消毒剂都具有抵抗性,因此较难清除,但是其对高温环境较敏感。对蛲虫感染动物的治疗主要使用芬苯达唑(fenbendazole),由于芬苯达唑不溶于水因此无法通过饮水添加进行给药,通常采用营养果冻添加的给药方式,推荐使用 150 ppm(1 ppm$=1\times10^{-6}$)浓度添加。

二、弓形虫

弓形虫病(toxoplasmosis)是由刚地弓形虫引起的一种世界范围内分布的人兽共患原虫病。主要特征是引起流产、死胎和胎儿畸形。刚地弓形虫的终末宿主是猫(家猫和野猫),中间宿主包括小鼠、大鼠、豚鼠、地鼠和人等其他哺乳动物。小鼠是主要中间宿主。

【流行病学】 本病传染源主要是患病动物和带虫动物,人类、实验动物及其他畜禽对弓形虫都有易感性。实验动物中以小鼠和地鼠最敏感,豚鼠和兔也能人工感染。此病主要经口、胎盘、皮肤和黏膜感染,秋、冬季和早春此病易发。

弓形虫在中间宿主体内进行无性繁殖,即增生和形成包囊的阶段。速殖子在细胞内增殖,形成没有囊膜的假膜。相反,缓殖子在真包囊内缓慢增殖,因此它对蛋白水解酶不敏感。包囊出现在组织中,以内出芽方式生长,代表着刚地弓形虫的休止期。包囊内含有大量新月状缓殖子,可在肌肉和神经组织内持续很长时间。

猫因吃进感染中间宿主组织或食入孢子化卵囊而被感染。食入缓殖子后,潜伏期为20～24天;食入速殖子,则为5～10天。在猫的肠内还可以发生裂殖生殖、配子生殖和卵囊形成等全部阶段。开放期约为14天,在此期间,猫可排出数百万卵囊。卵囊在潮湿的环境中可长期存活,并可抵抗酸、碱和大多数消毒药。

【症状】 弓形虫感染后常无明显临床症状。人感染后多数呈无症状的隐性感染。

【病理变化】 实验动物感染弓形虫后,少数动物有被毛疏松不整、淋巴结肿大、出现流产或死胎现象。

【诊断】 ① 病原学诊断:通过脏器涂片检查虫体,动物接种。② 血清学诊断:可采用色素试验、间接血凝试验、间接荧光抗体试验等方法。

【防治】 预防主要着眼于防止实验动物的饲料、饮水被猫粪污染,消灭野鼠。为避免人体感染,接触实验动物后要清洗消毒。治疗可用磺胺类药物和抗菌增效剂联合应用,效果较好。

三、球虫病

实验动物中易感染球虫的主要有兔、小鼠、豚鼠和猴;球虫亦可感染人,感染人的主要是等孢子球虫。兔球虫病是家兔一种重要的寄生虫病,病死率极高。主要以肠道传播的方式传播病原,动物食入被虫卵污染的饲料而感染。

【流行病学】 3月龄家兔最易感,且病死率高,感染途径大多通过饲料和饮水,仔兔在哺乳时因误食乳房上沾染的球虫卵囊而感染。此外,饲养员、工具、野鼠和苍蝇也可因机械地搬运球虫卵囊而传播球虫病。球虫病一般在多雨季节流行。

【症状】 肠球虫病主要在感染动物的回肠部发生黏液性炎症,慢性感染可见下痢样或水样稀便,粪便中带有洋葱样腐臭气味。肝球虫病主要寄生于肝脏,产生脓性病灶,病灶内有卵囊。动物感染球虫后可见消瘦、食欲不振、腹泻及贫血等临床症状。小鼠球虫病一般无症状,严重者可产生肾肿大和肾表面灰白色坏死灶。

【病理变化】 肝球虫病在肝表面和实质内有许多白色或淡黄色结节,压片镜检可见球虫裂殖子、裂殖体、配子体、卵囊等不同发育阶段的虫体。肠球虫病表现为肠壁血管充血,十二指肠扩张、肥厚,黏膜卡他性炎症,黏膜充血,有细小、散在的出血点。肠黏膜呈灰色,有许多细小的灰白色球虫结节。肠黏膜有小的化脓性坏死病灶。

【诊断】 根据流行病学资料、临床症状及病理解剖结果可初步诊断。通过饱和盐水漂浮法检查粪便中的卵囊可以确诊。

【防治】 发现球虫病可以选用磺胺药治疗,也可选用其他球虫药治疗。患病动物应立即采取隔离措施,注意环境卫生和防疫,笼舍要保持干燥。

四、体外寄生虫

实验动物常见体外寄生虫主要包括螨(mites)、蚤(fleas)、虱(lice)以及扁虱(ticks)等,常常引起实验动物皮炎、脱毛、剧痒、囊肿、瘦弱、贫血及繁殖力下降。

螨病是由疥螨和痒螨寄生而引起的一种实验动物慢性寄生虫病。特征性症状是皮肤发炎、剧痒、脱毛等，严重者可引起动物死亡。

【流行病学】 主要发生于冬季和秋末春初，健康动物可通过接触患病动物和带有螨虫的用具而感染，饲养人员也可起到传播作用。疥螨寄生于皮下、腹股沟及被毛深部；痒螨寄生于皮肤表面和外耳道内。

【临床症状】 嘴、鼻周围及脚爪发炎，动物表现不安、剧痒，会用脚搔嘴、鼻，患部结痂、变硬，病变部位出现皮屑和血痂患部脱毛，皮肤增厚失去弹性，形成皱褶。

【诊断】 根据流行病学和临床症状，结合病变部位皮肤刮取皮屑检查虫体，如发现大量螨虫虫体即可确诊。

【防治】 发现患病动物应立即隔离或淘汰，同时对动物笼具彻底消毒并保持房舍干燥通风。加强饲养管理和卫生防疫，增强动物的抗病力。治疗可采用阿维菌素、灭虫丁注射液，并采取内外结合的方法。

参考文献

1. James Fox，Stephen W. Barthold，Christian N. The mouse in biomedical research：diseases[M]. 2nd ed. America：Elsevier Inc，1998.

2. Mark A，Suckow. The laboratory rabbit，guinea pig，hamster，and other rodents[M]. America：Elsevier Inc.，2012.

3. Hrapkiewicz，Karen. Clinical laboratory animal medicine[M]. 4th ed. America：Wiley-Blackwell，2013.

4. James G，Fox. Laboratory animal medicine[M]. 2nd ed. America：Elsevier Inc，2002.

5. Goodroe A E，Baxter V K，Watson J. Guidance regarding sample collection and refinement of fecal flotation exam for the isolation of aspiculuris tetraptera[J]. J Am Assoc Lab Anim Sci，2016，55(5)：541 - 547.

6. Perec - Matysiak A，Okulewicz A，Hildebrand J，et al. Helminth parasites of laboratory mice and rats[J]. Wiad Parazytol，2006，52(2)：99 - 102.

第六章

常见实验动物生物学特性

本章主要介绍在医学实验动物学领域常用的实验动物，并详细阐述不同实验动物的生物学特性。通过这部分知识的学习将有助于实验人员在动物实验进行过程中采取科学合理的饲养管理方式，选择合适的实验动物种类以及使用有效的实验方法提高动物实验结果的准确性。通过了解动物的采食、睡眠、交配以及在饲养笼内的正常活动规律，将有助于对实验动物的日常观察，及时发现动物本身的异常状况，便于动物疾病的预防与治疗。

第一节 小 鼠

作为温血、体积小的哺乳动物，小鼠便于饲养和进行实验操作，已经广泛应用到生命科学研究的各个领域。小鼠具备繁殖周期短、繁殖效率高的特点。小鼠的遗传学和生理学特性研究已较为透彻，小鼠的遗传性状可通过基因工程手段进行人工调控。小鼠生命周期较短，有利于在较短时间内观察到生命事件的完整变化，其已成为生理学、行为学及遗传学研究的理想实验动物。目前，许多特殊品系以及基因工程小鼠已经广泛应用到肿瘤和遗传疾病的研究中，为解决人类疾病难题提供了理想的模型。

一、分类学

小鼠（*Mus musculus*，mouse）属于哺乳纲、啮齿目、鼠科、小鼠属。小鼠祖先由普通家鼠（小家鼠）演变而来。小家鼠原栖居在亚洲，随着人类交往输入欧洲。小鼠作为实验动物使用最早开始于18世纪，在19世纪已分别用作各种实验研究。经长期人工饲养和培育，世界上已育成500多个独立的近交系和远交群。小鼠是目前世界上研究最详尽的哺乳类实验动物，已在生命科学研究领域得到广泛应用。

二、远交系和近交系小鼠

远交系是指一个动物种群采用非近交繁殖的方式并且连续5代以上没有引进新的外部品种，由同一血缘品种的动物进行任意交配，在固定场所保持繁殖的动物种群。远交系小鼠保证了家族基因的稳定性，在种群内部虽然每个小鼠的基因组成有所差异，但是从种群总体基因构成来看却保证了小鼠在实验过程中的稳定性。例如，Swiss-Webster小鼠、ICR小鼠和Swiss Webster（CFW）小鼠均为远交品系。

近交系是指采用兄妹交配或亲子交配,连续繁殖 20 代以上而培育出来的纯品系小鼠。同一品系近交系小鼠具有基本相同的基因型,类似于孪生动物。在实验动物研究领域常用的近交系小鼠主要有:BALB/c(白化小鼠)、C3H(野生灰色小鼠)、C57BL/6(黑色小鼠)、DBA(褐色小鼠,最早的近交系小鼠)、FVB(白化小鼠)和 129(浅色腹部的野生灰小鼠)。不管远交系还是近交系小鼠,其应用取决于动物实验研究方向。

随着近些年基因编辑技术的发展,科学家们已经获得了大量基因编辑小鼠。很多疾病在正常小鼠上无法自发形成,因此基因编辑小鼠的出现为人类疾病的研究提供了理想的动物模型。例如,正常小鼠无法感染脊髓灰质炎,但是通过基因工程技术可使小鼠感染脊髓灰质炎病毒。基因敲除小鼠也广泛地应用到肿瘤和人类疾病研究中。同时也存在先天基因缺陷小鼠,如裸鼠除了无毛发,其免疫系统缺陷也是典型的生理特征,裸鼠主要应用在免疫系统疾病和肿瘤研究中。

三、解剖学和生理学

成年小鼠有 1 对上下门齿,口腔两侧分别为上下各 3 个臼齿。小鼠无犬齿和前臼齿,也无乳牙,直接形成成年牙齿,这可能与其生长周期短有关。小鼠门齿在其整个生命过程中会持续生长,因此在实验动物饲养环境中的小鼠须通过啃咬果壳、硬木或颗粒饲料来保证上下门齿的整齐。门齿过度生长,会导致小鼠出现咬合不正(malocclusion),发生口腔疾病以及影响正常采食。作为实验人员及饲养人员应及时观察该现象并采取措施,通常采用的方法为修剪生长过度的门齿,恢复其正常采食行为。如果口腔内侧牙龈出现损伤,在治疗后应饲喂相对柔软的饲料助其恢复。门齿的修剪并不是永久性地治疗咬合不正的方法,出现咬合不正的小鼠需定期进行修剪以保证其正常采食。

小鼠有 3 对唾液腺,分别为腮腺、颌下腺和舌下腺。食管位于气管背面,缺乏其他动物常见的黏液分泌腺体。胸腔内有气管、肺、心脏和胸腺。气管由 15 个白色环状软骨组成。心脏由左、右心房和左、右心室 4 个腔组成,心尖位于第 3、4 肋间。肺脏由 5 叶组成,右肺 4 叶(上、中、下叶和心后叶),左肺为 1 个整叶。

小鼠腹腔内有肝脏、胆囊、胃、肠、肾、膀胱、脾等器官。小鼠为杂食动物,胃为单室胃分前胃(贲门部)和腺胃(幽门部),有嵴分隔,前胃为食管的延伸膨大部分。胃容量小(1.0～1.5 ml),与草食性动物相比,肠道较短,盲肠不发达有蚓状突,肠内能合成维生素 C。肝脏分左、右、中、尾 4 叶组成。有胆囊。胰腺分散在十二指肠、胃底及脾门处,色淡红,不规则,似脂肪组织,若将其展开可清晰观察到其结构。肾脏位于背壁两侧,右肾稍高,呈赤褐色蚕豆状。膀胱位于腹腔后端,雄性经生殖孔通于体外,雌性通到尿道口。

小鼠通常排泄黑褐色米粒状的固体粪便,尿液呈清亮的黄色,并伴有强烈的刺鼻气味。小鼠的呼吸频率和心率较快,呼吸频率为 84～230 次/min,心率为 310～840 次/min(见表 6-1)。

啮齿类动物缺乏呕吐反射的神经通路,其食管和胃部的连接组织结构可阻止食物反流,导致小鼠和其他啮齿类动物都无呕吐现象,因此小鼠通常不用于与呕吐相关的实验。小鼠体积小,术前禁食、禁水容易导致其脱水和低血糖,及时补充饮水和饲料对其术后恢复非常重要。

表 6-1 小鼠的生理指标

参 数	正 常 值	参 数	正 常 值
体重/g	成年雄性：20～40		饮水：1.5 ml
	成年雌性：18～35	性周期间隔/d	4～5
	新生小鼠：1～1.5	繁殖形式	多求偶
体温/℃	37～37.2	妊娠周期/d	19～21
心率(次/min)	310～840	产仔数	4～12
呼吸频率/(次/min)	84～230	首次吃固体饲料时间/d	11～12
生命周期/年	1～3	断奶时间/d	21～28
日消耗量/每 10 g 体重	饲料：1.2～1.8 g		

四、性别和生殖特性

　　小鼠性别的确定一般采用观察比较肛门和生殖乳头间距离的方法。生殖乳头指雌性或雄性动物的外生殖器,在雄性动物为由阴茎和包皮组成,雌性动物主要为外阴部。大多数啮齿类动物,包括大鼠和小鼠,通常雄性动物肛门与生殖乳头的距离大于雌性动物,可以根据这个标准判定小鼠性别。在幼鼠性别判定过程中,通常要同时对比多个动物以确定性别。新生小鼠通过距离判定性别较难,需要通过观察雄性突出腹壁的睾丸或生殖乳突进行判断。

　　雌性小鼠的生理周期间隔为 4～5 天(见表 6-1)。在出生后 4～5 周将出现首次发情,但是一般第一次交配活动发生在出生后 50 天。雄性小鼠有精囊腺、凝固腺、前列腺、尿道球腺 4 对副性腺,其分泌物能营养、保护精子;且小鼠交配后留在雌鼠阴道内的雄鼠副性腺分泌物,在遇空气后凝固形成阴道栓(或者阴栓),具有防止精子倒流外泄的作用。阴栓一般可持续 16～24 h,有的长达 2 天。因此 24 h 内在外阴部或者笼内检查到动物的阴栓,可以作为判定小鼠是否受孕的依据之一,也可以较准确地推算小鼠胚胎发育的时间。如果未见到阴栓,可通过每天称量小鼠体重来判定怀孕。

　　雌性小鼠在分娩后 14～48 h 可出现再次发情,即产后发情。如果这个时期雄性小鼠仍然留在饲养笼盒内,雌性小鼠可能再次受孕。错过产后发情期,雌性小鼠再次受孕出现在仔鼠断奶后。小鼠妊娠周期为 19～21 天(见表 6-1),产后发情受孕的雌性小鼠会继续哺乳仔鼠,其分娩日期根据仔鼠的断奶时间会推迟几天。产后发情雌性小鼠再次分娩时,上一批次仔鼠应分笼饲养,以免拥挤和伤害新生仔鼠。

　　新生小鼠为粉红色,无毛发,双眼紧闭。出生后不久可以在仔鼠左侧腹部观察到一小块白色区域,通常称为乳斑(milk spot)。乳斑是新生小鼠饲喂状态的标志,出现乳斑的小鼠说明母鼠饲喂正常。仔鼠一般在 10～14 天开始睁眼和出现毛发。仔鼠出生后数天应避免笼盒更换等饲养活动的干扰,避免母鼠出现食仔现象。

　　一些近交系小鼠的繁殖能力低于远交系,其母性行为也不如远交系小鼠;同样的情况也出现在转基因小鼠种群。因此,近交系与转基因小鼠的繁殖工作应注意更多的细节。同时环境因素也是影响小鼠繁殖效率的主要因素。例如,光照周期的不稳定可以导致雌鼠动情周期出现紊乱,正常饲养光照周期为 12 h 明：12 h 暗,对繁殖种群可采取 14 h 明：10 h 暗。

噪声和振动也会对小鼠繁殖效率产生影响,最新的国家标准规定实验动物饲养环境噪声不超过≤65 dB。关于振动,目前还未有明确的标准界定,研究发现城市交通、施工建筑等振动环境下,小鼠的繁殖效率会出现明显下降。

五、标记与识别

对小鼠进行标记与识别有很多种方法,最常用的方法是采用笼盒卡片的方式。在笼盒卡片上可以标注丰富的小鼠信息,包括品种、品系、出生日期、繁殖信息、研究人员信息、课题编号等。单个小鼠的识别可以采用打耳号或者耳部标签的办法。随着科技的发展,也可以通过芯片移植的方法进行小鼠识别,在移植的芯片中包含着小鼠以及动物实验的必要信息,便于实验人员进行识别和统计。如需临时标记小鼠个体时,可采用记号笔或染料染色的方法在其毛发上进行标记。脚掌或尾部文身的方法也会应用到小鼠个体识别中。剪趾法通常应用于新生仔鼠的鉴别中,不用于成年小鼠的个体识别,此方法最好用于小于7日龄的新生小鼠,因为对这一年龄的小鼠使用剪趾法标记不良反应较小,不影响动物的行为学和健康福利。

六、行为学

小鼠为昼伏夜行动物,其白天和夜晚的交替活动现象比较普遍,通常在夜晚进行采食活动,其睡眠时喜欢将头埋到体弯内。小鼠的代谢率很高,在其清醒的状态下会保持活动状态,并不停地进行毛发打理,保持其平整和光滑。

不同的小鼠品系其性情会有差异,对那些性情易怒的品系,在其断奶后就应饲养在一起,避免成年后小鼠之间的打斗行为。在其他品系中,两性都很温顺。一般来说,雄性小鼠往往更具攻击性;在断奶时将雄性仔鼠饲养在一起,将有助于防止成年后动物的打斗行为。

群体饲养中,一只地位占优势的小鼠有时会咬掉或咀嚼其同笼劣势者的毛发,这种行为称为"剃毛"(barbering)。"剃毛"现象容易与皮肤病或寄生虫所致的掉毛混淆。在"剃毛"情况下,通常脱毛区域整齐,并且同一笼盒内小鼠的脱毛部位一致,这是区分"剃毛"与疾病状态下脱毛的主要标志之一。"剃毛"行为通常是无害的,只需对脱毛小鼠进行简单处理,同时将占主导地位的小鼠移除该群体,它通常会对新的同笼伙伴开始"剃毛",而为小鼠提供各种形式的环境丰富物可以减少这种行为。

七、疼痛、痛苦或疾病的症状

无论何种原因,生病或受伤的小鼠常常表现出相似的症状。只有识别这些症状,才可以在群体中确定生病的小鼠,从而得到兽医的关注。生病或受伤小鼠的常见症状包括以下几点。

(1)蓬松的毛发:生病或受伤的小鼠停止梳理自己的毛发,而使毛发很快变得蓬乱。

(2)背部弓起:生病的小鼠站立时其后肢靠近前肢,导致背部呈现圆形或驼背状。

(3)脱水:生病或受伤时小鼠的饮水频率降低或未饮水,并迅速脱水。脱水症状可能发生在拒绝饮水的12 h内,出现眼睛凹陷、皮肤皱褶增加等症状。

(4)活跃度下降:由于工作人员通常在白天检查小鼠群体,小鼠通常以傍晚和黎明最为活跃,往往很难确定小鼠是否活跃;常用的方法是轻轻敲击笼子或用较弱的光照进笼子,以唤醒小鼠而达到检查其活动水平的目的。

（5）眼睛或鼻子周围有红色污渍:在眼睛或鼻子周围堆积红色硬皮物质是由于卟啉的积累,该物质通常存在于动物的眼泪中。当动物受到环境压力紧张时,更多的卟啉被分泌,并且动物经常不再自我梳理,导致卟啉残留物的累积。白色小鼠更容易看到红色卟啉残留。

（6）体重下降:体重下降通常与身体健康状况下降有关。也就是说,脂肪和肌肉含量减少使骨骼更加突出,尤其是臀部。某些仔鼠如果不能像其他同龄鼠一样快速生长也会出现体重下降的现象。

（7）抓咬:小鼠会对受伤或病变部位反复舔舐,抓挠。

很多患病小鼠很难通过观察体表状态来监测,为了及时了解和发现患病动物,可以通过设立哨兵鼠制度或其他定期检测制度,及时了解动物群体的健康情况。

八、饲养和饮食

1. 饲养和饮食

实验小鼠通常自由饮水和采食。SPF 小鼠饮水需采用高压灭菌水或其他形式的灭菌水,饲料应采用标准的辐照颗粒饲料。啃咬颗粒饲料的过程有助于磨牙,从而预防咬合不正现象的发生。颗粒饲料通常放置在料斗（笼盒的金属网盖漏斗）中,以避免颗粒饲料放在笼盒底部被尿液和粪便污染。对手术恢复期及患病动物如不能啃咬颗粒饲料,可采用营养果冻饲喂,小鼠恢复采食能力后,需立即更换成颗粒饲料。

2. 饲养空间

小鼠为群居动物,通常根据笼盒底面积来判定饲养密度,目前使用的小鼠独立通气笼盒饲养密度通常为 4～5 只/笼。根据小鼠需要和研究类型,可以使用各种类型的笼盒系统。SPF 小鼠通常使用先进的独立通风笼盒系统,防止其暴露于环境中的病原体。同时,笼盒内部的空气循环可以减少粪便和尿液中水分的积聚,从而确保笼盒内的湿度和氨浓度。

九、环境丰富物

小鼠是一种社会性动物,最常见的环境丰富形式是群体饲养。其他环境富集源包括提供筑巢材料、用作遮蔽的结构（如小型管道和屋盖）以及可啃咬的材料（如木块）。

第二节　大　　鼠

大鼠（*Rattus norvegicus*,rat）属哺乳纲、啮齿目、鼠科、大鼠属,是褐家鼠的变种。大鼠体型在鼠类中虽属于较大型,但在实验动物中属于小型动物,其形态观察方便,实验结果比较一致,因此在营养学、毒理学、生理学和肿瘤学等研究中大量使用。另外,大鼠可自发形成某些疾病,如糖尿病和高血压,这一特性使大鼠在对应的人类疾病研究中具有重要的价值。

一、分类学

实验动物学研究领域最常使用的大鼠是由褐家鼠(褐鼠)演变而来。这个物种起源于中亚,最早栖息于中亚沼泽地,然后向世界各地迁移,17世纪初传到欧洲,18世纪中开始人工饲养并首次用于动物实验。

二、远交系和近交系大鼠

1. 远交系大鼠

(1) Wistar(WI)大鼠:白化品系,1907年由美国费城宾夕法尼亚大学 Wistar 研究所培育而成,现已遍及全世界。其个体特征:头部较宽,雄性耳朵比其他品系稍长,尾长短于身长。该种群性周期稳定,繁殖力强,产仔多,生长发育快,性情温顺,对传染病的抵抗力较强,自发肿瘤发生率低。

(2) Sprague - Dawley(SD)大鼠:白化品系,1925年由美国威斯康星州麦迪逊的 Sprague - Dawley 农场(后来成为 Sprague - Dawley 动物公司)培育而成,与 Wistar 大鼠相比具有生长快、产仔较高、头部狭长、尾巴与身体长度大约相同等特点。SD 大鼠抗病能力尤其对呼吸系统疾病的抵抗力强,自发肿瘤率较低,对性激素感受性高,常用作营养学、内分泌学和毒理学研究。

(3) Long - Evans(LE)大鼠:个体小于 Wistar 和 SD 大鼠,身上的皮毛通常是白色伴有黑色或棕色的斑块,头上的毛有颜色,因此通常被称为头巾鼠。

2. 近交系大鼠

用于实验动物的近交系大鼠主要有 Fischer 344 大鼠和 Lewis 大鼠(LEW)两种最常见的品系。Lewis 大鼠常被用于免疫学研究和糖尿病研究。Fischer 344(F344)于1920年由哥伦比亚大学肿瘤研究所培育而成,为国际上广泛使用的近交系大鼠,白化品系。F344 大鼠很适用于各种肿瘤学研究,是人类乳腺肿瘤、睾丸间质细胞瘤的良好动物模型,也可被广泛地用于毒理学研究和先天缺陷研究(畸形)及作为酮体尿症和视网膜退化和衰老研究的动物模型。

三、解剖学和生理学特征

大鼠和小鼠的一些解剖学特征相同。例如,大鼠不会发生呕吐,没有犬齿或前臼齿,有1对上、下门齿,及上下3对臼齿,门齿会不断生长,但臼齿不会持续生长;咬合不正也常发生,其处理方式与小鼠相似。

与小鼠一样,大鼠的眼泪和唾液中含有卟啉,所以在其痛苦或危险的时候,有时可以看见其眼睛周围和鼻子末端有红色或红褐色的物质。另一方面,大鼠比小鼠大得多,并且有特定的解剖学特征,如胆囊缺失,这点区别于小鼠。

大鼠唾液腺包括腮腺、颌下腺和大舌下腺,分别位于下颌骨后缘至锁骨的腹外侧、下颌骨后缘和胸腔入口的腹侧、颌下腺口侧。小唾液腺包括小舌下腺、颊腺、舌腺、腭腺。大鼠颈区肩胛部间沉积的脂肪组织呈腺体状,称为冬眠腺,在产热中起重要作用。胸腺为乳白色,由左、右2叶组成,位于腹侧纵隔头端胸骨下胸腔入口处。大鼠性成熟时胸腺最大,之后停止生长并逐渐退化。

心脏重量占体重的 1/30~1/20,由左心房、左心室、右心房、右心室组成。左心室发出主动脉弓,由此分出无名动脉、左颈总动脉、左锁骨下动脉。无名动脉又分出右颈总动脉和右锁骨下动脉。主动脉弓到心脏背侧沿脊柱下行,形成背主动脉,背主动脉再分支到髂部和四肢。大鼠心脏及外周循环与其他哺乳动物略有不同,其心脏血液既可来自冠状动脉,也来自起源于颈内动脉和锁骨下动脉的冠状外动脉。

气管由 23 个白色环状软骨组成,气管和支气管腺不发达,不适于作慢性支气管炎模型。肺脏为海绵状,淡粉色,位于胸腔中部,分为左、右两部分。左肺为 1 个大叶,右肺分为 4 叶(前叶、中叶、副叶及后叶)。

胃由前后两部分组成,前胃为无腺区,后胃为有腺区,前后两部分由一个界限嵴分开,食管通过界限嵴的一个褶进入胃小弯,此褶是大鼠不能呕吐的原因。肠道分为十二指肠、空肠、回肠、盲肠、结肠和直肠,其中小肠最长,盲肠较长。

肝脏呈紫红色,占体重的比例大,约为体重的 1/25,由 4 叶组成(右侧叶、中叶、左叶和尾叶)。肝脏的再生能力强,经部分肝切除术后仍可再生。成年大鼠切除 2/3 肝,在 1 周内肝脏生长最快,3 周内肝脏重量可恢复到接近正常。大鼠无胆囊,各肝叶的胆管会合成胆总管,开口于十二指肠,受十二指肠端括约肌的控制,适合作胆管插管模型。胰腺位于胃和十二指肠的弯曲处,呈淡粉色,形状不规则,分散成树枝状,似脂肪。

肾脏为暗红色蚕豆状,位于腹腔背侧脊柱两侧。每侧肾脏均与一条白色细长的输尿管相连,输尿管下接膀胱。肾脏前端有米粒大的肾上腺。大鼠垂体附着在漏斗下部。

大鼠粪便坚实,呈深棕色、两端圆形的细长的一团;尿液为黄色、清透的液体。

四、性别和生殖特性

与小鼠一样,雄性大鼠肛门与生殖器的距离约是雌性的 2 倍,有可见的睾丸和凸起的生殖器乳头,尤其是成年雄性大鼠的睾丸在尾部和阴茎之间明显突出。

雄性大鼠在出生后 40~60 天达到青春期,雌性大鼠在出生后 40~49 天达到青春期(见表 6-2),成年后的一对大鼠在 65~110 天就可交配生产仔鼠。雌性的发情周期持续 4~5 天。与小鼠一样,于交配后 12~24 h,在阴道内或在笼子的地板上可以发现阴栓。

表 6-2　大鼠的生理指标

参　数	正　常　值	参　数	正　常　值
体重/g	成年雄性:300~500 成年雌性:250~300 新生鼠:5~6	性成熟/d	雄性:40~60 雌性:40~49
		性周期持续/d	4~5
体温/℃	35.9~37.5	性周期类型(实验室条件下)	非季节性常年发情
心率/(次/min)	250~450	妊娠周期/d	21~23
呼吸频率(次/min)	70~115	产仔数	8~14
生命周期/年	2.5~3	首次吃固体饲料时间/d	14
日消耗量/(每 10 g 体重)	饲料:5 g 饮水:8~11 ml	离乳期/d	20~21

大鼠交配通常有两种方法：一雄一雌和一雄多雌。采用一雄多雌的方式合笼时，当雌性被确定怀孕，必须将雌性从笼中取出，如果将怀孕的雌鼠仍留在笼子里，则可能发生不同雌性出生的后代混合在一起，导致无法分辨。大鼠妊娠通常持续 21~23 天。雌性大鼠分娩后 48 h 内有一个产后发情期，如果在此期间没有怀孕，那么断奶后 2~4 天又开始发情。仔鼠出生时皮肤呈粉红色，无毛发，无独立生存能力；大约在 1 周龄时张开眼睛，生长毛发；一般在 20~21 日龄时断奶。大鼠食仔现象比小鼠少见。

五、标记与识别

与小鼠的标记和识别方法相同，笼盒卡片用于识别单个笼盒；剪耳打孔、耳标、芯片植入、尾部文身以及彩色标记都可以用来识别个体大鼠。剪脚趾标记的方法仅限于新生大鼠，且在没有其他可行的识别方法情况下方可以使用，同时须通过所在机构的实验动物管理委员会科学地判断和审核。

六、行为学特征

大鼠为昼伏夜动型动物，其进食、配种及分娩等活动多在夜间进行。大鼠在 24 h 内约有 14 h 为休息、睡眠时间，约有 10 h 为活动时间。其活动是伴有代谢波动的周期性节律，活动的高峰出现在傍晚后 1~2 h，另一个高峰出现在黎明前，这时处在非常活跃的阶段。

大鼠喜欢啃咬，性情温顺，抗病力强及嗅觉敏锐。但它们对环境中的粉尘、氨气和硫化氢等十分敏感，这些因素在长期慢性刺激下，可引起大鼠肺部大面积的炎症。大鼠对噪声十分敏感，噪声容易导致其内分泌紊乱、性功能减退、食仔或死亡。相对湿度低于 40% 时，大鼠易患环尾病，还会引起哺乳母鼠食仔现象。哺乳期的母鼠性格比较敏感，会主动咬人。行为表现多样，情绪反应敏感，易接受通过正负强化进行的多种感觉指令的训练。大鼠的汗腺和小鼠一样极不发达，仅在爪垫上有汗腺，尾巴则是散热器官。当周围环境温度过高时，大鼠可自行流出大量唾液调节体温，当唾液腺功能失调时，大鼠易中暑甚至死亡。虽然大鼠在白天和晚上的活动可以交替发生，但是它和小鼠一样属于夜间动物，所以它们绝大部分是在晚上最活跃的时候进食。打斗和"剃毛"现象与小鼠相比要少见得多，所以雄性大鼠通常可以饲养在一个笼盒。

七、疼痛、痛苦或疾病的症状

患病或受伤的大鼠可能有下列症状：① 皮毛起皱；② 背部隆起、弓身的姿势；③ 脱水（显示皮肤皱褶增加和动物活动减少）；④ 卟啉染色（红色的眼眶）；⑤ 体重下降。

八、饲养和饮食

和小鼠一样，大鼠通常以自由采食的方式进食、饮水。针对 SPF 大鼠需饲喂辐照灭菌的颗粒饲料，以及通过自动给水系统或水瓶提供的纯化、酸化和氯化水。

九、环境丰富物

大鼠同样是社会性的动物，应该配对或者成组饲养。大鼠不像小鼠那样喜欢撕咬，所以筑巢的丰富物应选择容易搭建的材料,如细纸条等,大鼠还喜欢躲在有庇护的地方和啃咬有嚼劲的材料,如木块等。

第三节　仓　　鼠

仓鼠是一种中小型啮齿类动物,几乎无尾,有光滑短毛。用于实验动物的最常见仓鼠品种是金(黄)地(仓)鼠(*Mesocricetus auratus*,golden hamster)。金黄仓鼠属于哺乳纲、啮齿目、仓鼠科、仓鼠亚科、金仓鼠属,也称叙利亚仓鼠。野生金(黄)地(仓)鼠主要分布在欧洲和亚洲中东地区,广泛应用于微生物学、肿瘤学等生命科学领域的研究。

仓鼠受自发性疾病的影响相对其他啮齿类动物少,并且个体成熟得快,生命周期短,这使得研究人员很容易研究其整个生命周期。同时仓鼠具有一些特殊的解剖学和生理学特征,如颊囊,使它们成为一个重要的实验动物模型。由于仓鼠患糖尿病具有遗传性,因此被广泛用于糖尿病的研究。仓鼠也用于癌症研究、遗传学研究以及牙科研究。龋齿模型也可以很容易地通过改变仓鼠的饮食被诱导。

一、分类学

金黄仓鼠或叙利亚仓鼠是最常用的仓鼠种类,用于研究的其他仓鼠还有中国仓鼠、欧洲黑腹仓鼠、条纹毛足仓鼠和亚美尼亚仓鼠。中国仓鼠具有染色体大、数量少(仅 11 对)且易识别的特点,特别适合做细胞学研究,是研究染色体畸变和复制机制的极好材料。

二、解剖学和生理学特征

1. 解剖学特征

(1)颊囊:仓鼠最不寻常的特点是它的颊囊。颊囊是嘴两侧的薄囊组织,可以扩展和填充面颊。该薄囊组织犹如袋子可用来存放饲料、草垫或筑巢等材料;受到惊吓的母鼠甚至会用颊囊来隐藏它的新生仔鼠。由于这些颊囊组织很薄,因此将薄囊外翻麻醉仓鼠时其血管清晰可见;同时这些血管很容易在显微镜下检查,可用于循环系统的研究。颊囊壁薄,具有发育良好的血液循环系统,除用于血管生理学和微循环研究外,还由于颊囊淋巴管有显著缺失,缺少组织相容性反应,使仓鼠的颊囊成为肿瘤和组织移植研究的理想部位,即外来组织移植到颊囊不会像移植到其他部位因存在免疫细胞而被排斥。

(2)胃:与其他啮齿类动物不同的是,仓鼠有一个可分为 2 个隔室的胃。非腺体型前胃通过一条狭窄的通道与腺体型胃相连。仓鼠的前胃组织与一些反刍动物相似,一些研究人员推测,前胃是作为发酵室来帮助消化的。

(3)腺体器官:腰窝腺是仓鼠的另一个解剖学特点。这些腺体位于背部左右两侧的侧翼,成熟的雄性仓鼠这些区域因有明显的黑色刺毛而呈黑色深染;而雌性仓鼠的毛发相对柔软而不明显。这些腺体分泌一种麝香样的液体,这可能与性吸引和领土标记有关。仓鼠往往花很长时间梳理这些腺体周围的毛发。

(4)肠道:仓鼠的肠道微生物平衡很容易被环境刺激所干扰,如实验人员的操作和饮食的改变等因素。当肠道菌群被破坏时可能会引起某些微生物过度生长,从而导致肠道炎症(肠炎)。这种肠道敏感性在研究中得以应用,如通过肠道疾病创建微生物疫苗。如对仓鼠使用抗生素,会破坏其肠道菌群,甚至致命。

2. 生理学特征

(1)昼夜节律:仓鼠是夜间活动的动物,具有非常独特的生物(昼夜)节奏。仓鼠的激素水平和其他生理分子水平的波动具有很好的遇见性。夜间,仓鼠也会在跑步轮上跑步,研究者通过记录跑步轮的运动情况,研究仓鼠的昼夜节律。研究者也可通过操控房间的光周期改变仓鼠的生物节律。

(2)冬眠:当室温下降到 5 ℃时,仓鼠会降低新陈代谢并进入一种冬眠样状态。在这种状态下,随着体温降低仓鼠变得迟钝、僵硬,这种状态是对冬季食物来源有限、节省体能的一种自然反应;冬眠中仓鼠可以通过升高环境温度而被唤醒。因为仓鼠具有冬眠能力,是研究冬眠和冷适应的重要模型。

三、性别和生殖特性

成年雄性仓鼠很容易与雌性区别,雄性睾丸明显,使其身体后端有更显突出的外观。有关雌性仓鼠的发情周期和妊娠期数据如表 6-3 所示。

在雄性和雌性合笼过程中,如果在 5 min 内没有交配发生,或者如果雌性变得凶猛而有攻击性,立刻将雌性仓鼠从笼中取出。如果发生交配行为,雌性仓鼠则可暂留在笼子里直到下一个光周期开始。阴栓可在交配后几小时发现。如采用一雄多雌合笼方式,怀孕的雌性至少于分娩前 2 天从笼子里搬离,若采用一雄一雌的合笼方式,雌性和雄性断奶后(在变得有攻击性之前)应立即放置在一起避免打斗。合笼后大约从 30 天开始平均每 35～40 天可以产生一窝幼仔。

表 6-3 仓鼠的生物学指标

参 数	正 常 值	参 数	正 常 值
体重/g	成年雄性:85～130 成年雌性:95～150 新生仔鼠:1.5～3	性成熟/周	雄性:4～6 雌性:4～5
		性周期持续/d	4～6
正常体温/℃	37～38	性周期类型(实验室条件下)	无季节性常年发情
心率/(次/min)	250～500	妊娠期/d	15～18
呼吸速率/(次·min)	35～135	每窝产仔数	4～12
寿命/年	1.5～2	开始进食固体饲料/d	7～9
每日消耗量/每 100 g 体重	饲料:10～12 g 饮水:8～10 ml	离乳时的年龄/[(d)/体重(g)]	21～28/35～40

四、筑巢

筑巢对幼仔的生存非常重要,仓鼠分娩前为其提供筑巢材料十分必要。当母仓鼠受到干扰时,仓鼠可能会试图将其幼仔隐藏在颊囊里。如果发生这种情况,应将雌性仓鼠单独放置，当仓鼠感觉到危险已经过去，就可以吐出其幼仔。初产的仓鼠在产后的几天受到打扰时，往往会出现食仔现象。为减少食仔现象，母鼠和新生仔鼠不宜被打扰，直至分娩后7天。

五、标记与识别

仓鼠的识别方法有耳标、剪耳打孔、毛皮临时标记或电子芯片植入等方法。

六、行为学特征

仓鼠是最常见的夜间活动的实验用啮齿类动物。白天，仓鼠在笼子较暗区域内蜷作一团睡觉；群组饲养时往往挤成一堆。与其他作为实验动物的啮齿类动物相比，仓鼠非常好斗。通常雌性在群体中占主导地位且群体中个体较大动物支配较小动物，一旦形成这种从属关系，群体将会趋于稳定，从而使仓鼠在相对和平中共同生活。

七、疼痛、痛苦或疾病的症状

如同其他啮齿类动物一样，仓鼠可能会出现许多疼痛、痛苦或疾病的征兆。常见的症状包括以下几点：① 驼背；② 皮毛粗糙；③ 软便或腹泻；④ 体重下降（脊椎突出和侧腹凹陷）；⑤ 反应迟钝；⑥ 活动减少；⑦ 呼吸变浅；⑧ 表皮（或黏膜）苍白。

这些疾病症状可能会突然出现或逐渐发展，如果观察到其中的任何迹象，都应立即通知兽医对动物进行评估。

八、饲养和饮食

由于仓鼠喜欢打洞和筑巢，所以应在笼子里提供相应的筑巢材料。仓鼠善于从笼子里逃脱，所以笼子的顶盖必须牢牢扣紧。笼子里不能有裂缝或孔洞，否则仓鼠会沿着裂缝或空洞啃咬出逃脱的路径。

仓鼠通常采用自由采食的方式饲喂饲料和饮水。仓鼠是一种有洁癖的动物，它们通常选择一个角落堆放排泄废物，另一个角落储存饲料。饲料会被仓鼠放在没有粪便和尿液污染的笼底，尤其在仓鼠幼仔（7～9 日龄）刚开始吃固体饲料时，可能还够不到笼顶的料斗。

九、环境丰富

仓鼠的环境丰富物除垫料和筑巢材料外，还包括箱子、管道等可攀爬物品。仓鼠能熟练地使用运动轮、爬杆和笼盖进行攀爬。

第四节 沙 鼠

沙鼠（*Gerbillus iaterma*，gerbille）也称为"沙土鼠"或"沙漠之鼠"，属于哺乳纲、啮齿目、鼠科、沙鼠亚科、沙鼠属。沙鼠包括110个亚种，主要分布于亚洲、非洲和印度等沙漠和干旱地带。20 世纪 60 年代开始作为实验动物广泛应用于生物医学研究。目前,长爪沙鼠在国外已建成封闭群,并建立了近交系。国内也有单位大量饲养繁殖并建立了封闭群,正在加速实验动物化过程中。

沙鼠常被用于研究卒中和癫痫,随着年龄的增长沙鼠容易发生龋齿(蛀牙)和牙周疾病,因此沙鼠也被用于牙科研究。

一、分类学

长爪沙鼠(Meriones unguiculatus Milne-Edwards)也叫蒙古沙鼠,是实验动物常用的品种。长爪沙鼠是体型大小介于大鼠和小鼠之间的中小型鼠类,外形与子午沙鼠相似,成熟期体重不超过 100 g(32～113 g)。其易于饲养,性情温和,对环境变化的适应能力较强,自然疾病发生率低。大多数沙鼠毛色呈褐色,但也有其他颜色的沙鼠,如黑色和白色。

子午沙鼠(meriones meridianus)原产于阿富汗、中国、伊朗、阿塞拜疆、哈萨克斯坦、吉尔吉斯斯坦、蒙古、俄罗斯、塔吉克斯坦、土库曼斯坦和乌兹别克斯坦的沙漠。其主要在夜间活动,是一种中等大小的沙鼠,头部和身体的长度为 95～134 mm,体重为 30～60 g。身体上半部分为淡黄灰色、灰褐色或深棕色,毛基部有黑色。腹部为白色,胸部有浅棕色条纹。尾巴上面是棕色或赭色,下面稍苍白。爪子为白色,后脚的脚底有浓密的毛,所以看不到裸露的皮肤。

二、解剖学和生理学特征

沙鼠尾巴长满被毛并常在尾尖部集中成毛簇。后肢长而发达,可做垂直与水平的快速运动。沙鼠中腹部有一个卵圆形、棕褐色的无毛区域称为腹标记腺或腹标记垫,雄性沙鼠的腹标记腺较雌性沙鼠大且出现得早。

沙鼠比仓鼠身体更长、更苗条。沙鼠有很强壮的后腿和跳跃能力,以及有一个很长的软毛覆盖的尖端成簇的尾巴。雄性和雌性沙鼠在其腹部都有大量的皮脂腺即腹部标记腺体,此腺体受性激素控制,被一个独特的腹部脂肪垫所覆盖,且雄性腺体更大些。该腺体分泌物用于领土标记和幼仔识别,同时还可以产生异性吸引力。

沙鼠的肾上腺重量几乎为大鼠的 3 倍,产生的皮质甾酮多。沙鼠脑底动脉环后的交通支缺损,它是研究人类脑血管疾病的理想模型。沙鼠的自发性癫痫具有遗传性,癫痫的发病率为 20%～50%或更多,这与沙鼠的不同品种有关。癫痫发作始于 2 月龄左右,可由突然的噪声或处理诱导发病。

沙鼠没有犬齿和前臼齿,有 1 对上下门齿和两侧各有 3 对上下臼齿。沙鼠的门齿不断生长,但臼齿并非终身生长。咬合不正现象偶有发生,其临床表现和治疗与大、小鼠相似。

三、性别和生殖特性

如同其他大多数啮齿类动物,雄性沙鼠肛门与生殖器的距离比雌性大。雌性沙鼠也可产后发情,可以在哺育幼仔时怀孕。在这种情况下,胚胎的着床可能会推迟,妊娠期可能会延长至 48 天。在雌鼠的育龄期中,可以生产 7 次或更多。

长爪沙鼠性成熟期为 10～12 周,性周期为 4～6 天。繁殖以春、秋季为主,每年 12 月和 1 月基本不繁殖。初生仔鼠生长发育较快,雌鼠通常 5～6 个月即可交配生育。沙鼠交配多发生在傍晚和夜间,妊娠期为 24～26 天,哺乳期约为 21 天。成年雌鼠 1 年可繁殖 3～4 胎,通常每胎 5～6 只,最多 12 只。人工饲养条件下,沙鼠一生的繁殖期为 7～20 个月,最高可繁殖 14 胎,寿命 2～4 年(见表 6-4)。

表 6-4 沙鼠的生物学指标

参　　数	正　常　值	参　　数	正　常　值
体重/g	成年雄性:65～130 成年雌性:55～133 新生仔鼠:1.5～3.5	性成熟/d	雄性:70～85 雌性:65～85
		性周期次序/d	4～6
正常体温/℃	37～39	性周期类型(实验室条件下)	无季节性常年发情
心率/(次/min)	260～600		
呼吸速率/(次/min)	70～120	妊娠期/d	24～26
寿命/年	2～4	每窝产仔数	1～12
每日消耗量/(每 100 g 体重)	饲料:5～8 g 饮水:4～7 ml	开始进食固体饲料/d	16
		离乳时的年龄/d	21～28

一雄一雌是沙鼠的最佳合笼方式。在配对关系的建立过程中,可能会发生严重的打斗甚至死亡。交配后,雌性阴道内有阴栓形成,但通常因阴栓太小、位置又在阴道内太深而难以检测。雌性的卵巢囊肿发病率高,可能会使沙鼠提前停止繁殖。

四、标记与识别

与其他啮齿类动物相同,通常使用笼盒卡片来识别沙鼠笼盒。另外,还可用皮下植入微芯片、耳标、剪耳打孔和彩色标记皮毛等方法用于个体识别。

五、行为学特征

沙鼠喜好干净,性情温顺,具好奇性。沙鼠是一种最不具攻击性、最容易操作的啮齿动物之一。在圈养过程中,沙鼠在白天和黑夜都有活动和休息的周期,沙鼠的活动高峰期是在黑暗周期中。活动期间,它们筑巢,在垫料中挖掘打洞,用爪子迅速挠抓笼子的一侧,为其同居伙伴梳理毛发。沙鼠也花大量的时间梳理清洁其腹侧标记腺。当沙鼠受惊时,可能会“冻结”,呆立不动,或有癫痫发作。如前所述,配对的沙鼠在进入青春期后经常打斗。但是当沙鼠达到性成熟时,即使在同一个笼子里,其打斗次数也会减少。同居时间较长的一对沙鼠会建立亲密的关系。如果其中 1 只死亡,剩下的那只沙鼠可能会产生严重的抑郁症并拒绝进食。

六、疼痛、痛苦或疾病的症状

同其他啮齿类动物,无论是什么原因导致的疾病或受伤,沙鼠往往显示出相似的临床症状。常见临床症状包括皮肤皱褶、耸肩弓背的体态、活动减少和重量损失。

七、饲养和饮食

沙鼠经常靠后肢直立,因此笼盒必须使用有坚实底部和符合沙鼠站立高度的笼盒。由于沙鼠是沙漠中的啮齿类动物,其排泄的尿量少、粪便干燥。即使饲养在不通风的笼子里,换笼次数也可延长换笼周期间隔。除商品化饲料和干净的饮水外,还可添加水果和蔬菜等。

沙鼠饲养时的环境温度需保持在 10～25 ℃,若超过 25 ℃沙鼠易生病死亡,相对湿度以 50%～70%为宜。一般每笼饲养 1 对沙鼠,笼具应保持清洁,定期消毒。沙鼠喜食蔬菜和水果,可在颗粒饲料基础上,加喂一定量的蔬菜。

八、环境丰富物

沙鼠笼内环境丰富物的材料与大、小鼠相同。因为沙鼠具有挖掘的能力,所以垫料需要铺得厚些。

第五节　豚　　鼠

豚鼠(*Cavia porcellus*,Guinea pig)也称为天竺鼠、葵鼠、荷兰猪、几内亚猪,是一种起源于南美洲的啮齿动物。长期以来,豚鼠是由印第安人饲养的,在南美一直被当作食物。它们与小鼠、大鼠、仓鼠和沙鼠是不同的啮齿类动物。这些非常温顺的动物很少与同笼笼伴打架,也很少咬它们的饲养员。

在科学实验中使用豚鼠的历史至少可以追溯到 17 世纪。豚鼠首先被用来检查解剖结构,而后被广泛用于血清和抗毒素检测;它们还被用于糖尿病、营养和皮肤病的实验。在研究中,豚鼠最广泛的用途是传染病诊断,特别是肺结核。

一、分类学

豚鼠属哺乳纲、啮齿目、豚鼠科、豚鼠属。常用的实验室品种包括远交系:来源于英国品种的白化品系——顿金-哈德莱。另外还有 3 种近交系:近交系 2 号和近交系 13 号为三色豚鼠;IAF 品系为无毛豚鼠。

1. 顿金-哈德莱(Dunkin‐Hartley)豚鼠,白色,远交系

1926 年,由 Dunkin 和 Hartley 两人用英国种豚鼠培育而成,白色、短毛、红眼,主要用于营养学、微生物学及免疫血清学等实验中。英国种豚鼠主要有 4 个亚种:顿金-哈德莱(Dunkin Hartley)、哈德莱(Hartley)、勃莱特-哈德莱(Pirbright Hartley)和短毛种(Shorthair),其体征表现为:毛短,健壮,毛色有纯白、黑色、棕黑色、棕黄色、灰色等。不同毛色的英国种豚鼠杂交可形成不同的变种,如纯白色、黑色和棕色等。通过杂交获得的豚鼠被毛颜色多样,但基本是棕黄、黑、白 3 种颜色,并形成不规则的斑点,称三色豚鼠,也可能存在二色或单色豚鼠。

2. Strain2(ST2。NO：2，2／N)豚鼠，三色，近交系

1906 年引自美国农业农村部，在 1915 年 11 代时，赖特(Wright)采用兄妹交配繁殖；1933 年繁殖 33 代后，改为随机交配直至 1940 年；1940 年，赫丝顿(Heston)继续采用兄妹交配维持，1950 年引入美国国立卫生研究院(NIH)并分送世界各国。其毛色为三色(黑、红、白)，大部分在头部。

二、解剖学和生理学特征

豚鼠体型短粗而圆，尾巴几乎不可见，头较大，耳朵短，鼻子钝，上唇分裂。豚鼠耐冷而不耐热；湿度应保持在 30％～70％。

与鼠科的啮齿类(如小鼠)一样，豚鼠只有 1 对上、下门齿，嘴两边各有 3 对上下白齿。豚鼠没有犬齿、前磨牙和乳牙。与小鼠不同，豚鼠的磨牙和门牙终身不断生长。错位咬合时，白齿能在门牙前长出。白齿的过度生长会阻碍下颌张开。所以，错位咬合发生时必须向兽医人员报告，以便对此进行适当地治疗。

豚鼠的耳壳大，听力特别敏锐，能识别多种不同的声音，特别是对 700～2 000 周/s 的纯音最敏感，所以豚鼠常用于听觉和内耳疾病的研究，以及噪声对听力的影响、耳毒性抗生素的研究。当有尖锐的声音刺激时，常表现耳郭微动。

豚鼠肝脏分 4 个主叶和 4 个小叶。肺脏分 7 叶，右肺 4 叶左肺 3 叶。豚鼠胃容量为 20～30 g，以草食性饲料为主。豚鼠嚼肌发达而胃壁薄，肠道长度为体长的 10 倍，盲肠特别发达，占整个肠道容积的 65％。豚鼠每天的食物中需提供近一半含营养的纤维性草类饲料，以满足盲肠的容积。肠道内的细菌有助于将纤维性饲料转化成营养，豚鼠的大部分营养来源于肠道的发酵过程，因此其对肠道菌群的变化特别敏感，某些抗生素能迅速破坏豚鼠的肠道菌群，从而导致动物死亡。豚鼠体内缺乏左旋葡萄糖内酯氧化酶，其自身不能合成维生素 C，需要一定量含维生素 C 的饲料。正常豚鼠的粪便是坚实、黑色的颗粒，比大鼠的粪便颗粒稍大。尿液呈乳白色至黄色，稍浑浊、浓稠。

豚鼠血清中补体丰富，在优越的饲养条件下补体更丰富，出生后即有免疫能力，豚鼠群体中很少见自发性肿瘤。豚鼠对结核杆菌、布氏杆菌、钩端螺旋体、白喉杆菌、Q 热病毒、淋巴细胞性脉络丛脑膜炎病毒等较敏感；对组胺和刺激性气体很敏感，其迟发性超敏反应性与人类相似。

和鼠科啮齿类动物一样，豚鼠不呕吐，因而也不需要在短期麻醉前禁食。然而，由于豚鼠口腔颊囊中的食物会干扰插管的放置，通常在咽插管前需要禁食。

三、性别和生殖特性

雄性豚鼠一般比雌性豚鼠体型大(见表 6-5)。除了这种体型差异外，雄性和雌性豚鼠在外观上差别不大。与大多数啮齿类动物不同，肛门的位置在异性中都非常接近生殖器。但雌雄个体的生殖乳头的开口形状呈现不同：在雄性中呈圆形，雌性呈"Y"形。在鉴定性别时需要在腹股沟处按压，雄性的阴茎会突起。同时由于睾丸可以在阴囊和腹部之间自由移动，当雄性处于直立位置时睾丸会下降到阴囊，因此，这种肉眼可见的变化也可以成为验证动物性别的方法之一。

表 6 - 5　豚鼠的生物学指标

参　数	正　常　值	参　数	正　常　值
体重/g	成年雄性：950～1 200 成年雌性：700～850 新生仔鼠：85～95（一窝 3～4 只仔鼠时）	性成熟/周	雄性：8～10 雌性：4～5
		性周期持续/d	13～21 天
		性周期类型（实验室条件下）	无季节性常年发情
正常体温/℃	38.5～39.9		
心率/（次/min）	230～380	妊娠期/d	59～72
呼吸速率/（次/min）	42～104	每窝产仔数	2～5
寿命/年	4～5	开始进食固体饲料/d	2～3
每日消耗量/每 100 g 体重	饲料：6 g 饮水：10 ml	离乳时的年龄（d）/体重（g）	14～28/180

四、繁殖特性

豚鼠可以全年繁殖，每年可生产多达 5 窝。交配通常发生在晚上，可以通过找到阴栓来确定交配行为是否发生。雌性在怀孕期间体重可能会增加 1 倍，并且会出现极大的腹部膨大。雌性豚鼠首次生产必须在 7 月龄前，如 7 月龄前未生产，其骨盆可能在 7 月龄后分娩前闭合；当骨盆骨闭合后，分娩过程会缓慢而困难，对母体和仔鼠都可能是致命的。如果雌性在 6 月龄以前繁殖，骨盆骨可以移动并易于分娩，更便于后续的繁殖活动。

豚鼠自然流产和死胎现象很常见。产后发情通常在分娩后 2～15 h 内发生。与大多数其他啮齿类动物不同，豚鼠先天发育完全，这意味着它们出生时会完全睁着眼睛，且能够在出生后数小时内跑动。虽然幼仔在 2～3 日龄时即可开始吃固体饲料，但仍需要哺乳，并在出生后 14～28 天断奶。

五、标记与识别

与小鼠、大鼠一样，通常使用笼盒卡片来识别豚鼠。豚鼠个体还可以用耳标、微芯片、文身或毛皮染色来识别。皮毛染色法必须定期用染料重新涂抹皮毛。耳标法是识别豚鼠个体最常用的方法。

六、行为学

豚鼠的四肢短小且身体粗壮，这种体型使其难以攀登，且不会跳跃，因此饲养笼盒无须加顶盖。但当豚鼠兴奋时，也可能会在空中进行几次类似"蹦爆米花"一样的连续跳跃。豚鼠很容易受到惊吓，必须慢慢接触以避免引起恐慌反应，从而导致动物自身受伤。豚鼠视力较差，但听觉和嗅觉发达。发声是豚鼠沟通的主要手段，它们使用各种声音：例如，兴奋时发出比较高而响亮的口哨声；满足时发出类似猫叫的声音；在群体饲养环境中，如果发出低沉的隆隆声则表示其在群体中的领导地位；豚鼠还会在追逐中发出喷气声和呜咽声，同时用哒哒哒声（快速频繁咬牙同时抬起头）作为警告信号；如果豚鼠感觉到痛苦或遭遇危险时会发出长声尖叫。豚鼠会浪费大量饲料，它们常常坐在饲料碗或喂食器内排尿和排便，因此，使用悬挂的料盒和水瓶可以防止动物的排泄物污染食物和饮水。此外,豚鼠有习惯将部分咀嚼的饲料吹入水瓶吸管,往往导致吸水管道堵塞。"剃毛"现象也会出现在群养的豚鼠中。群体中地位占优势的豚鼠会啃咬同笼占劣势的同伴的毛发,留下裸露斑秃块。

七、疼痛、痛苦或疾病的症状

当发生剧烈疼痛或害怕受伤时,豚鼠会发出长而锐的尖叫声。熟悉豚鼠不同的发声很重要,从而可以区分正常发声与指示疼痛或困扰的发声。豚鼠可能会舔、咬,或摇动某个不舒服的区域。毛发蓬乱、背部弓起、坐立不安和不停走动是豚鼠遭受痛苦的表征。

八、饲养和饮食

豚鼠的睡眠除了需要避免强光之外,没有任何明显的生物规律的节律模式。饲养环境通常保持在 12 h 明亮、12 h 黑暗的光照循环。豚鼠易患呼吸系统疾病,因此应避免环境温度大幅度变化,同时应减少垫料的粉尘含量。豚鼠会产生大量的尿液和粪便,因此,相对于其他啮齿类动物,豚鼠饲养时需要更频繁地更换饲养笼盒和清洗。

豚鼠自身不能合成维生素 C,必须从饲料中获取。维生素 C 缺乏饮食会导致坏血病,成年豚鼠每天需要约 10 mg 维生素 C(如果是孕鼠,则需每天添加 20 mg 维生素 C)。商业化豚鼠饲料通常是小而柔软的颗粒,并含有必需的维生素 C。含有维生素 C 的饲料比其他大多数饲料的保质期短,除非维生素 C 含量稳定。所以需要经常检查饲料的保质期,以确保未使用过期的饲料。

九、环境丰富物

豚鼠喜欢躲藏,适当大小的聚氯乙烯(PVC)管或长方形盒子可以提供良好的遮蔽。豚鼠也喜欢草料,在不与实验条件冲突的情况下,可以提供干草或新鲜绿叶蔬菜。

第六节 兔

兔(*Oryctolagus cuniculus*,rabbit)属哺乳纲、兔形目、兔科。兔的品种较多,有体型巨大的佛莱明巨兔(Flemish giant rabbit),也有体型较小的荷兰兔(Dutch rabbit)。在我国实验动物中常用的为新西兰白兔、大耳白兔和青紫蓝兔。兔是性情温顺、穴居、食草、夜行的动物。兔作为动物模型用于许多疾病的研究,特别是用于动脉粥样硬化和眼科疾病,同时也被用于血清抗体的生产、药物筛选及测试。

一、分类学

兔曾经被认为是啮齿类动物,由于兔的解剖和生理特点有别于啮齿类动物,目前将它们单列为一类,即兔形目。兔科中主要包含鼠兔科和兔科,即家兔和野兔。鼠兔体型小,有短、宽、圆的耳朵,粗壮的身体和较短的四肢,前腿比后腿短。兔科中主要包括野兔属、真兔属和白尾棕色兔属。真兔属动物常用作实验动物的品种。

1. 中国白兔

中国白兔是世界上较为古老的品种之一,我国各省均有分布,以四川等地饲养较多。主要特点:头型清秀、嘴较突,体型较小,但全身结构紧凑而匀称,被毛全白,眼睛红色,成兔体重 2～2.5 kg,性成熟较早,繁殖力高,年产仔 5～6 胎,每胎 6～8 只,最高达 15 只以上。适应性好,抗病力强,耐粗饲。

2. 日本大耳白兔

日本大耳白兔原产于日本,是用中国白兔与日本兔杂交培育而成。被毛全白,眼睛红色,耳大、薄,向后方竖立,耳根细、耳端尖,形同柳叶,母兔颌下有肉髯。体型中等偏大,成兔体重 4～5 kg。繁殖力强,每胎产仔 7～9 只,初生体重 60 g 左右。日本大耳白兔适应性好,我国从南到北均有饲养,是我国饲养数量较多的 1 个品种。由于耳大血管明显,是较理想的实验用兔。

3. 新西兰白兔

新西兰兔原产于美国加州,是世界上著名的肉用兔品种。该兔于 20 世纪初在美国育成,颜色有棕红色、黑色和白色 3 种。新西兰品种是应用于实验动物最广泛的兔种,并且已培育成近交品系。被毛全白,头宽圆而粗短,耳宽厚而直立,臀圆,腰肋部肌肉丰满,四肢粗壮有力。体型中等,成兔体重 4～5 kg。繁殖力强,每胎产仔 7～8 只。

4. 青紫蓝兔

青紫蓝兔原产于法国,是 20 世纪初育成的著名皮用品种,1913 年首先在法国展出,分标准型、中型(美国型)和巨型 3 种。因毛色很像产于南美的珍贵皮毛兽"青紫蓝"而得名。我国饲养的多为中型,体质结实,腰臀丰满,成兔体重 4.1～5.4 kg,繁殖性能较好,平均每胎产仔 6～8 只;40 天离乳仔兔的个体体重达 0.9～1.0 kg,90 日龄平均体重 2.2～2.9 kg。该兔种适应性强、容易饲养,在我国分布很广,很早就用于实验研究和药品检验。

二、解剖学特征

1. 独有的特征

兔有几个独特的解剖特点,最引人注目的是布满血管用于调节体温的耳朵,当兔体温过高时,耳朵上的血管扩张以增大血流量,降低耳朵血流温度,从而回流到身体以调节体温。不同于啮齿类动物,兔的 6 颗门齿会不断生长,因此也会发生咬合不正,需要定期修剪。

2. 一般解剖学特征

兔全身共 275 块骨骼构成身体的支架,但骨骼很轻,只占其体重的 8%。兔的肌肉发达,全身共有 300 多条,肌肉的总重量约为体重的 35%。兔的后半身肌肉较前半身发达,尤其是后肢。轻巧的骨骼和非常强壮的肌肉这一组合,使动物运动过程中较容易引起自身受伤,最常见的是背部发生骨折,因此在抓兔时应用手臂抱住兔的后肢,避免其强有力的后肢蹬踏伤到抓取者,同时也避免其挣扎时导致自身受伤。

兔上唇纵裂,形成豁嘴,门齿外露;眼球大,几乎呈圆形,耳廓非常发达,其长度甚至超过头长。耳肌发达可自由活动,表皮很薄,真皮较厚,坚韧而有弹性。兔的指甲生长迅速,野外生活的兔子可以通过挖掘和奔跑来磨损它们的指甲;而饲养在笼子里的兔没有办法磨损指甲,所以饲养人员必须定期为它们修剪指甲。在修剪磨钝指甲时,应注意不要剪得太短,以兔伤害动物。

兔胸腔构造与其他动物也不同,胸腔中央有纵隔将胸腔分为左右两部,互不相通。心脏外有心包。开胸后打开心包暴露心脏进行实验操作时,只要不弄破纵隔,动物不需人工辅助呼吸。

兔小肠和大肠的总长度约为体长的 10 倍;盲肠非常大,相当于 1 个大的发酵口袋,长约 0.5 m,与所有家畜相比兔的盲肠比例最大,末端较细称蚓突。在回肠和盲肠相接处膨大形成一个厚壁的圆囊,此为兔特有的圆小囊(淋巴球囊),有 1 个大孔开口于盲肠。圆小囊内壁呈六角形蜂窝状,里面充满着淋巴组织,其黏膜可不断地分泌碱性液体,中和盲肠中微生物分解纤维素所产生的各种有机酸,有利于消化吸收。

三、生理学特征

兔为草食性动物,其消化道中的淋巴球囊有助于对粗纤维的消化,对粗纤维和粗饲料中蛋白质的消化率很高。家兔排泄两种粪便,一种是硬的圆形颗粒状粪球,在白天排出;兔还会产生一种特殊的粪便称为"夜粪",这种粪便非常柔软,表面覆盖厚厚的黏液,因软便中含有很高的蛋白质和维生素,所以在早上(通常是在清晨)软便排出后即被兔自己吃掉,但无菌兔和摘除盲肠兔无食粪行为。采食夜间粪便可使动物重吸收蛋白质、水和维生素 B 族。这种行为被称为"食粪癖",通常在兔和啮齿类常见。然而,兔是唯一能产生这种特殊粪便的物种,并食用之以达到回收蛋白质、水和维生素的动物。

兔的尿液含大量的矿物质,因此颜色可以由清红色或清黄色变成乳黄色。兔对肠道菌群的变化非常敏感。运输应激、饮食改变等因素可能诱发腹泻。一些抗生素可能破坏体内的肠道菌群,与豚鼠一样,这种肠道菌群的丢失对兔也是致命的。

兔全身被毛 1 年更换 2 次。汗腺很不发达,仅在唇边及腹股沟部有少量汗腺;而皮脂腺遍布全身,能分泌皮脂、油润被毛。体温调节决定于外界温度。当外界温度为 5～30 ℃ 时,兔主要利用呼吸散热维持其体温平衡。如果外界温度由 30 ℃ 上升到 35 ℃,呼吸次数可增加 5.7 倍(正常呼吸频率 36～56 次/min)。可见,高温对兔是有害的,如果外界温度在 32 ℃ 以上,生长发育和繁殖效果都显著下降。兔对环境温度变化的适应性有明显的年龄差异。幼兔比成年兔能忍受更高的环境温度。初生仔兔的体温调节系统发育很差。因此体温不稳定,至 10 日龄时才初具体温调节能力,至 30 日龄被毛形成,热调节功能进一步加强。适应的环境温度因年龄而异,初生仔兔窝内温度 30～32 ℃;成年兔最低临界温度 15～25 ℃,兔舍的温度应设定在 16～22 ℃。

四、性别与生殖特征

1. 性别

母兔在英文中常被称为 doe,雄兔被称为 buck,而新生兔称为 kits。对实验兔进行性别鉴定需要丰富的经验,因为雄兔和雌兔的肛门生殖器距离差异并不明显。在性别鉴定时,常需要保定动物或辅助保定动物,可将拇指和示指放在生殖器区域的两侧,并加以适当温和地按压,直到阴道或阴茎显现。如果按压后显现的器官是圆形的,则为雄性的阴茎;如果是"V"形裂缝表明是雌兔。睾丸是成熟雄兔的标志。而幼兔或断乳兔仔的性别鉴定则较为困难。

根据兔的其他生理特性也有助于区分雄性和雌性。雌兔的头狭窄并有较大的喉部肉垂（悬挂于颈部，皮肤呈褶皱松弛）；而雄性没有肉垂，并且其头部比雌性大。

2. 繁殖特征

兔属刺激性排卵动物，交配后 10～12 h 排卵，无发情期，但雌兔有性欲活跃期，表现为活跃、不安、跑跳踏足、抑制、少食、外阴稍有肿胀、潮红、有分泌物，持续 3～4 天，此时交配极易受孕。但无效交配后，由于排卵后黄体形成，可出现假孕现象，产生乳腺和子宫增大等表现，经 16～17 天而终止。雌兔妊娠期为 31 天左右，产仔数为 7～9 只/窝（见表 6-6）。兔的性成熟较早，小型品种 3～4 月龄，中型品种 4～5 月龄，大型品种 5～6 月龄，体成熟年龄约比性成熟推迟 1 个月。寿命为 8～10 年。

表 6-6　新西兰兔的生理指标

参　数	正　常　值	参　数	正　常　值
体重	成年雄性：2～5 kg	性成熟/月	雄性：4
	成年雌性：2～5 kg		雌性：3～4
	新生兔仔：30～100 g	性周期	无明显的性周期
正常体温/℃	38～40	性周期类型（实验室条件下）	无明显的发情季节，周期性交配，刺激性排卵
心率/(次/min)	200～300		
呼吸频率/(次/min)	32～60	妊娠期/d	31～32
寿命/年	8～10	每窝产仔数	7～9
每日消耗量/每 100 g 体重	饲料：50 g	开始进食固体饲料/周	3
	饮水：50～100 ml	离乳时的年龄/周	5～8

雄兔的腹股沟管宽短，终身不封闭，睾丸可以自由地下降到阴囊或缩回腹腔。雌兔有 3～6 对乳头；有 2 个完全分离的子宫，为双子宫类型。左右子宫不分子宫体和子宫角，2 个子宫颈分别开口于单一的阴道。

3. 交配行为

兔是刺激性排卵者，这意味着它们只在交配行为后排卵。通常雄兔和雌兔采用人工辅助交配，应将雌兔放入雄兔的笼子。如果将雄兔放入雌兔的笼子，雄兔会受到雌兔的攻击。一旦雌兔受孕，应将雌兔从雄兔的笼中移出放回到自己笼子。

4. 孕期

雌兔孕期采食量增加，以提供哺乳期和兔仔生长期的营养。雌兔分娩前数天，必须将一个产箱（巢箱）放进笼子里，便于雌兔有足够的时间筑巢。分娩前雌兔从它的胸部和腹部将毛拔下，沿着巢箱筑窝，并将兔仔生在巢箱内。若分娩后再放入巢箱，雌兔可能不会使用产箱分娩。如果没有提供巢箱，新生兔将会被母亲踩踏或因低温冻死。

5. 新生兔的护理

仔兔出生时无毛，眼睛和耳朵关闭。巢箱为仔兔的成长提供了一个温暖、安全的环境。母兔每天哺乳一次，兔奶富含脂肪。仔兔在 5～8 周断奶，此时已经能吃颗粒饲料，从水瓶或自动饮水装置中喝水。

五、标记与识别

兔可以用几种不同的方法进行标记,如耳标、文身、芯片、染料,以及使用独有的特征如颜色或图案等。耳朵的耳廓可以标上一个编号的塑料标签或纹上可以识别的数字或字母。当进行文身或放置耳标时,应避兔耳中央动脉。芯片通常置于颈背部皮下。

六、行为学特征

兔是一种很活跃、好奇感强的动物,乐于探索周围环境。笼具卡片必须放在兔嚼不到的地方。兔通常四肢站立,使体重均匀分布,头部与背顶部呈水平。兔是性情温顺、非侵略性的动物,实验用兔基本不咬人,可以成为非常值得信赖的实验动物。但在某些危急情况下,兔会发出尖叫声或将尿液尿向饲养员以示抗议。通常情况下兔不发声,除非兔处于严重的疼痛或极度紧张之中,它们会发出尖叫。

七、疼痛、痛苦或疾病的症状

兔经常会掩饰病痛。在野外,这种行为作为一种防御机制以防止食肉动物的攻击。饲养人员必须认真观察实验用兔,以便熟悉动物在疼痛中的行为差异。兔很容易紧张。处理不当、饲养空间不足,实验过程中以及运输都是可能的压力源。一些疾病征兆如下:① 厌食(失去食欲);② 嗜睡;③ 磨齿;④ 发声;⑤ 黏膜苍白。

八、饲养和饮食

兔为社会型动物,应提供足够的饲养空间以及群居和活动的机会。初生仔兔窝内温度应保持在 30~32 ℃;成年兔最低临界温度 15~25 ℃,兔舍温度应设定在 16~22 ℃。低温虽然可以减少脱毛现象,毛球导致堵塞胃肠道也是常见的问题,大量的毛发脱落会积聚在笼子里、墙壁、地板以及房间内的空气过滤器里,需要经常清洗过滤器以保持兔饲养室内有适当的空气流通。由于兔尿中含有大量的矿物质,当尿液干掉后尿垢易残留在收集盘表面。因此,收集盘洗涤前通常用酸性溶液先除去尿垢。

饮水应通过水瓶或自动饮水系统提供。饲料需使用 J 型料盒饲喂。兔的饲料应为含高纤维的颗粒饲料。高纤维有益于肠道菌群的建立和保持肠道功能正常。

九、环境丰富物

应该每周给兔提供几次可食用的环境丰富物,如胡萝卜和其他蔬菜等。但是如果提供过多,可能导致动物拒绝食用颗粒饲料或导致胃肠道问题。此外,硬塑料球、挂在笼子门扣上的金属挂件、尼龙嚼棒也都是常见的兔笼环境丰富物。

第七节　犬

犬是食肉目动物,消化生理及营养上对动物性蛋白质饲料要求较高,能较好地消化吸收与利用,对植物纤维及未消化的淀粉消化吸收与利用很差。由于犬的大脑较发达,长期和家畜与人类一起生活,能领会主人简单的意图,又能很好的调教,也能很好地与人配合。在解剖生理特征上,也很近似于人类,因此是一种很好的实验动物。

一、分类学

犬(*Canis familiaris*,canine)属哺乳纲、食肉目、犬科、犬属的动物。犬有许多品种,比格犬是目前国内实验动物研究最常用的品种,比格犬的生物指标如表6-7所示。

表6-7 比格犬的生理指标

参　　数	正　常　值	参　　数	正　常　值
体重	成年雄性:7~16 kg 成年雌性:7~16 kg 新生猫:350~450 g	性成熟/月	雄性:7~8 雌性:7~9
		性周期持续/d	7~10
正常体温/℃	37.5~39.2	性周期类型(实验室条件下)	每年一次发情期(春季或秋季)
心率/(次/min)	70~180		
呼吸频率/(次/min)	20~40	妊娠期/d	59~68
寿命/年	10~15	每窝产仔数	4~8
每日消耗量	饲料:300~500 g/只动物 饮水:25~35 ml/kg体重	开始进食固体饲料/周	3
		离乳时的年龄/周	6~8

1. 比格犬

比格犬(Beagle)为实验用犬,Beagle在法语中为"小"的意识。原产于英国,是猎犬中体型较小的一种。1880年传入美国,我国自1983年开始引入该品种。比格犬具有体型小(成年体重为7~10 kg,体长为30~49 cm),短毛形态和体质均一,禀性温和,易于驯服和抓捕,对环境的适应力、抗病力较强、性成熟期早(8~12月龄),产仔数多,遗传稳定,形态和体质均一,实验重复性好等优点,被公认为是较理想的实验用犬,已成为目前实验研究中最标准的动物,广泛应用于生命科学研究的各个领域中(见表6-7)。

2. 四系杂交犬

四系杂交犬(4-way cross)是利用Gveyhound犬、Labrador犬、Samoyed犬及Basenji犬4个品系犬进行杂交而培养的一种外科手术用犬。该犬既有Labrador较大体躯、极大胸腔和心脏等优点,也有Samoyed耐劳和安静的优点。

3. 拉普拉多犬

拉普拉多犬(Labrador)具有较大体躯、极大胸腔和心脏等优点,一般做实验外科研究用。

4. 黑白斑点短毛犬

此犬可进行特殊的嘌呤代谢研究以及中性白细胞减少症、青光眼、白血病、肾盂肾炎、埃莱尔-当洛综合征等病的研究用。

5. 墨西哥无毛犬

此犬由于无毛,常可用于特殊研究,如粉刺或黑头粉刺的相关研究。

6. 斗牛犬

此犬常可作为人类红斑狼疮和淋巴肉瘤研究用的实验动物。

我国饲养繁育的犬品种也很多,如中国猎犬、西藏牧羊犬、华北犬、西北犬等。由于犬种关系以及实验动物化标准的限制,这些犬种大部分都属于中华田园犬,主要用于烧(烫)伤、放射损伤、复合伤、胸外科、器官移植等基础研究,以及教学实验或预实验等。

二、解剖学和生理学特征

不同的犬,其大小、形状和毛色都有很大的差别。犬消化道较短,和猫一样,它们有瞬膜(第三眼睑)。与人类相比,他们在低照度时能看清事物。犬的尿液清澈,黄色至琥珀色。粪便坚硬,棕色至深棕色,这取决于所食用的饲料。

1. 齿

犬齿呈食肉动物的特点,真臼齿发达,善于对食物猎物撕咬。臼齿切断食物力量极大,但咀嚼食物很粗。出生十几天即生乳齿。根据犬齿更换情况和磨损程度可估计犬的年龄。

2. 骨骼

犬的头骨下连颈椎 7 个,胸椎 13 个连 9 对真肋、4 对假肋及 1 根胸骨,腰椎 7 个,荐椎为 3 个融合在一起的骨块,尾椎为 8～22 个,整个形成骨骼的纵轴;加上四肢骨骼共约 319 块大小不同的骨骼。雄性犬科动物有 1 块阴茎骨,尿道穿过其中,形成硬性狭段。犬无锁骨,肩胛骨由骨骼肌连接躯体。

3. 汗腺

犬的汗腺不发达,散热主要靠加速呼吸频率,舌头伸出口做外喘式呼吸,减低充血舌部的温度。

4. 脏器

胸腺在犬幼年时发达,而在 2～3 岁时已退化萎缩。心脏占体重的 0.72%～0.96%,肝脏占体重的 2.8%～3.4%。犬的胰腺小,与其他器官分离,故易摘除。胃较小,相当人胃长度直径的一半,容易作胃导管手术。肠道较短,仅为身体长度的 3 倍,肠壁厚薄与人相似。脾脏是犬最大的储血器官,当奔跑需要动员更多的血参加循环代谢时,依靠其丰富的平滑肌束收缩将脾中的血挤到周围血管中。

5. 嗅觉

犬的嗅脑、嗅觉器官和嗅神经极为发达。鼻长,鼻黏膜上布满嗅神经,能够嗅出稀释 1/1 000 万的有机酸,特别是对动物性脂肪酸更为敏感,犬嗅觉能力超过人的 1 200 倍。正常健康的犬鼻尖呈油状滋润,人以手背触之有凉感。

6. 血型

犬有 5 种血型,即 A、B、C、D、E 型,只有 A 型血(具有 A 抗原)能引起输血反应,其他 4 型血可任意供各型血的犬输血,包括 A 型血犬在内,无输血反应(溶血问题)。可以进行交叉输血,仅有凝集作用,而无溶血作用。

7. 四种神经类型

多血质(活泼的)——均衡的灵活型;黏液型(安静型)——均衡的迟钝型;胆汁质(不可抑制的)——不均衡,兴奋占优势的兴奋型;忧郁质——兴奋和抑制均不发达。这些区别对一些慢性实验特别是高级神经活动实验的动物选择有重要的意义。

三、性别与生殖特征

犬的外生殖器容易辨认，出生时性别差异明显。性成熟 280～400 日龄，交配仅在雌性犬的发情期时发生，每 7～8 个月才发情一次（通常在春、秋季），发情期持续 7～10 天。发情后 1～2 天排卵，排出的卵母细胞还没有排出第一极体，因为还未做好受孕的准备，所以要数日后极体排出后才能受精，这也是选择发情后 2～4 天才进行交配的原因。犬妊娠期约为 60(59～68)天。

四、标记与识别

每只动物都有自己独特的编号，实验犬必需配有坚固标签的项圈或纹有文身以供识别。通过文身来识别时，通常将号码纹在犬耳的无毛部位。

五、行为学

日常接触犬的护理人员应该注意改善犬的心理和身体健康。犬通常会从周围的人那里寻求关注。寻求关注的姿势可以表现为顺从听话或热情洋溢。顺从听话的犬可以接近处理者时蹲下、低着头侧向运动、耳朵向下变平、身体接近地面、两腿之间的尾巴左右摇摆。大胆而热情洋溢些的犬行为更直接，头部抬高、眼睛明亮、耳朵扩展。这种犬经常发出呜呜声，尾巴直立而摆动，向人靠近。

六、疼痛、痛苦或疾病的症状

犬表现出倦怠、不喜动等现象，是其发生严重疼痛的表现。若疼痛不太严重，犬可能会出现不安。身体颤抖、喘息沉重、呜咽或咆哮也是痛苦的表象。这些迹象表明犬可能有被咬伤、抓伤发炎或疼痛的部位。犬在痛苦中往往比平时更焦虑和好斗。

七、饲养和饮食

犬是群居动物，需要运动的空间和每日必要的训练运动时间。每个犬笼必须足够大以允许犬自由调整正常姿势，如站立、转身、躺下。犬笼应该每天清洗干净并至少每 2 周消毒一次。地板和活动场地应定期进行清洁和消毒。犬的饲养需采用标准化颗粒饲料，并保证充足的清洁饮水。饲养人员要加强与犬的接触，利用犬的特性及条件反射的原理调教犬。实验用犬在引入动物中心时应提前驱虫和注射相应的疫苗，隔离检疫观察 2 周无异常情况后，方可供实验用，以保证实验人员安全。

犬以食肉为主，但需要均衡的饮食，包括肉类产品、谷物和蔬菜。商业化犬粮可提供均衡的营养，所需的饮食量由犬的大小、年龄、健康状况、活动度，以及是否怀孕或哺乳期而决定的。成年犬一般每天喂 1 次。在饲养群体中，犬会形成社会等级，因此应确保群体中不同等级的动物动能获得充足的饮水和饲料。

八、环境丰富物

从动物福利角度考虑，犬的训练和活动是饲养工作的重点。犬是人类的伙伴，因此人与犬之间的联系对它们来说非常重要。每天的互动、游戏会话和群体间的共同活动都是必需的,对犬的训练是另一种形式的环境丰富行为,犬会非常享受被训练的过程。犬喜欢在高处隔板上休息,尤其是它们感到很热的时候。犬会使用玩具如球、绳索和咀嚼棒等,大多数犬很喜欢专门设计的可填充食物的玩具。

第八节　猪

猪在生物医学研究中的应用地位非常重要,通常被用于研究运动生理学、营养学、动脉粥样硬化、糖尿病、移植和外科训练。常用于实验动物的品种主要有农用的地方猪种以及专供医学研究的小型猪。

一、分类学

猪(*Sus scrofa domestica*,pig)属哺乳纲、偶蹄目、不反刍亚目、野猪科、猪属。普通肉猪体躯肥大,不利于实验动物化和饲养管理,目前用于动物实验的品种主要是小型猪(miniature swine)和微型猪(microswine)。

小型猪因其个头较小、浅色皮肤和顺从听话的特性而被有选择地培育。随着 SPF 级小型猪的发展,小型猪已被广泛应用到包括毒理学、生殖学、药物开发的药理学等研究。小型猪相对长的寿命使它们特别适合心血管疾病、老年医学和毒理学研究。无毛品系的小型猪也已开发用于皮肤敏感性研究。

1. 国外小型猪品种

(1) 明尼苏达-荷曼系小型猪(Minnesota - Hormel stain):于 1943 年由明尼苏达大学荷曼研究所用阿拉哈马州的古尼阿猪(Guineahog),加塔里那岛的野猪(Catalina island)和路伊斯安娜州的毕尼乌兹野猪(Pineywoods)3 种猪的基础上,再导入加巴岛上的拉斯·爱纳-朗刹猪(Ras - n - Lansa)培育而成的小型猪。明尼苏达-荷曼系小型猪毛色有黑白斑,成年猪体重约 80 kg,遗传性状比较稳定,变异不大。

(2) 毕特曼-摩尔小型猪(Pitman - Moore strain):由毕特曼-摩尔制药公司的研究室培育而成的小型猪。此猪以弗洛达野生的野猪为基础,与加利夫岛的猪等交配后所得的后代培育成。毕特曼-摩尔系小型猪以毛色有各种各样斑纹者居多。

(3) 海辐特系小型猪(Hanford strain):是海福特研究所作皮肤研究用的小型猪,1975年用白色种的帕洛斯猪(Palouse)和毕特曼-摩尔系小型猪交配改良,再导入墨西哥产的拉勃可种(Labco)育成的小型猪。海福特系小型猪成年体重 70～90 kg,白皮肤。

(4) 哥廷根系小型猪(Gottingen strain):是哥廷根大学用明尼苏达-荷曼系小型猪与由缅甸输入的小型猪(Vietnamese)交配而成,再用白毛色的德国改良长白种导入显性白色因子培育成的小型猪。成年猪(24 月龄)体重 40～60 kg。

2. 国内小型猪品种

(1) 广西巴马小型猪:广西农业大学从 1987 年开始,以香猪雄性 2 头,雌性 4 头为基础群,采用基础封闭群闭锁繁殖方式,以及半同胞为主的近交方式进行培育,从而形成遗传相似性高,遗传性能稳定的八马小型猪封闭群,并达到了一定程度的近交。该封闭群小型猪白色皮毛比重大,约为92%,臀黑,即"两头乌";体型小且趋于微型,早熟多产,耐粗饲,遗传性能稳定,毛色表型一致,性情比较温顺,是值得推广应用的优秀小型猪品系。

（2）五指山小型猪：由中国农科院选育的五指山小型猪,分布于海南岛五指山区。该品种是我国特有的一种小型猪。经过长期的近交繁育、近交验证和特异性等位基因的发掘,以及其矮小性状相关基因与人类相似性的遗传机制的分子研究,目前已培育成具有自主知识产权的近交系种群。该近交品系具有体型小、性成熟早、耐近亲繁殖、遗传性能稳定等特点,在解剖学、生理学及疾病发生机理等方面与人很相似,作为实验动物在科学研究领域具有较大的应用价值。

（3）西藏小型猪：作为实验动物的西藏小型猪由南方医科大学于2004年从西藏引入广州进行培育,并进行生物学特性、繁育和相关应用研究,此小型猪具有生长缓慢、体型小的特点,已经在解剖学、组织学、血液学等方面开展了较为系统的研究,目前仍在进一步实验动物化过程中。

二、解剖学和生理学特征

猪和人的皮肤组织结构很相似,上皮修复再生性相似,皮下脂肪层和烧伤后内分泌与代谢的改变也相似,其中,2～3月龄小猪的皮肤解剖生理特点最接近于人。猪的心血管系统、消化系统、皮肤、营养需要、骨骼发育以及矿物质代谢等都与人的情况极其相似。例如,胃的腺体分布在整个胃壁;冠状动脉结构、血液生化指标和血流动力学与人相似。免疫系统也与人相似,猪体和人体免疫排斥反应很弱。猪的腹股沟区的局部解剖、腹股沟管的构成及阴囊疝的发生均与人相似。其腹股沟阴囊疝形成的年龄、突出途径、疝块外形、精索与疝囊关系、疝囊颈与腹壁下动脉的关系、箍闭机会、疝内容物性质等与人类腹股沟阴囊疝形成十分相似,多数为原始型。因此其腹股沟区的局部解剖、腹股沟管构成及阴囊疝的发生均与人相似。同时,猪的椎动脉与枕动脉汇合成脑脊动脉进入椎管,其分支与对侧同名动脉相吻合形成脑脊环,并发出基底动脉和脊髓腹侧动脉;基底动脉的弯曲状况与人相似,并以一个弯曲者稍多,适宜用其建立人类脑血管病模型。猪的生理指标如表6-8所示。

表6-8 猪的生理指标

参　　数	家　　猪	小　型　猪	微　型　猪
体重/kg	成年雄性：200～300 成年雌性：200～300 新生仔猪：1.3～1.9	成年雄性：70～90 成年雌性：70～90 新生仔猪：0.6～1.0	成年雄性：35～55 成年雌性：35～55 新生仔猪：0.4～0.7
正常体温/℃	38～39	38～39	37～38
心率/(次/min)	94～106	98～102	68～98
呼吸频率/(次/min)	17～23	21～29	11～29
寿命/年	15～25	10～15	10～15
每天消耗量	饲料：2～3 kg/100 kg 饮水：80～120 ml/kg	饲料：每只猪1.0～2.1 kg 饮水：80～120 ml/kg	饲料：每只猪1.0～2.1 kg 饮水：80～120 ml/kg
性成熟/月	雄性：5～8 雌性：6～8	雄性：4～6 雌性：4～6	雄性：4～6 雌性：4～6

参　数	家　猪	小　型　猪	微　型　猪
性周期持续/d	19～23	18～24	18～24
性周期类型	无季节性常年发情	无季节性常年发情	无季节性常年发情
妊娠期/d	110～116	111～114	111～114
每窝产仔数	7～12	5～8	5～8
开始进食固体饲料/d	12～16	7	7
离乳时的年龄/周	4～6	4～5	4～5

三、性别和生殖特征

未经阉割的雄性猪可通过睾丸和阴茎加以确定,雌性猪可以通过外阴的存在而加以确认。

表6-8提供了猪繁殖的数据。成年母猪可常年繁殖,小母猪一般可在6～7月龄时开始繁殖。发情时母猪阴道分泌物黏液增加,并伴随阴道肿胀和外阴充血,以及出现爬跨行为。当管理人员压其母猪背部时,立即出现呆立,这种压背反射是母猪发情的一个关键行为,可作为检测是否发情和作为交配接受度的评估指标。交配后如果21天没有出现发情迹象,可判定其怀孕。当母猪妊娠60～90天时可以通过B超检查诊断以证实怀孕,怀孕期为112～115天,普通地方猪种的每胎产仔数为8～15只。新生仔猪需有措施以防止其体温过低。

四、标记与识别

猪可以用耳朵标签来识别,但动物打架时标签可以被拉出,所以,猪耳朵文身是永久性标记的方法。

五、行为学特征

猪虽然是具有社会性的动物,但它们很少有从众的本能,从而使行为不可预测,猪可以在没有征兆的情况下变得有攻击性。然而,通常情况下,实验用猪可以适应人类,驯养后变得温顺,猪非常聪明,适当给予食物奖励会使它们对训练表现出非常合作。小型猪和微型猪都是群居动物,很容易与人类交流,适于实验操作。

六、疼痛、痛苦或疾病的症状

猪在病痛中往往不愿被移动,也可能变得有攻击性。当疼痛区被触摸到,它们会尖叫。细心的饲养员也可以发现动物行为和步态的变化。由于猪会经常挤作一堆睡觉,且时间较长,所以生病的动物不容易被发现,只有当其他动物都起身并走开时,生病的猪才会被发现。因此,需要经常检查猪的行为和进食情况。

七、饲养和饮食

为了防止在群体饲养时发生抢食现象,必须提供足够的饮水和饲喂空间,以便所有动物能同时进食。实验用猪应符合其群体动物的特性,采用社会型饲养模式,如采用围栏、猪圈等,并提足够的活动场地。群体规模应控制在一定数量,有助于群体阶层的稳定。饲养区域还应满足一些特殊需求,如繁殖、产仔、幼猪饲养,以及温、湿度环境控制。

1. 饮食

猪是杂食动物,可以使用标准化的实验用猪饲料。在实验动物设施饲养的猪,每日喂食不应该超过体重的 2%;有些小型猪需要量更少些。小猪通常一天喂 2 次,大于 7 个月的实验用猪一般每天饲喂 1 次。在饲喂时需要采取措施以防止群体之间争食,确保每个动物都能够获得饲料。

2. 饮水

推荐使用自动饮水系统,以确保饮水可自由采食。猪在生长过程中,饮水喷嘴高度必须做相应调整。对小型猪而言,饮水喷嘴应适当减少出水量,以免发生呛水事件。如果使用食盆饮水,饮水盆应安装在距离地板 0.1 m 以上。

八、环境丰富物

环境丰富物可使用球等其他玩具。作为丰富物的玩具应定期周转、轮换,增加动物对玩具的新鲜感。除对口服药物和肠道的研究外,稻草或干草也可作为环境丰富物,帮助猪保持其喜欢搜寻行为的特性。

第九节　非人灵长类

灵长类是哺乳动物的一个目,主要包括人类和非人灵长类(nonhuman primates,NHPs)。非人灵长类有许多生物学特性与人类极为相似,它在实验动物中的重要性是其他种类动物所无法代替的。用于医学研究的非人灵长类所占实验动物用量的比例相对较小,多数来源于人工繁育,主要用于癌症、艾滋病研究,疫苗的开发以及神经科学的研究。人类对血液抗原的许多知识也都是通过使用非人灵长类的研究开发出来的,因此,人类血型系统的 Rh 因子是以恒河猴命名的,即恒河猴因子(Rhesus factor),也称作 Rh 抗原。

一、分类学

灵长目(primates)是哺乳纲的一个目,在生物分类学上,可以分为原猴亚目(strepsirrhines)及简鼻亚目(haplorhines)(包括人)。原猴亚目主要指鼻部湿润的灵长目,其特征接近最早期的灵长目,包括马达加斯加的狐猴下目、懒猴下目及跗猴下目(眼镜猴)。但是在最新的国际生物学分类中,跗猴下目已经被分到简鼻亚目中,因此简鼻亚目包括跗猴型下目及类人猿下目,简鼻亚目主要是指鼻部干燥的灵长目。

作为医学科学研究的非人灵长类主要是类人猿下目,其主要包括:① 狭鼻小目,为分布在非洲及东南亚的旧大陆猴;② 阔鼻小目,为分布在中美洲及南美洲的新大陆猴。类人猿下目的主要分类如图 6-1 所示。

1. 旧大陆猴

旧大陆猴包括猕猴、食蟹猴、短尾猴和狒狒。

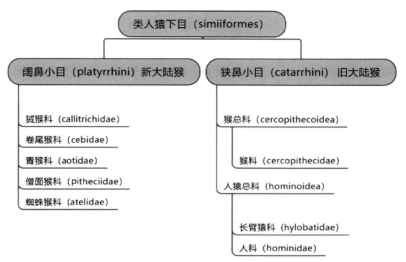

图 6-1 类人猿下目的主要分类

（1）猕猴（恒河猴）：最初发现于孟加拉国的恒河河畔，所以猕猴也称恒河猴或孟加拉猴，在我国广西这种猴很多。恒河猴的分布由印度北部往东，通过尼泊尔、缅甸、泰国、老挝、越南，以及我国西南、华南各省和福建、江西、浙江一带。通常所称的猕猴即为恒河猴，但猕猴作为猕猴属的总称容易混淆，故称恒河猴为宜。恒河猴是目前应用于实验动物研究的主要非人灵长类之一。

（2）食蟹猴：又称爪哇猴。主要分布在亚洲东南部，如我国香港地区以及印度尼西亚、老挝、越南、马来西亚、菲律宾等国。食蟹猴是母系社会，雌性在群体中占主导地位。

（3）短尾猴：也称红面猴。主要分布在我国的广东、广西、四川、贵州、云南、西藏地区以及东南亚和南亚等国家。短尾猴名字的由来主要是因为其尾巴已经退化或几乎没有，有的已缩至仅占身体的1/8～1/10。由于其面部发红并随着年龄的成熟面色越红，到老年时红色又渐衰退，转为紫色或肉色，还有少数变成黑色，因此又叫红面猴。四川短尾猴又称藏酋猴，是红面短尾猴的一个亚种，产于四川的西部、西藏的东部，是我国较常见的短尾猴亚种。

（4）日本猕猴（Japanese macaque）：又称雪猴，是生活在日本北部的一种猕猴。它们是世界上生活地区最北的非人类灵长目动物。日本猕猴的毛色为灰褐色，脸部、四肢和下腹部为红色，尾巴很短。

2. 类人猿

类人猿（apes）包括黑猩猩、大猩猩和猩猩。它们均被列为濒危物种。只有少数黑猩猩用于研究，主要用于疫苗开发。

3. 新大陆猴

新大陆猴（new world monkeys）包括松鼠猴、狨猴、绢毛猴、卷尾猴和夜猴（也叫猫头鹰猴），是青猴科的唯一属。

4. 新大陆猴和旧大陆猴的主要区别

（1）新大陆猴：有宽阔的扁平鼻子、鼻孔向外张开。一些新大陆猴尾巴有抓握能力，这让它们能靠尾巴抓握和悬挂在树枝上。夜猴是唯一夜间活动的非人灵长类，有高度发达的眼睛,因此经常被用于视觉研究领域。

(2) 旧大陆猴:鼻梁短,鼻孔向下;有颊囊,由口中皮肤的皱褶形成,可以暂时储存食物。旧大陆猴的臀部有硬茧(臀胼胝),这是由于它们有尾巴,但尾巴没有卷握物体的能力;通常在地面活动,休息时蹲坐于树枝或石头上,臀部的硬茧主要用于支持身体在树上生活所产生的适应性变化。旧大陆猴比其他灵长类动物更接近于人科动物(猿和人类)。

二、解剖学和生理学特征

非人灵长类的解剖和生理构成类似于人类:有发达的大脑;有相对的拇指和能紧握的手,相对于其他动物手的活动能力更加灵活。大多数非人灵长类是昼行动物,脸部表情丰富,眼眶朝前。

在骨骼方面,非人灵长类比其他啮齿类实验动物在形态和生理学与人有更多的相似之处,在研究人类疾病等方面更具优势。例如,非人灵长类的股骨颈结构和长度相比兔子更接近人类。非人灵长类在进行卵巢切除手术后会导致适度的骨质流失,这方面与人类极其类似,不像犬和小型猪等实验动物对雌激素缺乏敏感性,卵巢切除术无法很好地复制骨质疏松模型。旧大陆非人灵长类(猕猴和狒狒)的矿物质代谢与人非常相似,但是在维生素 D 和钙质代谢方面与人类有明显差异。

猕猴属视觉较人类敏感,其视网膜具有黄斑,有中央凹。视网膜黄斑除有与人类相似的锥体细胞外,还有杆状细胞并有立体感,能辨别物体形状、空间位置和各种颜色,并有双目视力。

猕猴具有颊囊,颊囊利用口腔中上下黏膜的侧壁与口腔分界。颊囊用来储存食物,这是因摄食方式改变而发生进化的特征。猕猴的牙齿在大体结构及显微解剖、发育次序和数目方面等都与人类牙齿极为相近。猕猴的胃为单室胃,胃液呈中性,肝脏分为 6 叶,胆囊位于肝脏的右中央叶。猕猴体内缺乏合成维生素 C 的酶,不能在体内合成维生素 C,所需维生素 C 必须依赖饲料补充。如缺乏维生素 C 则内脏发生肿大、出血和功能不全。猕猴的肺为不成对肺叶,右肺 3~4 叶,左肺 2~3 叶。

由于不同非人灵长类的生理指标和特性差异较大,表 6-9 中所表述的生理指标仅为猕猴(恒河猴)的数据。

表 6-9　猕猴的生理指标

参　数	正　常　值	参　数	正　常　值
体重	成年雄性:5.5~12 kg 成年雌性:4.4~10.9 kg 新生:400~500 g	每日消耗量	饲料:20~40 g/100 g 饮水:40~80 ml/kg
		性成熟(年龄)	雄性:4~5 岁 雌性:3 岁
正常体温/℃	37~39.6	性(月经)周期/d	25~32
心率/(次/min)	98~122	妊娠期/d	159~169
呼吸频率/(次/min)	35~50	每窝产仔数	1
染色体(对)	21	开始进食固体饲料/d	20~30
寿命/年	20~30	离乳时的年龄/月	7~14

三、性别与生殖特征

非人灵长类的性别可以通过外部生殖器的观察加以鉴别。雄猴有下垂的阴茎和包含睾丸的阴囊。雌猴有外阴,且肛门与生殖器距离小于雄性。雄猴的个头往往比雌猴更大,更具有攻击性。

所谓性成熟,对于灵长类动物而言是指其生殖功能的生理状态,即雌性接受雄性交配后能有正常的妊娠状态。能有正常妊娠行为的年龄,实质上就是非人灵长类体成熟的年龄。就猕猴而言,雌性在 3～20 岁都可以生育。雄性在 4.5 岁进入青春期,体成熟在 5.5～6 岁;雌性在 3 岁开始进入青春期,体成熟 3.5～4 岁。旧大陆猴雌猴生理周期与人类相似,雌性的生理周期间隔 28 天。雌性猕猴发情时其外生殖器、面部和臀部等周围的皮肤明显变红,这些皮肤称为性皮肤。发情还可导致性皮肤的肿胀,尤其是在青春期,全部性皮肤区域,包括尾根部,可出现较大的折叠或皱褶,类似于大脑半球表面的沟回结构。雌猴发情期持续 8～12 天,在此期间是交配的最佳时间,排卵发生在这一时期的中点附近。

雌性猕猴在生产后通常会自行切断脐带,把刚出生的猴仔抱在怀里取暖和保护,并且会吃掉胎膜和胎盘。猕猴通常是每年 1 胎 1 仔,少数生双胎,并且双胎同时存活率不高。哺乳期一般为 6 个月。新生婴猴在出生后 2 h 眼微睁开,8 h 后全睁开。新生婴猴不需母猴协助,能以手指抓住母亲的腹部皮肤或背部,在母猴携带下生活。出生后 7 周左右,可以离开母猴独立活动。正常情况下,猕猴属动物最小断奶年龄不应少于 10 个月,根据不同个体的体重、健康和行为确定最适当的断奶年龄。

四、标记与识别

非人灵长类的主要识别方法是文身。文身时需对动物进行麻醉,文身部位可在毛发稀疏的胸部、手臂或大腿内侧。带有识别标签的项圈和体内植入芯片的方法也可用于实验用非人灵长类的个体识别。

五、行为学特征

非人灵长类是群居动物,个体间会互相照顾和帮助,类似于人类社会。非人灵长类的一种社交活动是互相梳理毛发,互相梳理毛发也是它们求偶的一种方式。非人灵长类表现出的身体语言和行为模式具有该物种的特殊性。虽然每个物种都有一些共同的行为模式,但又有各自不同的沟通方式。饲养员和实验人员应善于观察,从动物的身体语言中了解动物的心理和身体健康状况,从而判断动物的繁殖活动、攻击、领土标记和群体间互动的不同行为。非人灵长类一般通过面部表情和身体姿态以显示攻击和屈服的信号。通常瞪视和龇牙是攻击的信号,展示臀部是服从的信号。饲养在动物室内的非人灵长类也会构成社会等级,占主导地位的非人灵长类的行为往往有别于其他个体,经验丰富的研究人员和饲养员应懂得如何区分。

六、疼痛、痛苦或疾病的症状

非人灵长类善于隐藏痛苦,特别是有人类存在的情况下,所以其痛苦或患病时的微小迹象需要细致地观察方可发现,可以从远处或通过视频观察动物以帮助识别疼痛或痛苦的临床症状。当动物发出大声和持续的叫喊时,即可能是痛苦的征兆,但也可能是动物受到惊吓警告或表示愤怒。肢体语言是非人灵长类表达痛苦和紧张的另一种方式。感到痛苦或紧张的动物可能会采用蹲伏的姿势,双臂交叉在胸前,头部向前,面部表情可能显示不适。疾病状态时动物也显得不修边幅,脱离笼内其他伙伴,并停止进食。

七、饲养和饮食

1. 饲养

非人灵长类属于社会型动物,需要群体饲养。如特殊情况必须单独饲养时,除需要科学的判断依据,从动物福利角度考虑,还应提供合理的环境丰富物和人类的陪伴。实验用非人灵长类主要饲养在不锈钢猴笼内,虽然采用笼具饲养,但也需满足非人灵长动物运动和群体活动的需要。猴笼应没有锋利的棱角和边缘,以尽量避免对动物或人员的割伤和划伤。

猴笼还必须满足两个重要标准:① 猴笼必须用坚固的材料制成,可承受动物持续地啃咬。非人灵长类天性好奇、喜欢探索,所以必须保证笼门的安全,避免动物自行打开后逃逸。② 猴笼尺寸必须符合相应的国家标准和国际指南。空间要求必须允许动物能够有栖息和攀爬的架子,或其他环境丰富物。

2. 猴笼清洁

有效清洁猴笼和饲养区域对于减少传播疾病或感染十分重要。灵长类动物的饲养相对其他实验复杂。非人灵长类喜欢将饲料或粪便抛扔到地板上,因此吃剩的饲料和粪便废物需每天冲洗 2 次。饲料较油腻从而使地板变得光滑,容易导致人员滑倒,因此需使用适当的清洁剂或消毒剂以去除房间内的动物粪便、异味和有害微生物的侵害。猴笼、饲料盒和水瓶也需定期清洗,保证饲养环境和用具的洁净度。

3. 饮食

除非实验方案需要特殊的饮食,大部分实验用非人灵长类饲养都采用含有补充维生素 C 的商业化饲料。与豚鼠一样,非人灵长类动物不能自体产生维生素 C,因此必须在它们的日常饮食中单独供应,因此补充维生素 C 是灵长类动物健康必不可少的。同时,要注意维生素 C 在饲料中的保质期,因为过期饲料可能会导致维生素 C 的丢失诱发坏血病。每天饲料应在一天中分多次给予,而不是一次性提供,避免饲料浪费。同时,非人灵长类的饮食中需要经常补充新鲜的蔬菜和水果。新大陆猴还需要补充维生素 D_3。

八、环境丰富物

与野外生活的非人灵长类不同,人工饲养的非人灵长类动物不参与觅食,社交互动、探索的机会也很少。这种活动环境的缺乏会导致动物产生抑郁的表征和反常的行为,甚至出现自我伤害。实验动物机构必须有完善的非人灵长类环境丰富物和训练计划。

对于非人灵长类动物,配对饲养是一种比较好的饲养模式,但是配对饲养方案必须定期评估,避免动物之间的争斗或造成伤害。非人灵长类饲养的环境丰富物包括给予动物玩具、提供觅食的装置、秋千、栖息架、吊床、零食等;还需要其余同伴间的互相接触与交流,也需要饲养人员与其交流和陪伴。非人灵长类是一个聪明、喜好社交的物种,通过与同一物种的其他动物或饲养人员的联系和沟通可以使其心理和生理更加健康，获得更准确的实验结果。

参考文献

1. Manning PJ，Ringler DH，Newcomer CE. The biology of the laboratory rabbit(A volume in American College of Laboratory Animal Medicine)［M］. 2nd ed.New York：Elsevier Academic Press，1994.

2. Suckow MA，Stevens KA，Wilson RP. The laboratory rabbit，guinea pig，hamster，and other rodents ［M］. New York：Elsevier Academic Press，2012.

3. Suckow MA，Weisbroth SH，Franklin CL. The laboratory rat［M］. New York：Elsevier Academic Press，2006.

4. Suckow MA，Schroeder V. The laboratory rabbit(A Volume in The Laboratory Animal Pocket Reference Series)［M］. 2nd ed.New York：Elsevier Academic Press，2012.

5. Araujo Jr HN，Oliveira GB，Costa HS，et al. Anatomy of the brachial plexus in the Mongolian gerbil (Meriones unguiculatus Milne-Edwards，1867)［J］. Vet Med，2018，63(10)：476-481.

6. Wagner JE. The biology of the guinea pig［M］. New York：Elsevier Academic Press，1976.

7. Bennett BT，Abee CR，Henrickson R. Nonhuman primates in biomedical research：diseases［M］. American College of Laboratory Animal Medicine，1998.

8. Bluemel J，Korte S，Schenck E，et al. The nonhuman primate in nonclinical drug development and safety assessment［M］. New York：Elsevier Academic Press，2015.

9. Whitehead PF，Jolly CJ. Old World Monkeys［M］. United Kingdom：Cambridge University Press，2000.

10. Reitsema LJ，Partrick KA，Muir AB. Inter-individual variation in weaning among rhesus macaques (Macaca mulatta)：Serum stable isotope indicators of suckling duration and lactation［J］. Am J Primatol，2016，78(10)：1113-1134.

第七章

实验动物选择与应用

实验动物选择是动物实验研究中必须首先考虑的重要问题。只有选择合适的实验动物用于动物实验，才能简化实验操作，节约实验经费，优化研究条件，保证动物实验研究的质量，获得精确的实验结果。动物实验设计的目的就是要在最短的时间内，用最少的人力和物力，获得最科学、最正确的实验结果。医学研究中首先要根据研究目的和实验要求来选择动物；然后再结合动物实验操作技术、动物实验条件控制、动物价格等因素来考虑。用于科学研究的实验动物如无特殊要求，通常应具备个体间的均一性、某些遗传性能的稳定性以及比较易于获得等 3 个基本要求。

第一节　实验动物选择一般原则

一、年龄与体重

根据实验目的和要求来选择实验动物年龄是一个必须遵守的原则，动物年龄与实验处理反应密切相关，不同年龄实验动物的解剖生理学特点及生物学特性均存在明显差异。了解并掌握实验动物之间、实验动物与人之间的年龄对应，有利于实验结果的分析和比较。通常幼龄动物对于外界实验因素较成年动物敏感；与成年动物相比，老龄动物的代谢活动及生理功能较为低下，反应亦不灵敏。如无特殊要求，动物实验均应选用成年动物；急性动物实验常选用成年动物，慢性或长期动物实验则由于需要较长的观察时间，通常选用年龄较小的动物或幼年动物。选用成年健康（雄性和雌性未孕）的实验动物，是为了使实验结果更具有代表性和可重复性。特殊情况下，幼年动物、老年动物、妊娠的雌性动物才作为实验对象用于动物实验研究。实践中小鼠体重以 18～25 g、大鼠 180～240 g、豚鼠 200～250 g、兔 2～2.5 kg、猫 1.5～2.0 kg、犬 6～15 kg 为宜（见表 7-1）。在标准化饲养管理条件下，小型实验动物有时可按体重来推算年龄。实验动物选择时年龄与体重应尽可能一致，体重误差不能超过10%。实验动物年龄与体重一般呈正相关，但体重大小常受到每窝哺育胎仔数、营养状况、饲养密度及温度等环境条件的限制，有时并不一定准确，此时必须提供动物的实际年龄。

二、性别

一般情况下，对外界刺激和药物的敏感性雌性动物均要稍强于雄性动物，但性别产生的

表 7-1　不同年龄实验动物体重的选择

动物	成年动物体重	幼龄动物体重	动物	成年动物体重	幼龄动物体重
小鼠	18～28 g	15～18 g	兔	2～3 kg	1.5～1.8 kg
大鼠	180～280 g	80～100 g	猫	1.5～2.5 kg	1.0～1.5 kg
豚鼠	350～650 g	150～200 g	犬	6～15 kg	6～8 kg

这种差异性要比动物品种（系）及个体差异要小。相同品种（系）不同性别的动物，对同一药物作用的敏感性及同一实验刺激的反应均存在差异。急性毒性时需选择雌、雄两性动物同时分别进行实验，每个设置的剂量组内两性动物数应一致。如对性别无特殊要求，通常宜选用雌雄各半实验动物来开展实验，以避免因性别差异所导致的实验结果误差。实践中，当已知某些药物或实验因素明确不受性别影响时，研究人员则可以根据实验目的，忽略动物的性别选择，重点考虑动物的年龄、体重等其他选择因素。

三、品种与品系

由于遗传因素的原因，动物实验设计时必须考虑实验动物品种（系）的选择。具有不同生物学特性的不同品种（系）动物，它们对同一实验反应的结果存在较大差异；同种实验动物内的不同品种或同品系内的各亚系之间，对同一实验反应亦存在差异。一般情况下，实验结论只针对具体使用的品种（系）的实验结论，则仅使用一个品种（系）即可满足。如果实验结论是针对整个物种在内的普遍性研究，则需要使用多个来源不同的品种（系）才能得到满足。有些研究项目，需要选择 2 个以上品种（系）的动物来进行动物实验，则首先应选择小型实验动物，然后再使用大型实验动物。从动物福利和伦理角度考虑，常用实验动物的选择顺序依次为：小鼠、大鼠、豚鼠、兔、犬、小型猪、非人灵长类等。

1. 不同种动物对同一实验反应的差异

不同品种（系）的实验动物均具有各自独特的生物学特性，所以对同一实验刺激的反应是有差异的。如雌激素能终止啮齿类动物的早期妊娠，但不能终止人类的妊娠。使用吗啡对大鼠、兔、犬、猴和人主要起中枢抑制作用，而对小鼠和猫则主要起中枢兴奋作用。降血脂药氯贝丁酯（安妥明）可造成犬下肢瘫痪并且毒性很大，而对大鼠、猴和人类的毒性就很小。

2. 同种不同品系动物对同一实验反应的差异

啮齿类小鼠品系中，DBA 小鼠对声音的刺激非常敏感，声音刺激后即可出现明显的癫痫症状，甚至死亡；而 C57BL/6 小鼠相对 DBA 小鼠对声音刺激缺乏敏感性，不会出现此反应。C57BL/6 小鼠对肾上腺皮质激素很敏感，其敏感度要比 DBA 小鼠及 BALB/c 小鼠高 12 倍。DBA/1、DBA/2、BALB/c、A 系及 C3H 品系小鼠均对鼠痘病毒易感，而 C57BL/6 和 AKR 品系小鼠则有抵抗力，能迅速产生免疫反应。不同品系小鼠对同一致癌物的反应也存在明显差异，如 TA2、C3H、A 系小鼠等易致癌，而 C57、C58、TA1 等小鼠品系则不易致癌。雌性 C3H 小鼠乳腺癌自发率可高达 90%，而 BALB/c、C57BL/6J、C57BR 小鼠品系则为乳腺癌低发品系。AKR、DBA/2、L615、C58 品系小鼠为白血病高发品系，而 C3H、DBA/1、

DBA/2 品系小鼠则为白血病低发品系。

3. 生理与健康状况

开展动物实验选择实验动物时,必须考虑动物特殊的生理状态,如妊娠、哺乳及发情期等,处于妊娠期和哺乳期等特殊生理状态的实验动物,对外界刺激的反应常有所改变。如无特殊实验要求,通常应避免选择处于特殊生理状态的实验动物来做实验,以减少个体差异。如实验有特殊要求时,则必须提前明确动物的怀孕期和哺乳期等生理指标,然后再进行选择。健康动物对各种刺激的耐受性要强于患病动物,患病动物很容易在实验过程中发生死亡。因此,实验时应剔除外观瘦弱、营养不良和明确患病的动物。为了获得可靠的动物实验结果,必须选择符合微生物等级标准的健康动物。此外,动物实验环境条件对动物实验结果亦有很大影响,必须保证不同级别实验动物具有符合其微生物级别的动物实验环境及条件,否则营养不良、寒冷和炎热、通风不良及噪声等,均会造成动物实验过程中机体抵抗力下降或产生疾病,严重干扰动物实验结果。

第二节　实验动物选择基本原则

一、相似性原则

1. 解剖学特点

不同实验动物具有不同的解剖学特点,应用解剖学特点来选择符合实验要求的实验动物,是骨科学、外科学、介入医疗、口腔医学及器官移植等许多专业研究领域实验动物选择的一项重要内容。实验动物和人类一样,其躯干的椎骨包括颈椎、胸椎、腰椎、荐椎和尾椎,但是不同种类动物之间椎骨有较大差异。此外,牙齿齿式与实验动物的食性也密切相关,草食性动物和肉食性动物具有显著差异:草食性动物的臼齿上面扁平且稍有一点凹状,而肉食性动物则与其相反,白齿呈凸状且面积小。实验动物肠道的长度与动物食性也有密切关系,草食性动物饲料中粗纤维含量高,而肉食性动物的饲料中粗纤维含量很低,所以草食性动物比肉食性动物肠道要长得多。实验动物肝脏及肺脏分叶因动物种类不同也存在着很大差异。哺乳动物的心脏形态和构成随动物进化等级的提高逐渐完全,血液、循环系统也逐渐向闭锁系统进化,常用实验动物中以犬的心脏形态与人的心脏最相似。犬的甲状旁腺位于两个甲状腺端部的表面,位置比较固定;而兔的甲状旁腺则分布得比较散,位置不固定;犬适合做甲状旁腺摘除实验,兔则适合做甲状腺摘除试验。兔颈部的交感神经、迷走神经和减压神经是分别独立走行的,而人、牛、马、猪、犬、猫、蛙等这些神经不单独走行,而是混合走行于交感干或迷走神经之中。如观察减压神经对心脏的作用,则必须选用兔。多胎动物和单胎动物的子宫解剖形态也存在明显差异,常用实验动物中除了非人灵长类动物是单子宫外,其余动物都是双角子宫。不同实验动物的乳腺分布和乳房的位置也存在着差异,单胎动物在局部;而多胎动物则在胸腹部,且分布较广。

2. 病理生理学特点

受实验动物种类、年龄及周围环境变化的影响,动物常见的生理指标常会有所差异,实验动物正常生理参考值亦有较大的变动范围,选择时应按照动物的实际情况具体分析。哺乳动物与人类一样,其心率、呼吸频率和体温三者之间呈正比的关系,发热时其心率和呼吸频率都会加快。恒温动物的体温具有一定的昼夜变动范围,且体温变动与行为类型有关。此外,选择实验动物时还必须要注意的生理指标包括性成熟、性周期、妊娠期、哺乳期及寿命等;通常寿命越长,妊娠期也越长,性成熟就越晚。实验动物的产仔数、排卵方式及繁殖季节亦是很重要的生理指标。啮齿类大鼠、小鼠、犬和猕猴等实验动物是按一定周期排卵的,而兔和猫则属于典型的刺激性排卵性动物,只有经过交配刺激,兔和猫才能够排卵。因此,兔和猫是避孕药研究的常用实验动物。标准化实验动物中,兔对外界温度和体温变化十分灵敏,最易产生发热反应,且反应典型、恒定,所以兔是进行发热、解热和检测热源等实验研究的最理想动物。中国地鼠易产生真性糖尿病,其血糖可比正常值高出 $2\sim8$ 倍,胰岛的退化使其非常适合于做糖尿病的研究。犬是红绿色盲,不适合做以红绿色信号作为刺激条件进行的条件反射实验;犬的汗腺不发达,不宜选作出汗相关的实验;犬的胰腺小,适宜作胰腺摘除术;犬的胃小易做胃导管,便于进行胃肠道生理研究。大多数实验动物均可自身合成维生素 C,而豚鼠体内缺乏合成维生素 C 的酶,其对维生素 C 缺乏敏感,常可用来做维生素 C 缺乏的试验。同时豚鼠易于致敏,很适于做有关过敏性研究的动物实验。大鼠先天无胆囊且不会呕吐,不能做胆囊功能的研究,但适合做胆管插管收集胆汁,开展消化功能的研究。

3. 生物进化特点

应用实验动物与人类的某些相似特性,通过动物实验和疾病模型的研究来探讨人类疾病的发生、发展规律,已成为生命科学研究领域一种重要的研究手段。选择实验动物时也需考虑到该物种的进化程度,在满足实验目的、条件和符合实验动物伦理福利的情况下,可选择在功能、代谢、结构方面与人类相似的实验动物。

哺乳动物之间有许多组织结构上的相似点,其生命功能基本过程也很相似。一般来说,实验动物等级越高等,进化程度就越高,其功能、代谢、结构就越复杂,反应就越接近人类。如猴、狒狒、猩猩及长臂猿等灵长类动物与人类的生物分类地位最近,它们是研究人类脊髓灰质炎、结核、脑炎、肝炎、痢疾和麻疹等疾病的理想实验动物。猕猴是制造和鉴定脊髓灰质炎疫苗的唯一实验动物。此外,猕猴的生殖生理和人非常相似,月经周期约 28 天,它是研究人类生殖医学课题的首选实验动物,亦是放射医学、牙科学、病毒学、胚胎学、妇产科学、病理学、解剖学、生理学、毒理学、营养学、行为学及外科学等实验研究常用的动物。必须注意的是,动物进化程度越高,并不一定所有器官和功能都越接近于人,实验动物和人类的生活环境不同,其生物学特性亦存在许多异同之处,选择时应充分了解各种动物生物学特性的共性及个性,并与人类的特性进行比较,然后再作出合适的选择。

二、可靠性和重复性原则

理想的动物实验结果必须可靠并具有良好的重复性,甚至可以标准化重复。为保证动物实验结果具有良好的重复性,实验设计前应充分查阅与本次实验有关的文献资料,查阅文献了解与本领域和本项目有关的以往研究结果,以及使用实验动物的情况及采取的动物实验条件;有利于充分利用前人的研究成果,制定详细的研究计划,增加研究内容的创新性。使得实验动物选择及应用更有效、更准确、更好地为自身的课题服务,使研究更简洁、有效,以及更具有特色和创新。参照文献内容选用少量动物做必要的预实验，通过预实验结果了解所选择的实验动物是否适合本课题的研究。预实验除了可提前掌握动物实验的可行性条件外，还可使研究人员熟悉所选动物的生物学特性及饲养管理特点，制定并完善与实验动物相对应的动物实验条件以及如何更好地达到动物福利的要求。动物实验设计时必须选用标准化的实验动物和动物实验设施，以保证动物实验结果的重复性。动物实验的标准化可以排除许多非实验因素的干扰，在实验动物品种（系）、年龄与体重、性别和健康情况，动物饲养与实验管理，实验操作及环境条件控制，实验人员操作技术熟练程度等方面都应保持良好的一致性，才能保证实验结果的可重复性。

三、可控性和经济性原则

复制动物疾病模型时必须根据研究目的，熟悉并掌握模型复制条件、宿主特征、疾病表现和发病机制，即要充分了解所研究动物模型的全部信息，分析是否可能得到预期的结果。实验动物疾病模型应适用于多数研究者使用，容易复制，实验过程中便于操作和采集各种标本。在不影响实验结果的前提下，尽量选用容易获得、价格便宜和饲养经济的实验动物，尽量满足实验方法简便易行、实验成本低的选择原则。选用容易获得、既经济又容易饲养管理的实验动物是实验动物选择的一项重要内容。许多啮齿类实验动物，如小鼠、大鼠、地鼠、豚鼠等也可以复制出类似于人类疾病的动物模型；它们容易满足遗传背景明确、符合实验需求对应的微生物等级；且啮齿类动物繁殖周期短，属多胎动物，容易饲养，价格便宜，供应量较大，在性别、年龄及体重等方面可任意选择。急性毒理实验中通常以大鼠和小鼠为主，尤以大鼠的使用最多，但是大鼠并不是对所有外来化合物都敏感。兔常用于研究化合物的皮肤毒性，包括对黏膜的刺激。猪为杂食动物，对一些化合物的生物效应表现与人有相似之处，尤其是皮肤结构与人较近似；但因其体型大、价格较其他小型实验动物贵，使用量相对小型啮齿类动物少。猕猴、狒狒、猩猩等非人灵长类动物，进化程度高，与人类最接近，在许多研究中有着不可代替的优点，但由于这些动物来源稀少、价格昂贵，且繁殖周期长，饲养和实验操作困难，又受到有关动物保护法律法规的限制，因此用量很少。除某些特殊的研究项目需要外，应尽量避免选择非人灵长类动物开展实验研究。用犬或猫等观赏动物开展动物实验时，除了经济因素以外，也应考虑动物福利和伦理的要求。在同样能够满足动物实验要求的前提下，原则上应该优先选择啮齿类动物。

四、标准化控制原则

标准化动物是指遗传背景、微生物等级、环境及营养条件都符合国家及国际相关标准的实验动物。选用标准化的实验动物，并在标准化的条件下进行动物实验，是保证动物实验结果具有准确性、重复性、可比性的重要条件。并不是所有的实验都需要高微生物等级的实验动物，因此按照动物实验的需求，根据不同微生物等级动物的特点、应用范围及课题研究方向，选择相匹配的不同标准的实验动物及动物实验环境。

五、动物实验分组原则

动物实验研究主需要通过对样本进行系统的分类研究而得出初步结论，再将样本结论外推到总体,同时需要使样本结论能够真实地代表总体。但实验动物种系和个体间的差异、实验环境的差异、药品纯度、仪器稳定性、样本大小等都可能产生实验的误差,影响样本结果的代表性。为避免或缩小可能产生的误差,实验设计时需注意以下原则控制较大误差的发生。

1. 基本原则

合理的实验分组是动物实验设计的基本原则和重要内容。动物实验开始前,常需将选择好的实验动物按实验研究的需要分成不同组别。动物分组应严格按照随机分组的原则进行,保证每只动物都有同等的机会被分配到各个组别中去,尽量避免人为因素对实验结果造成影响。为避免各组之间产生的差别,必须对动物随机分组的实验结果进行科学的统计分析,以保证动物实验结果的科学性。动物实验过程中除了实验处理因素不同以外,不同组别其他非处理因素,如实验对象、环境、条件及时间;仪器、药品、设备及操作人员等方面均应保持一致,此即为一致性原则。同时,还要遵循重复性原则。重复性原则是指同一种处理必须要设置多个样本例数。重复的主要作用是估计实验误差、降低实验误差和增强代表性,提高实验结果的精确度。样本数过少则实验处理的效应将不能充分显示,缺乏统计学意义;而样本数过多,则会增加动物实验操作的困难及实验经费。因此,开展实验前必须先确定最少的样本例数,通过统计学方法进行测算确定。在动物实验中基本上有两种计算样本量的方法:常用的最科学的方法为通过"效力分析"(power analysis)计算样本量;另一种方法就是估算法(crude method),该方法通过遵循"边际效用递减"原则,估算到达某一实验目的需要的最少动物数量,即动物增加到一定数量已经无法给实验结果带来更大的差异,此数值可能就是需要达到该预期结果的最小动物数量。

2. 实验方法

选择正确的实验方法是保证动物实验结果科学性的重要因素。根据研究时间长短,目前常用的动物实验主要有急性试验和慢性实验两种方法。急性动物实验的实验时间较短,通常为 24 h 至 2 周。急性实验通常不能详细说明动物个体对实验反应所产生的生理功能的变化规律,因此在实际应用中对其实验结果应慎重考虑。慢性动物实验保持了动物机体的完整性及其与外界环境的统一性,动物处于比较接近自然的生活状况,实验结果具有较好的客观性和可靠性。慢性动物实验具有观察时间较长,动物实验条件控制要求较难,耗费成本较高等缺点。无论采用何种实验方法,实验动物选择必须符合国家标准和有关规定。慢性实验通常选用 6～8 周龄大鼠,实验开始时不同性别动物体重差异不应超过平均体重的±20 g。每组动物数量应根据实验期望值和预实验效应值进行科学计算,还应该考虑到实验周期等因素,并且需要雌雄各半,雌鼠应为非经产鼠或非孕鼠。

3. 对照组

动物实验过程中设立与实验组相对应的对照组,以排除各种非实验因素对动物实验结果的影响,对于提高实验结果的比较医学价值和保证动物实验结果的可靠性具有重要意义。根据动物实验的具体要求,对照组主要分为以下几种。

(1)空白对照组:不施加任何与实验处理因素有关操作的对照组,此组动物的数量、性别、年龄、体重须与其他实验组一致。

(2)实验对照组:与实验组相同操作条件的对照组,如药物溶媒、注射和灌胃等能够影响实验结果的因素；这种对照组的设立能够排除实验操作因素对动物实验结果的影响。此组动物的数量、性别、年龄、体重须与其他实验组一致。

（3）阳性对照组：药物研究中设立的有效药物实验组，这些药物通常对实验对象具有明显的作用和效果，可以考核实验方法的可靠性及所研究药物的有效性。此组动物的数量、性别、年龄、体重须与其他实验组一致。

（4）同体对照组：对照与实验因素在同一实验动物身上同时进行，如左右眼球分别给药，机体两侧皮肤烧（烫）伤等，此对照组可以减少实验动物的使用量，避免动物个体差异。此组动物的数量、性别、年龄、体重须与其他实验组一致。

六、动物实验结果外推

实践中，任何一种疾病动物模型都不可能完全复制出人类疾病的所有临床表现，动物实验只是一种间接性研究，疾病模型的实验结果只可能在某一局部或某个方面与人类情况相似。因此，通过动物实验得到的结（果）论，其正确性是相对的，最终还必须在人体上得到充分验证。生命科学研究领域中所获得的动物实验结果，最终都要外推应用到人体身上去，为人类疾病的诊断、治疗和预防提供有价值的实验参考资料，这就是动物实验结果的外推。在实验动物身上复制人类疾病模型，目的在于从模型动物身上找出可以解释临床患者的有关规律，最后再推广（外推）应用于临床实践上，这就是外推法（extrapolation）。由于实验动物和人类之间存在的差异，实验因素（包括药物）对于人类和实验动物之间的作用效应亦是相对的，既有相同的反应，亦有相反的反应。为避免在人体应用时所承担的风险，动物实验结果使用外推法时必须慎重。鉴于不同实验动物具有不同的功能和代谢特点，为了确保动物实验结果的科学性和正确性，使其更加具有外推应用价值，对同一实验结果最好采用2种以上的实验动物进行比较实验观察。所选用实验动物，应该一种为啮齿类动物，另一种为非啮齿类动物。使用近交系动物做实验研究，虽有实验结果易于重复并能进行定量比较的优点，但在近交系繁育过程中所造成的近交衰退与人体正常生理条件差异很大，很多应用近交系动物获得的动物实验结果并不适用于大多数人类疾病的研究。动物实验应正确评价近交系动物的适用范围，避免因实验动物选择错误而导致在人体应用上的失误，从而造成难以估算的后果。

第三节　实验动物选择索引

一、两栖纲选择索引

两栖动物虽然能适应多种生活环境，但是其适应力远不如更高等的其他陆生脊椎动物。两栖动物体温不恒定，卵生，幼体水生，成体可陆生；用肺呼吸，皮肤裸露，可以辅助呼吸，在寒冷和酷热的季节则需要冬眠或者夏蛰。蛙与蟾蜍均属于两栖纲动物，具有个体小和易于饲养的特点，主要依赖体外受精繁殖。蛙在发育过程中其呼吸系统的鳃转变成肺。蟾蜍皮肤薄，有毒腺并能分泌蟾蜍素，特别是耳下腺分泌量最多。

两栖动物主要用于以下实验研究：① 心血管生理实验,如药物对心血管的调节作用,血栓形成及血流阻滞循环障碍等;② 神经生理实验,如神经肌肉生理,乙酰胆碱含量测定试验等;③ 生理学实验,如观察反射弧的作用、血管反应性实验;④ 计划生育研究,如妊娠诊断试验,内分泌、生殖和胚胎学研究等;⑤ 遗传学研究,如细胞遗传实验,发育与变态;⑥ 肿瘤学研究。

二、爬行纲选择索引

蛇属爬行纲、蛇亚目,其身体细长,四肢退化,身体表面覆盖鳞片,是真正的陆生脊椎动物。大部分蛇为陆生,也有的蛇是半树栖、半水栖和水栖,蛇有冬眠的习性。蛇以鼠、蛙、昆虫等为食,有无毒蛇和有毒蛇之分。

蛇主要用于以下实验研究：① 再生,神经和毒物研究;② 蛇毒制备抗血清,分离提取蛇毒可用作镇痛;③ 蛇毒提取物对各类肿瘤的抗癌作用研究;④ 胃、十二指肠溃疡等疾病的治疗研究;⑤ 脑血栓及脉管炎等疾病的治疗研究。

三、鸟纲选择索引

鸡、鸽等与人类的关系远。鸡为杂食动物,其体温较高,无汗腺且听觉敏感。鸡胚可用于病毒学研究、制造牛痘疫苗、麻疹疫苗等生物制品的原材料。鸡血细胞易凝,可供凝血试验。鸡有自发性的动脉粥样硬化可用作实验模型。雄鸡去势后可用于性激素的研究。

鸽的听觉和视觉非常发达,定向能力好、姿势平衡敏捷。破坏鸽的半规管后其肌肉紧张失调,姿势失去平衡。不同品系的鸽子对高胆固醇饲料反应不同。

1. 鸡

鸡主要用于以下实验研究：① 营养代谢研究：如高脂血症、动脉粥样硬化动物模型等。② 性激素的研究、代谢和遗传研究。③ 鸡胚用作病毒培养实验,还可进行肿瘤、内分泌、营养、药理、组织移植胚胎、毒理、畸胎等研究。④ 发育生物学及疫苗开发研究。⑤ 生理学及维生素研究。⑥ 血凝实验,鸡红细胞还可用于免疫学实验。

2. 鸽

鸽主要用于以下实验研究：① 高血脂、动脉粥样硬化和抗动脉粥样硬化研究;② 迷路与姿势关系实验、半规管破坏后姿势失调实验;③ 大脑半球和小脑切除实验。

四、哺乳纲选择索引

哺乳纲动物的生物学特性与人类比较接近,是实验动物的主要来源。目前,啮齿目动物已成为生物医学领域开展科学研究工作的重要实验动物。哺乳纲、啮齿目中的小鼠、大鼠、豚鼠、仓鼠及长爪沙鼠等已经实验动物化,这些动物个体比较均一,体内微生物已得到控制,且遗传背景明确,并实行商品社会化供应。

1. 啮齿目

（1）小鼠：是制作人类疾病模型的常用实验动物,其基因表达与人类极其相似,大部分的人类基因在小鼠体内都能够发现类似的基因。它们的生殖系统和神经系统与人类相似,并且小鼠可以与人类患相同的疾病,如癌症、糖尿病甚至焦虑症。通过基因编辑技术可以使很多非自发的疾病在小鼠模型中复制,因此对小鼠的研究有助于理解人类生理学和疾病的起因。

小鼠是最常用的实验动物之一,使用小鼠可以开展以下研究。① 心血管疾病研究,如心肌缺血、心肌炎模型。② 呼吸系统研究,如慢性支气管炎、肺纤维化模型等。③ 各型肝炎研究,如中毒性肝炎、肝纤维化、肝坏死、肝硬化、胰腺炎等。④ 皮肤疾病研究,如各类烧伤、烫伤、冻伤、放射病实验等,以及白内障加速病理模型、白细胞减少症和克汀病等。⑤ 免疫学研究,如单克隆抗体制备,淋巴因子激活杀伤(LAK)细胞、巨噬细胞等机体自然防御细胞免疫机制的研究等。⑥ 药物研究,如药理及毒理实验,药物筛选、生物效应测定和药物效价比较实验等。⑦ 病原体感染研究,如各类病毒、细菌和寄生虫感染疾病模型研究等。⑧ 计划生育研究,如抗生育、抗着床、抗排卵、抗早孕等实验。⑨ 老年病研究,如衰老疾病模型等,以及营养学研究。⑩ 遗传学研究,如遗传性贫血、家族性肥胖、尿崩症疾病模型等。⑪ 基因工程研究,如基因测序、胚胎工程、转基因动物模型等。

(2) 大鼠:是最常用的实验动物之一。大鼠妊娠期短,繁殖快且产仔数多,饲养管理容易,抗病力强。它具有昼伏夜动习性,其进食、配种及分娩等活动多在夜间进行。大鼠喜欢啃咬,性情温顺,无呕吐反应,视觉和嗅觉较灵敏。

大鼠属于中型啮齿类动物,相对其他大型实验动物具有实验操作简单、实验条件容易控制、实验结果比较均一等优点,已在生物医学领域的很多领域,如营养学、毒理学、生理学及肿瘤学等实验研究中得到广泛应用。① 肿瘤学研究:如化学致癌物建立肝癌、肺癌、胃癌、乳腺癌及食管癌模型等。② 心血管系统疾病研究:如弥散性血管内凝血、动脉粥样硬化、心肌梗死、心律失常、高血压、高血压脑卒中、急性心肌缺血模型等。③ 呼吸系统疾病研究:如慢性支气管炎、肺纤维化、硅沉着病(硅肺)、肺水肿模型等。④ 消化系统疾病研究:如胃溃疡、胃炎、各型肝炎、肝坏死、肝硬化、肝外科研究、实验性腹水模型等。⑤ 皮肤疾病研究:如放射病、冲击伤,烧伤、冻伤及烫伤模型等。⑥ 药物研究:如安全性评价(药理学、毒理学实验等)、药物筛选、心血管药理实验等。⑦ 眼耳鼻喉科疾病研究:如白内障、口腔白斑病、中耳疾病、内耳炎、鼻窦炎模型等。⑧ 营养代谢研究:如蛋白质缺乏及代谢试验,维生素 A、维生素 B、维生素 C 和氨基酸、钙磷代谢研究;制备脂肪肝、动脉粥样硬化、淀粉样变性、酒精性中毒、十二指肠溃疡、营养不良糖尿病、高脂血症、高尿酸血症、痛风等疾病模型。⑨ 老年性疾病研究:如骨质疏松症、老年痴呆、帕金森病动物模型等。⑩ 妇产科疾病研究:如筛选避孕药、畸胎学,以及胎儿宫内发育迟缓、胎儿宫内窘迫、妊娠高血压、妊娠期肝内胆汁郁积症模型等。⑪ 传染病研究:如它是研究支气管肺炎、副伤寒的重要实验动物;还可进行厌氧菌细菌学实验,假结核、麻风、霉形体病、巴氏杆菌病、念珠状链杆菌病、黄曲病、烟曲菌等真菌病的研究。⑫ 内分泌学研究:切除大鼠内分泌腺如肾上腺、垂体、卵巢等器官,开展神经-内分泌实验。⑬ 其他研究:如卵巢和睾丸切除、生殖器官损害、白细胞减少症、多发性关节炎和化脓性淋巴腺炎等研究。

(3) 豚鼠:也是常用实验动物之一。豚鼠属草食性动物,喜食纤维素较多的饲料,日夜都自由采食,食量较大,对变质的饲料敏感,自身体内不能合成维生素 C。豚鼠属于晚成性动物,即母鼠妊娠期较长,平均约为 63 天;为全年多发情性动物,并有产后性周期。豚鼠性情温顺,胆小易惊,嗅觉和听觉较发达,对各种刺激均有极高的反应,如对声音、嗅味和气温突变等均极敏感。

豚鼠主要用于以下实验研究。① 动物羧甲淀粉(代血浆)和血清学诊断用"补体"生产的原材料。② 心血管疾病研究:如心律失常、房室传导阻滞、心肌梗死模型等。③ 呼吸系统疾病研究:如慢性支气管炎、变态反应性支气管痉挛、急性肺出血、肺水肿、哮喘模型等。④ 消化系统疾病研究:如胃溃疡、免疫性肝病损伤、肝炎模型等。⑤ 泌尿系统疾病研究:如肾小球肾炎、膀胱结石、尿道结石模型等。⑥ 微生物学研究:如结核、白喉、钩端螺旋体、百日咳、鼠疫、疱疹病毒病、链杆菌、副大肠埃希菌病、旋毛虫病、布氏杆菌、斑疹伤寒、炭疽等细菌性疾病和Q热、淋巴细胞性脉络丛脑膜炎等病毒性疾病的研究。⑦ 免疫学研究:如组织胺过敏试验、变态反应脑脊髓炎、过敏性休克、银屑病模型等。⑧ 营养代谢研究:如维生素C、叶酸、精氨酸及维生素B_1(硫胺素)缺乏症、坏血病及糖尿病模型等。⑨ 药物研究:如药物引起的血管通透性反应实验、皮肤变态反应、皮肤局部作用刺激、缺氧耐受性及测量耗氧量实验等。⑩ 耳科学研究:如听觉试验、内耳疾病研究以及内耳微循环观察。

(4) 仓鼠:属哺乳纲、啮齿目、仓鼠科、仓鼠亚科。金黄仓鼠属于金仓鼠属动物,也称叙利亚仓鼠;中华仓鼠祖先是产于中国的黑线仓鼠,属于仓鼠亚科、仓鼠属动物,它们都是由野生动物驯化饲养后已实验动物化的常用实验动物。中华仓鼠与金黄仓鼠解剖生理特点基本相似,但也存在一些差异,如中华仓鼠的染色体少而大,二倍体细胞$2n=22$,大多数能相互鉴别,定位明确,尤其Y染色体在形态上是独特的,极易识别。无胆囊,大肠长度比金黄仓鼠短1倍,但脑重、睾丸大,均比金黄仓鼠重近1倍。中华仓鼠及金黄仓鼠均为冬眠动物,胎儿发育快,有颊囊。

仓鼠主要用于以下实验研究。① 肿瘤学研究:其颊囊作肿瘤移植试验,广泛应用于研究肿瘤的增殖、致癌、抗癌、移植、药物筛选、X线治疗等。② 金黄仓鼠是常年发情动物,妊娠期仅15~18天,雌鼠出生后最早4周就可以性成熟,繁殖传代很快,发情周期准确,特别适用于生殖生理学研究。③ 金黄仓鼠的组织细胞体外培养很容易建立二倍体细胞株,特别适合组织培养研究;肾细胞作为脑炎、流感、狂犬病毒、腺病毒、立克次体、原虫分离和疫苗制备的材料。④ 寄生虫研究:如溶组织阿米巴、利什曼原虫病、旋毛虫等寄生虫感染模型。⑤ 仓鼠蛀牙的产生与饲料的成分及口腔微生物种类、数量密切相关,被广泛地用于牙科如龋病的研究。⑥ 组织移植研究:如开展皮肤、胎儿心肌、胰腺等移植实验,血液学如血小板减少症等研究。⑦ 微循环及血管反应性研究:如常选用颊囊黏膜观察淋巴细胞和血小板的变化以及血管反应性变化。⑧ 营养代谢研究:如糖尿病(中国仓鼠)模型,维生素A、维生素E及维生素B_2(核黄素)缺乏症,胆结石模型等。⑨ 生理学研究:如诱发冬眠实验,可观察冬眠时机体老化、行为等生理学代谢特点。⑩ 其他研究:染色体畸变和复制机制研究,中国仓鼠染色体大、数量少(仅11对)且易识别,特别适合细胞学研究,是研究染色体畸变和复制机制的极好材料。⑪ 中国仓鼠睾丸较大,约占体重的3.84%,是传染病学研究的良好接种器官。⑫ 仓鼠易产生真性糖尿病,可用于糖尿病研究。

(5) 长爪沙鼠:分类学上属于哺乳纲、啮齿目、仓鼠科、沙鼠亚种、沙鼠属。它是一种小型草原动物,体型介于大鼠和小鼠之间,性情温顺,昼夜活动,动作敏捷。喜群居,有贮食习性。每天饮水和排尿少,粪便干燥。长爪沙鼠在微生物学和解剖生理学等方面的特殊性,以及易于饲养管理、传染病发生率低等特点,目前已成为研究脑血管疾病、寄生虫学、病毒学、细菌学、内分泌学、遗传学、血液学、营养学、肿瘤学、药理学、放射生物学、生殖和毒理学的良好模型动物。

长爪沙鼠主要用于以下实验研究。① 脑血管疾病研究:如制备脑梗死、脑卒中、脑缺血及癫痫模型,开展脑梗死所呈现的脑卒中、术后脑贫血以及脑血流量等研究。② 肿瘤学研究:如肾上腺皮质肿瘤、卵巢肿瘤、皮肤肿瘤及耳胆脂瘤等自发性肿瘤的研究。③ 寄生虫病研究:长爪沙鼠对多种丝虫、原虫、线虫、绦虫和吸虫都非常敏感,尤其是马来丝虫、血吸虫、兰氏贾弟鞭毛虫等,它是研究丝虫病的理想模型动物。④ 微生物学研究:如钩端螺旋体、布氏杆菌、结核、炭疽、肺炎双球菌、流感嗜血杆菌等感染模型研究;也是研究流行性出血热病毒的理想实验动物。⑤ 肾脏疾病研究:如急、慢性铅中毒模型,机体水、盐代谢和肾功能性病变的研究。⑥ 内分泌研究:如繁殖沙鼠的肾上腺皮质激素(主要是糖皮质激素)分泌亢进,同时伴有高血糖和动脉硬化症等,可用于肾上腺功能及调节机制、糖尿病模型的研究。⑦ 生殖生理研究:雄性长爪沙鼠适合于开展促黄体激素、雄激素及孕激素之间调节的相关研究。⑧ 营养代谢研究:如沙鼠肝内的类脂质要比大鼠高3倍,可用于高脂血症、胆固醇吸收和代谢、肥胖病的实验研究。⑨ 药物研究:沙鼠是抗精神抑郁症药物筛选、抗丝虫病药物筛选、链霉素敏感试验的理想实验动物。⑩ 放射生物学研究:沙鼠对X线或γ射线的耐受量为其他动物的2倍,适合于放射病的研究。⑪ 其他研究:如用于狂犬病、脊髓灰质炎、牙周炎、龋病及白内障的实验动物。

2. 兔目

兔为最常用的实验动物之一,作为实验动物用途的为真兔属,现常用的兔品系为新西兰兔、日本大耳白兔和青紫蓝兔3种。兔是草食性动物,喜欢独居,具有昼伏夜动习性,具有独特的食粪特性;兔胆小怕惊,听觉和嗅觉都十分灵敏,对外界温度变化极其敏感,属于刺激性排卵动物,也无咳嗽和呕吐反应。兔性成熟较早,生长发育快,妊娠期短,厌湿喜干,还具有鼠类的啮齿行为。兔的生物学和体型特点,使得它在生物医学领域得到了很广泛的应用。

兔主要应用于以下实验研究。① 心血管疾病研究:如弥散性血管内凝血、急性循环障碍、高血脂、动脉粥样硬化、心肌梗死、心律失常、高血压、肺源性心脏病、慢性动脉高压、肺心病、一过性高血压等。② 呼吸系统疾病研究:如慢性支气管炎、肺气肿、实验性肺纤维化、肺水肿、肺硅沉着症等。③ 消化系统疾病研究:如胃溃疡、各型肝炎、急性化脓性胆囊炎、胰腺炎、实验性腹水、中毒性肝坏死、阻塞性黄疸等。④ 泌尿系统疾病研究:如肾小球肾炎、急性或慢性肾衰竭动物模型等。⑤ 内分泌疾病研究:如白细胞增多症、甲状腺肿、糖尿病模型等。⑥ 皮肤疾病研究:如冲击伤、烧伤、烫伤及冻伤,低温、芥子气皮肤损伤模型等。⑦ 免疫学研究:生产诊断用抗体及动物疫苗、制备高效价和特异性强的免疫血清研究等。⑧ 计划生育研究:如妊娠诊断、生殖生理和避孕药的研究。⑨ 药物学试验:如皮肤反应试验,药品及生物制品的发热、解热和检查致热源等实验研究。⑩ 传染病学研究:如狂犬病、天花、脑炎、寄生虫病及梅毒等研究。⑪ 眼科疾病研究:如白内障、青光眼、眼前房移植、角膜瘢痕模型等。

3. 食肉目

（1）犬：是常用的实验动物之一，也是一种重要的大型实验动物，按照体型可分大、中、小3种类型。犬的解剖生理学特征很近似于人类，其消化生理过程及对药物毒性的反应均和人比较接近，它是生理学、病理学、药理学、毒理学、神经系统、消化系统、放射性疾病、心血管病、条件反射和外科学等方面研究的重要实验动物。

犬主要应用于以下实验研究。① 病理生理学研究：如失血性休克、弥散性血管内凝血、心肌梗死、心律失常、肾性高血压、急性肺动脉高血压、大脑皮质定位试验、脊髓传导实验、条件反射实验、内分泌腺摘除实验等。② 消化系统疾病：如肝癌、肝硬化、试验性腹水、阻塞性黄疸和急性肝淤血等研究。③ 外科学研究：如脑外科、心血管外科、断肢再植等。④ 皮肤疾病研究：如放射病、烧伤及烫伤、复合伤。⑤ 营养代谢疾病的研究：如蛋白质营养不良、骨质疏松症、高胆固醇血症、胱氨酸尿、高脂血症、糖尿病及动脉粥样硬化模型等。⑥ 新药安全性评价：如新药临床前的药物代谢、药理及毒性实验。⑦ 眼科疾病研究：如青光眼、先天性白内障、视网膜发育不全模型等。⑧ 遗传学疾病研究：如遗传性耳聋、血友病、先天性心脏病、先天性淋巴水肿等。⑨ 高血压研究：如急性肺动脉高血压及一过性高血压模型等。⑩ 器官移植研究：如器官移植手术操作等。⑪ 其他疾病研究：如中性粒细胞减少症、淋巴肉瘤、红斑狼疮病、肠梗阻、肾盂肾炎等。

（2）猫：属于哺乳纲、食肉目、猫科。世界上猫的品种也较多，主要作为家养的宠物。猫生性孤独凶猛，对环境适应能力较强，它的繁殖和饲养管理比较困难。

猫主要用于以下实验研究。① 心血管疾病研究：如心律失常、先天性心脏病、血压实验、冠状窦血流量实验。② 肝脏疾病研究：如中毒性肝炎、肝坏死、阻塞性黄疸。③ 生理学研究：如针麻、睡眠、体温调节和条件反射，药物对神经、循环及消化系统作用机制的实验。④ 药理学研究：如药物对呼吸系统、心血管系统的功能效应，机体内药物的代谢过程，药物对血压的影响，冠状窦血流量测定，阿托品解除毛果芸香碱作用等实验。⑤ 微生物学及寄生虫研究：如炭疽病的诊断，弓形虫体、阿米巴痢疾及艾滋病等实验研究。⑥ 神经生理学研究：如大脑僵直、姿势反射实验，交感神经的瞬膜及虹膜反应等药理实验。⑦ 疾病动物模型研究：如白化病、聋病、脊裂，以及病毒引起的发育不良、急性幼儿死亡综合征、草酸尿、卟啉病、淋巴细胞白血病、白化病等模型。⑧ 血液病研究：如开展白血病和恶病质患者血液的研究。

（3）雪貂：是食肉类动物，属于鼬科。经驯化供实验的雪貂毛色呈野生色或白化的，体毛呈淡黄色。雪貂很容易管理并能驯化，2～3周龄时开始吃固体食物，6周龄断奶，4月龄时就可达到成年体重。

雪貂主要应用于病毒学、药理学、毒理学及生殖生理学方面的研究。① 病毒性疾病感染机制研究，如人流感病毒、麻疹病毒、犬瘟热病毒等；② 生殖生理的实验研究；③ 小脑发育不全动物模型研究；④ 药理学及毒理学实验；⑤ 病毒模型研究，如疱疹性口炎、阿留申病和牛鼻气管炎病毒感染模型。

4. 有蹄目

（1）猪：生物医学领域中作为实验动物应用的猪，多为已经过实验动物化培育成特定品系的小型猪。我国已培育的小型猪品系主要有版纳微型猪、五指山小型猪、贵州小型猪及广西巴马小型猪等。猪在解剖学、生理学、疾病发生机制等方面与人极其相似,如心脏冠状动脉分布及主动脉结构、皮肤组织形态结构、血液和血液化学等。

目前猪已广泛应用于肿瘤学、心血管系统疾病、糖尿病、外科学、牙科学、皮肤病学、血液病、遗传性疾病、营养代谢疾病、免疫学及新药安全性评价等方面的研究。① 肿瘤学研究:如黑色素瘤(辛克莱小型猪)和血友病。② 心血管疾病研究:如心肌梗死、动脉粥样硬化及高血脂模型研究。③ 皮肤疾病研究:如包括冻伤、烧伤及烫伤,以及放射病。④ 营养代谢性疾病研究:如糖尿病(乌克兰小型猪)模型。⑤ 围产医学研究:如营养不良,蛋白质、维生素及矿物质缺乏症。⑥ 牙科疾病研究:如龋齿模型。⑦ 器官移植研究:如猪心脏瓣膜及胰岛等组织可直接作为异种器官移植研究的材料。⑧ 免疫学研究:如人类免疫缺陷疾病的研究。⑨ 外科学研究:如建立猪腹壁拉链模型用于教学科研研究等。⑩ 微生物学研究:如应用悉生猪来研究各种细菌、病毒及寄生虫病学研究。⑪ 转基因猪研究:如提供携带有人类相关基因的组织器官材料。⑫ 其他研究:如胃肠道疾病、过敏性疾病、老年性疾病、肾功能等研究。

(2)羊:山羊属哺乳纲、偶蹄目、牛科、山羊属。雌雄皆有角,向后弯曲如弯刀状,雄性的角发达,角上有明显的横棱。山羊喜欢干燥、性急、爱活动、好斗角,但又生性怯懦,喜欢吃禾本科牧草或树木枝叶,饲料和饮水都喜清洁,拒食粪便污染的食料和不洁的水。山羊具素食性,拒食含有荤腥油腻的饲料。绵羊属哺乳纲、偶蹄目、牛科、绵羊属。较山羊温顺,灵活性与耐力较差,不善于登高,不怕严寒,特别怕酷热,不喜吃树叶嫩枝而喜吃草,主要靠上唇和门齿摄取食物。绵羊的胰腺不论在消化期或非消化期都持续不断地进行分泌活动,胆囊的浓缩能力较差。

羊作为实验用动物,目前已用于生命科学的许多研究领域中,如山羊适用于营养学、微生物学、免疫学、泌乳生理学、放射生物学以及实验外科学研究,绵羊适用于免疫学、微生物学、生理学及实验外科学研究等。① 免疫学研究:如制备免疫血清研究早期骨髓瘤、巨球蛋白血症及丙种球蛋白缺乏症;红细胞是血清学诊断的主要试验材料。② 儿科学研究:如体外循环模型等。③ 微生物学研究:如绵羊血制备培养基、布氏杆菌病。④ 疾病模型研究:如胆道扩张症、肺水肿。⑤ 产科学研究:如胎儿宫内外科手术、胎儿宫内窘迫模型等。⑥ 器官移植研究:如人工心脏植入、胚胎干细胞移植、皮肤移植等。⑦ 遗传学研究:如转基因羊、体细胞克隆等。⑧ 放射病研究:如脑积水研究、多脏器功能综合征内毒血症。⑨ 神经学科研究:如脊柱疾病、脊髓损伤模型等。

5. 灵长目

(1)猕猴:作为与人类在分类学上地位最相近的非人灵长类动物,主要分布在亚洲、非洲和中南美洲。猕猴作为重要的实验动物之一,解剖生理学特点与人类相似。猕猴属于杂食性动物,群居性很强,神经系统发达,有较发达的智力和神经控制,能用手脚简单操纵工具。

猕猴的许多生物学特性如形态学、生理学、行为学等方面与人类极为相似,是其他实验动物根本无法比拟的,因此在生物医学领域的很多研究中使用猕猴开展动物实验是最为理想的选择,如神经生物学、行为学、眼科学、牙科学及妇产科学等方面。① 肝脏疾病研究,如人类甲型肝炎、乙型肝炎及其他类型肝炎等动物模型;与代谢有关的肝硬化及肝损伤模型等。② 心血管疾病研究，如心血管代谢、心肌梗死、动脉粥样硬化、高血脂模型等；生殖生理、肿瘤和免疫性疾病等研究。③ 环境卫生方面的研究：如粉尘、一氧化碳、二氧化碳、臭氧等大气污染引起的疾病，包括肺硅沉着症、肺石棉沉着症、慢性支气管炎、肺气肿等模型。④ 生殖生理学研究，如筛选避孕药物；制备宫颈发育不良、胎儿发育迟滞、妊娠肾盂积水等疾病模型；开展淋病、妊娠毒血症、妇科肿瘤等研究。⑤ 皮肤疾病研究：如放射病、耳冻伤、烧热病模型等。⑥ 传染性疾病研究：如菌痢、脊髓灰质炎、结核、脑炎感染等。⑦ 药物学研究：如安全性评价中的药理及毒理实验，麻醉药品及毒品对人的依赖作用，药物生物效应测定等实验。⑧ 营养代谢研究：如制备胆固醇代谢、脂肪沉积、维生素 A 和维生素 B_{12} 缺乏症、铁质沉着症、镁离子缺乏伴随低血钙、葡萄糖利用降低等模型。⑨ 精神行为学研究：如精神抑郁症、神经官能症、精神分裂症等模型。⑩ 生物制品及疫苗，制造和鉴定脊髓灰质炎疫苗等。⑪ 器官移植研究：如器官移植手术、器官移植的排异反应等。⑫ 微生物学研究：如人类疟疾、麻疹、疱疹病毒及寄生虫病的实验观察。⑬ 遗传学研究：如血型与免疫、垂体性侏儒症，⑭ 其他研究：如牙科疾病（牙周炎、牙髓炎等）和眼科疾病（白内障、青光眼等）的动物模型。

（2）树鼩：属于哺乳纲、树鼩目，树鼩属。树鼩是一种体型小、介于食虫目和灵长目之间的动物，它的新陈代谢远比犬、鼠等动物更接近于人，大体解剖也近似于人，因此在医学生物学上用途很广，受到科研人员的重视。

树鼩现已用于化学致癌的研究、黄曲霉素诱发肝癌的研究、人疱疹病毒感染的研究、乙型肝炎病毒的研究、睡眠生理的研究等。特别有意思的是这种动物长期饲喂高胆固醇食物时不易诱发动脉粥样硬化病变，观察到其食入的胆固醇都以胆盐的形式排泄掉，值得进一步认真研究。① 生理学研究：如神经生理、睡眠生理、呼吸生理等研究。② 心血管疾病研究：如制备动脉粥样硬化模型、抑制动脉粥样硬化发病机制的研究。③ 肝炎模型研究：如人类甲型肝炎病毒和乙型肝炎病毒感染模型研究。④ 病毒学研究：如人单纯性疱疹病毒及腺病毒感染实验、鼻咽癌 EB 病毒研究、轮状病毒腹泻的动物模型等。⑤ 神经系统研究：如大脑皮质的定位，小脑发育、视觉系统、神经血管的研究，神经节细胞识别能力、口腔黏膜感觉末梢研究，神经系统的多肽及应激研究，以及乙酰胆碱、5-羟色胺、肾素、血管紧张素等神经介质等研究。⑥ 消化系统研究：如进行胃黏膜损伤、下颌牙床、胆石症的研究。⑦ 泌尿系统研究：如交感神经对肾小球结构的作用、肾衰竭等研究。⑧ 化学致癌的研究：如黄曲霉素诱发肝癌模型等。⑨ 计划生育研究。

参考文献

1. Suckow MA，Weisbroth SH，Franklin CL. The laboratory rat［M］. New York：Elsevier Academic Press，2006.

2. Suckow MA，Schroeder V. The laboratory rabbit (A volume in The laboratory animal pocket reference series)［M］. 2th ed. New York：Elsevier Academic Press，2012.

3. Bennett BT，Abee CR，Henrickson R. Nonhuman primates in biomedical research：diseases［M］. American College of Laboratory Animal Medicine，1998.

4. Cao J，Yang EB，Su JJ，et al. The tree shrews：adjuncts and alternatives to primates as models for

biomedical research[J]. J Med Primatol，2003 J，32(3)：123 - 130.

5. Maher JA，DeStefano J. The ferret：an animal model to study influenza virus[J]. Lab Anim（NY），2004，33(9)：50 - 53.

6. Wilson DE，Reeder DM. Mammal species of the world：a taxonomic and geographic reference（Volume 1)[M]. America：JHU Press，2005.

第八章

人类疾病动物模型

人类疾病动物模型（animal models for human disease）是为模拟人类疾病的发生和发展过程而建立的具有相似疾病表现的动物群体。研究者可以通过对人类疾病动物模型的临床表现和病理特征的研究分析，了解该类疾病的发病机制，也可以利用此模型研究新的诊断、治疗和预防的手段。研究者需要通过人工选育或者对动物施以某种干预措施，在实验动物身上获得某些人类疾病的临床表现和病理特征，以及相应的发生、发展规律。通过对动物模型类似疾病的现象和病理材料的分析，在不同层次上获得对疾病的认识或者治疗水平的改进。

第一节　人类疾病动物模型的定义和评估

应用实验动物复制人类疾病模型已经成为现代生命科学研究领域的常用方法和手段。人类疾病动物模型研究实质上是一门有关实验动物应用的科学。疾病模型的研究可以指导研究人员利用各种实验动物的生物学特性和相关疾病的特点，通过与人类疾病的对比分析，最终完成对人类疾病的解析和治疗方法的实验研究。因此，掌握各种模型动物的生物学特性和各种疾病的发展规律非常重要，有利于保证模型复制过程有良好的重复性和实验结果的可靠性。

一、使用人类疾病动物模型的意义

1. 避免人体试验的风险

临床研究中对外伤、中毒、肿瘤和烈性微生物感染等研究，不可能在人体上直接进行大规模的试验。此外，对于烧伤、烫伤、战伤和辐射形成的损伤，也不允许在人体上进行实验。因此，建立此类疾病的动物模型并用来研究是必要的手段。实验动物作为人类的"替难者"，在充分考虑福利伦理的前提下，可以在人为设计的实验条件下进行上述各种实验，并进行反复地观察、采样和研究。实验动物疾病模型的使用为人类医学研究开辟了探索之路。

2. 提供发病率低、潜伏期长、病程长和老年病等特殊疾病的病理资料

有些疾病，如传染病、内分泌疾病、血液病、肿瘤和某些遗传病等发病率低，临床资料相对零散，这给相关疾病的科学研究带来了一定的困难。但是通过在实验动物上制造相应的疾病模型，则可以对这种疾病进行系统研究，集中发现疾病的发生和转归过程，获得丰富的病理资料。而对于病程比较长的疾病,如动脉粥样硬化、高血压、糖尿病、哮喘、痛风和甲亢等,在人体上的发生和发展往往需要几年甚至几十年。过长的病程给这些疾病的研究带来很大困难,而通过相应疾病的小鼠和大鼠(寿命仅为 2～3 年)模型可以迅速了解疾病的发生和转归,这也是许多老年性疾病模型选择小鼠和大鼠的原因。

3. 增加研究结果的可重复性

由于不同患者在年龄、性别、体重、体质、遗传、饮食、运动和社会因素等方面千差万别,而这些因素对疾病的发生和发展都有不同的影响,这对分析疾病的成因造成很大的障碍。而使用实验动物复制人类的疾病,则可以通过实验设计和条件控制使实验动物的遗传背景、年龄、性别、体重、微生物等级、生理状况和生存环境等方面保持一致,从而排除实验外因素的干扰,使实验结果具有好的重复性和可靠性。另外,通过实验动物可以实现批量生产实验动物病例,便于开展各种对比实验研究。

4. 取样方便,实验方法简单

相对于来自患者的可分析样品,实验动物模型的实验样品容易采集,而且可以采取更多的组织类型,甚至可以通过处死实验动物采取多个组织器官的样品。由于实验动物的体积较小取样更加容易,取样方法也更加简便。

5. 可以进行更深入的分析,了解疾病的本质

通过来自实验动物疾病模型多种多样的样品,可以从不同层面对疾病进行分析,开展超越来自临床样品的分析,寻找更多的疾病指征,更加接近了解疾病的本质。另外,通过大量的实验动物疾病模型可以进行析因设计、研究疾病的发生、发展规律和对比不同治疗药物和手段的有效性。

6. 接受人类疾病样本移植,研究攻克人类疾病难题

随着人类对实验动物研究的深入,通过人工培育或基因编辑手段已经获得多种免疫缺陷动物模型,即动物体内缺乏一种或多种免疫细胞,可以接受来自异体、异种组织或器官的移植。根据免疫缺陷动物生物学特性,科学家们已经通过将人类肿瘤细胞或组织移植给免疫缺陷动物,以研究各种癌症,寻找治疗癌症的药物和治疗方法。

二、疾病动物模型的发展史

现代医学发展史上,人类医学和动物医学一直是互相学习和借鉴的两个学科。西方医学发展史上,人类解剖学和血液循环的知识多数来源于动物的解剖。人天花疫苗的制作也是来源于牛痘病毒,其他疫苗的制作也是先后利用了犬、小鼠等动物作为模型;生殖医学最早的研究就是利用家兔模型研究的体外受精。总之,疾病动物模型对现代医学发展起到了巨大的推动作用,包括近代医学中胰岛素的发现、条件反射、化学致癌、器官移植、变态反应、单克隆抗体、细胞和基因治疗等重大实验研究,都来自动物模型研究。

三、人类疾病动物模型的评估

建立疾病模型的最终目的是为了人类疾病的防治,疾病模型和人类疾病发生、发展的相似程度决定了动物疾病模型的质量和适用性。总体来说,一个良好的疾病模型应具有以下特点。

（1）应再现所要研究的人类疾病的发生和发展，动物的疾病表现和人类疾病相类似。疾病动物模型作为人类某一病发生的缩影和研究工具，其发病过程和表现与人类的相似程度非常重要。由于实验动物和人体在动物进化分类学地位和生物学特性方面的差异，相同疾病在人类和实验动物之间也存在明显差异。但是经过仔细研究和对比分析，仍能发现动物疾病与人类疾病之间的对应规律，从而获得相对可靠并符合人类临床实际的疾病动物模型。自然条件下，能够完全符合人类临床疾病的动物模型很少。即使通过条件控制也只能表现人类疾病的部分特征。通过选择不同的动物以及不同的处理方法，可以尽可能模拟同一疾病在不同阶段的表现，从而完成研究的要求。客观上来说，与人类进化程度越接近的动物越能更好地模拟人类疾病。但是根据不同动物的特性，也能做到在某一阶段或某一特征与人类疾病比较相似。当然相似程度越高，疾病模型的实用研究价值就越高。

（2）能够重复产生该疾病，最好能在两种以上的动物复制该疾病。理想的疾病模型，在模型复制方法及疾病特征性方面必须具有良好的重复性。重复性是科学研究能够获得广泛承认的基本要素，也是科学研究的原则之一。不能够重复的实验，其结果难以令人信服，所得出的结论也很难成立。模型良好的重复性是建立在复制技术及实验条件能够重复，达到标准化，且评价体系和标准也完全统一的条件之下。操作人员变动或是动物实验技术不稳定，也是导致很多模型研究结果不能够重复，甚至出现相反数据的原因。

（3）选用的实验动物符合相关实验的微生物级别，虽不是所有动物实验都需要高等级的实验动物作为研究对象，但是病原体的存在往往是导致动物实验结果不准确的主要因素之一。同时，动物遗传背景资料也应完整，并且生命周期能够满足疾病的发生、发展和转归。

（4）所选用的实验动物应较易获得，且饲养方便，便于操作。

（5）从动物福利角度出发，应尽可能选用进化分类中的低等动物，体型尽量小。例如，很多遗传和代谢实验选择线虫作为研究对象。

同一模型复制方法作用于相应的实验动物，如果发病率高，并且具有一致性，那么模型的综合评价性就高，反之评价性就低。如果同一方法作用后会产生其他疾病，则会降低模型的专一性，不利于推广使用。由于物种的遗传差异，任何一种动物都不可能复制出人类疾病的全部表现，多数疾病模型只能在局部模拟人类的疾病。所以来源于疾病模型的病理分析和治疗方案需要在不同种类的动物模型上验证，并且最终在人体和临床上进行验证。充分了解不同物种模拟人类疾病的优缺点以及模型与人类的差异，是选择合适动物模型的依据。

第二节　人类疾病动物模型的分类和致病因素

人类疾病动物模型经过近百年的发展，其研究和应用已达到了较高的水平，成为生物医学研究中不可或缺的组成部分，正发挥着越来越重要的作用。由于疾病模型产生和应用的范围不同，其分类也各不相同，为了系统地了解、区分各类动物模型，下面介绍几种分类方法以及疾病模型的致病因素。

一、人类疾病动物模型的分类

1. 按疾病发生的原因分类

(1) 诱发性动物疾病模型(induced animal model):通过人为因素诱发实验动物成为类似某些人类疾病的模型称为诱发性实验动物模型,也称实验性动物模型(experimental animal model)。人为施加的因素包括对实验动物施以物理、化学、生物学或者复合因素的处理,从而导致动物的组织、器官、系统或者整个机体出现一定程度的损伤,使动物在功能、代谢和形态结构等方面表现出类似人类相同疾病的病变。

物理因素可表现为通过切除、阻断、灼烧、冷冻和射线损伤的办法改变动物的生理状态。例如,通过结扎犬或小鼠的冠状动脉分支复制心肌梗死模型;通过 γ 射线照射诱发小鼠粒红细胞白血病等。化学因素可表现为通过体内或者体表对动物施以化学药物处理,造成器官的功能损伤或者亢进。例如,通过给小鼠饲喂亚硝胺和黄曲霉素等致癌物质诱发小鼠的肿瘤;通过饲喂高脂肪饮食诱发小鼠肥胖等。生物因素可以模拟微生物或者其他生物因素对人体的感染,也可以是各种异体移植的生物器官、组织、细胞等。同一种人类疾病可以由多种方式诱发,也可以在不同实验动物上进行诱发。例如,糖尿病可以由切除犬、大鼠等动物的胰腺诱发,也可以由化学药物链脲佐菌素损伤家兔、仓鼠的胰岛细胞诱发;还可以通过分子生物学手段干扰胰岛素或胰岛素受体的表达诱发;也可以采用基因编辑手段,制作条件性基因敲除小鼠复制糖尿病模型。

诱发性动物疾病模型主要用于药理学、毒理学、免疫学、肿瘤病学和传染病等方面的研究。其优点是模型制作方法直接,造模条件容易控制,在短时间内可以复制大量的动物模型用于研究。不足之处是诱发动物模型相比自然产生的疾病模型缺乏原发性,从而导致对药物敏感性、病理变化程度等多方面的差异,甚至有部分人类疾病无法通过人工诱导的方法复制。

(2) 自发性动物模型(spontaneous animal model):指实验动物在自然条件下,未经任何人工处理,动物自身出现的类似人类某些疾病的病理现象。出现这种现象的动物多属于经过遗传选育的近交系或者封闭群,该种动物自身携带某些单基因的突变,或者含有控制遗传性状的某些多态性基因的组合。例如,肿瘤易发的 129 近交系小鼠、T 细胞缺陷的裸鼠、糖尿病小鼠、易发生动脉粥样硬化的渡边兔、自发性高血压大鼠等。

在基因敲除技术建立以前,自发性动物模型大多数来源于研究者在动物培育过程中发现的自发突变,如裸鼠和渡边兔。而在基因打靶技术应用于小鼠模型后,数以千计的自发性小鼠疾病模型在实验室里生产。而近十年出现的 ZEN、TALENS 和 Cas9 技术为寻找更加类似于人类疾病的动物模型创造了条件。

自发性动物模型的优点是:该种疾病模型形成的过程中在很大程度上减少了人为因素,更加接近人类疾病的发生、发展过程,因此有很高的应用价值。在很多领域,研究者对自发性动物模型有浓厚的兴趣,特别是在遗传性疾病、免疫缺陷疾病和肿瘤学研究等方面。

(3) 抗疾病动物模型(negative animal model):指不会发生某种特定疾病的动物模型,比如洞庭湖流域的东方田鼠不会感染血吸虫。抗疾病性动物模型是研究疾病发病机制和防治对策的良好模型。

（4）生物医学动物模型（biomedical animal model）：指某些实验动物具有特殊的生物学特征，可以提供人类疾病相似表现的疾病模型。例如，长爪沙鼠缺乏完整的基底动脉环，左右大脑的供血相对独立，是制作脑缺血动物模型的理想动物，可以通过结扎一侧基底动脉制作脑卒中模型。鹿的正常红细胞就是镰刀形的，长期以来被用作镰状细胞贫血的研究。当然这些天然的动物模型与人类疾病仍会存在一些差异，需要研究者通过分析比较以获得有用的资料，并对研究方法加以改进。

2. 按照系统范围分类

（1）疾病基本病理过程动物模型（animal model of fundamentally pathologic process of disease）：指实验动物在一定条件下经过各种致病因素处理之后，机体在功能、代谢和形态结构等方面表现出的共同性病理改变的动物模型。这类实验动物模型表现出的发热、呕吐、腹泻、炎症、休克及电解质紊乱等与人类具有相同的病理变化。这类模型对于某些特定疾病的发病机制研究和药物筛选有一定的研究价值。

（2）各系统疾病动物模型（animal model of different system disease）：指在解剖学上各分类系统与人类相对应的动物模型。例如，心血管系统模型、消化系统模型、呼吸系统模型及泌尿系统模型等。这类模型的分类是从实用角度出发，研究目的和模型使用范围更加明确，更有利于研究者互相借鉴和比较，实用性更强。

（3）中医证候动物模型：指用不同的方法在实验动物身上复制出中医理论中不同症候的模型。此类模型的证候认定主要是借助中医"辨证论治"的理论基础，根据人的病理证候而制作的模型，以中药、针灸及应激等方式，以动物的舌、脉、汗、神、色等为观察指标，以证、病和症等为评价标准，形成的模型应用于各种中医治疗方法的效果研究。经过多年的努力，中医证候动物模型已经具有比较完整和独特的体系。由于中医学有自己独特的五行相生相克理论体系，中医学诊疗也有很多经验论的成分，这使得中医学模型的评价标准很难达到统一。对于舌、脉、汗和排泄等直观的手段来说，使用和人类体型相差不大的动物更容易获得有价值的模型。

3. 按照模型种类分类

由于解剖、生理和遗传的差异，没有一种动物能完全复制人类疾病的过程，只是在局部方面与人类相似。对于疾病模型中与人类有差异的地方，必须具体分析差异的程度和来源，找出模型与人类平行的共同点与差异点，从不同层面分析和评价模型。

（1）整体动物模型：以整个实验动物为研究对象，通过实验分组建立相关疾病的动物模型来开展整体的实验研究。从整体的实验动物模型可以获取大量与临床人体疾病相关的实验材料（如组织、器官、体液和呼吸循环的参数），能直观地反映整个疾病的过程。由于整体模型具备实验过程中的可观察性、疾病病理表现的稳定性以及与人类疾病的相似性，该类模型的应用最为广泛。

（2）组织细胞工程动物模型：通过维持离体的组织器官或者细胞活性，然后进行不同的实验处理和观察，可以获得特定因素对具体器官组织和细胞的作用，分析实验因素的作用原理，常用的有心脏灌流实验、离体血管实验、培养细胞的药物分析实验等。由于离体存活的特性，研究者可以利用各种手段和工具获得更加精细（亚细胞结构）的活体观察结果，提高研究的水平和精准程度。但由于离体培养环境和体内环境存在着诸多不确定因素，即体内实验和体外实验的差异，因此这类研究结果与体内实验结果并不完全相同，对此类结果的推论应更加慎重。

随着材料科学、纳米技术以及3D打印技术在医学研究领域的应用，很多组织都可以用人工材料代替。实验动物在人工组织的安全性评价、功能性评价、代谢评价等方面发挥了重要作用。异种器官移植也是目前解决人类疾病的一种有效方法，但是如何解决人与动物的排异反应，动物是否会携带病原体传播给人体等诸多问题，都需要通过实验动物作为模型进行研究和验证。

（3）分子水平动物模型：现代分子生物学、细胞生物学、生物信息学的迅猛发展，为生物医学研究提供了良好的机遇，也为新疾病动物模型的建立提供了理论和技术基础。通过疾病模型动物和正常动物的比较研究，可以在分子转录、翻译和调控的角度分析疾病相关的蛋白和基因图谱，发现新的分子标记和治疗靶位点。

二、疾病模型的致病因素

生物医学研究中，诱发性模型是应用最广泛的一类。诱发性动物模型主要指在某些致病因素作用下，人工诱发而造成某些动物组织、器官或者整体的损害，出现某些类似人类疾病功能、代谢和形态结构的变化。常用的诱发因素有物理、化学、生物和手术等因素或者几种因素的复合。

1. 物理因素

主要包括外力、光、温度、辐射、声音和振动等物理手段。由于这类因素施加方法简单，容易定量，所以最为常用。例如，在机械力作用下导致的外伤性脊髓损伤、骨折、韧带断裂等动物模型；高温和低温导致的各种烧伤、灼伤和冻伤模型；放射性射线照射引起的动物免疫功能丧失和肿瘤诱发；光刺激或者声音刺激导致的癫痫模型和高血压模型。由于实验动物物种、品种存在遗传差异，产生模型过程中对物理因素刺激的强度、频率、作用时间和耐受性等方面存在差异。研究者要广泛地收集相关信息，严格按照实验要求控制相关条件，尽可能模拟疾病对机体生理代谢造成的影响，否则会造成实验失败或者降低模型的临床研究价值。

2. 化学因素

主要利用化学物质直接或者间接地对实验动物机体产生作用，造成动物的发病状态。所有的化学因素都需要在特定的条件下（如剂量、时间）才可以用来诱发动物产生各种疾病模型。例如，采用不同剂量的化学致癌剂，通过各种途径感染动物的不同器官，可以诱发各种器官或者类型的肿瘤模型；采用各种化学毒物或者气体都可以诱发各类中毒模型；应用四氯化碳可以复制大鼠的肝纤维化模型；采用烟雾长时间吸入可以导致大鼠肺气肿模型。与物理因素类似，不同品种（系）及性别的动物对化学因素的耐受性也不同，需要研究者通过文献检索详细收集信息，在预实验中仔细摸索稳定而有效的实验条件。

3. 生物因素

各种生物体包括细菌、病毒、寄生虫及各类细胞，均可以通过人工接种动物而发生疾病，建立相应的疾病动物模型。例如，猴甲肝、猴乙肝、大鼠结核、犬幽门螺杆菌感染等很多模型。另外，还有各类肿瘤细胞接种裸鼠或者其他免疫缺陷小鼠产生的各类肿瘤模型。用生物因素建立感染性疾病模型,主要涉及流行病学、病理学以及并发症的研究。科研人员必须充分了解感染因素的传染性、易感性在不同种类动物之间的差别,还要做到充分的防护和控制措施,消除实验因素本身潜在的威胁和扩散风险。

4. 压力因素

在医学研究领域,对精神类疾病及其并发症的研究也越来越引起相关领域的高度重视。压力因素在动物实验中通常称为"应激"。应激是指动物在受到各种内外环境因素刺激时出现的非特异性全身反应,可分为躯体应激、心理应激及综合应激等不同的因素。应激模型主要有:束缚模型、慢性不可预见性刺激模型、行为绝望模型、社交应激模型等。应激动物模型不但在精神类疾病研究中常见,同时在肿瘤学、内分泌学、遗传学以及神经生物学等研究领域也发挥着重要作用。

5. 手术因素

临床外科学是一门实践性很强的学科,许多外科学问题的研究均需要相应的动物模型,这些模型的建立多数依靠外科手术制作为主,成功的模型可以用于外科基础的研究。例如,大鼠肝移植模型、猪外科手术拉链模型及小鼠心脏移植模型等。同时在手术过程中也存在诸多的不稳定因素,如手术操作的一致性、手术部位的精准度、麻醉和止痛因素等都会导致实验结果的不一致,因此,手术因素对实验结果所产生的误差在动物模型制作过程中不容忽视。

6. 遗传因素

如前所述,自发性疾病动物模型是实验动物研究过程中选育的自然发生疾病的动物模型,或者由于基因突变导致的异常表型。例如,自发性糖尿病小鼠模型、自发性肥胖症大鼠模型、自发性高血压卒中大鼠模型、肿瘤多发小鼠129系等。这些模型的病因往往属于数量性状,由多个基因共同作用形成。这些动物在发育的过程中慢慢会出现疾病的特征。

基因突变在自然界发生的概率较小,发生后由于疾病等多因素影响,往往很难保留下来。只有在实验动物标准化饲养的环境下,这些突变品系才能被保留下来并用于科学研究。相对于先天性基因突变,近20年基因编辑技术飞速发展,研究人员获得了大量的人工基因编辑动物,使科学家有更多的基因突变品系用于模拟人类疾病的发生、发展过程。

7. 复合因素

大部分人类疾病的发病机制涉及多个因素,因此在疾病动物模型制作过程中单纯依靠某一个致病因素不足以诱导动物产生与人类相似的疾病,这时需要多种因素的共同参与,称为复合因素。例如,酒精性肝病大鼠模型的制作通常是在饲喂高脂饲料的前提下,再辅以灌服乙醇才能复制。与单一因素制备的疾病模型相比,采用复合因素建立模型的程序更为复杂,制备技术及条件要求更高,所需时间也比较长,但是模型的表现与人类疾病更为接近。

第三节　免疫缺陷动物模型

免疫缺陷动物是指由于先天基因突变或通过基因编辑手段,经过人工培育而成的具有一种或者多种免疫功能缺陷的动物。1962年,苏格兰格拉斯哥 Ruchill 医院病毒研究所的

Grist 博士实验室在非近交系的小鼠中偶然发现有个别无毛小鼠。在后续的研究中科学家们逐步证实这种无毛小鼠是由于染色体上等位基因突变引起的,并且发现这种小鼠胸腺发育不全。在肿瘤研究过程中,丹麦科学家 Rygaard. J 于 1969 年首次成功地将人的恶性肿瘤移植于裸小鼠体内并且存活,开创了以活的肿瘤细胞进行研究的基础,成为肿瘤学、免疫学及细胞生物学发展的里程碑。随着科研需求的加大以及生物科技的迅速发展,越来越多的免疫缺陷动物已用于人类疾病的研究。

导致动物免疫缺陷特征的主要诱因包括:① 主要组织相容性复合体(MHC)的一类基因(MHC Ⅰ)和二类基因(MHC Ⅱ)单一或同时缺陷;② T 细胞和 B 细胞功能的单独或同时缺陷;③ 基因的敲除或下调,例如,某些细胞因子或细胞因子受体相关基因、Toll 样受体基因,以及某些信号通路转导和转录因子相关基因。

免疫缺陷动物根据造成免疫缺陷的方式不同,可以分为遗传性免疫缺陷和非遗传性免疫缺陷动物。遗传性免疫缺陷动物主要是指遗传突变导致的免疫缺陷,如 T 淋巴细胞功能缺陷、B 淋巴细胞功能缺陷、自然杀伤细胞(natural killer cell,NK 细胞)细胞功能缺陷和重症联合免疫缺陷病(severe combined immunodeficiency disease,SCID)。非遗传性免疫缺陷动物是指由于某些外界因素(如营养不良、恶性肿瘤、药物、病毒等)造成动物机体免疫功能的缺陷,如 AIDS 模型。

遗传性免疫缺陷动物按照免疫功能缺陷的种类可分为:① T 淋巴细胞功能缺陷动物,如裸小鼠、裸大鼠、裸豚鼠等;② B 淋巴细胞功能缺陷动物,如来源于 CBA/N 品系的 XID 小鼠;③ NK 细胞功能缺陷动物,如 Beige 小鼠;④ SCID 动物,如 SCID 小鼠、非肥胖糖尿病/SCID(NOD)小鼠、NSG 小鼠、NPG 小鼠、NRG 小鼠、BNX 小鼠、*Rag1* 基因敲除小鼠、*Rag2* 基因敲除小鼠、Motheaten 小鼠、阿拉伯马等。

一、裸小鼠

裸小鼠(nude mice)的毛囊发育不良,全身几乎无被毛,体表裸露,故称"裸鼠"。先天性 11 号染色体上 *FOXN1*(forkhead box protein N1)基因的突变是导致其无被毛且胸腺发育不良的主要原因。*FOXN1* 基因在裸小鼠研究初期也称作 *Hfh11nu* 基因。人类 *FOXN1* 基因的突变导致其编码蛋白的缺失也会出现脱发、指甲畸形和免疫系统不健全等现象。雌性裸小鼠乳腺萎缩,无法哺乳仔代,通常使用纯合的雄性裸小鼠和杂合的雌性(有毛)小鼠进行繁殖后代。经过科学家数十年的研究,通过杂交和回交,该基因突变已先后被导入不同的遗传背景品系,经过选育形成了 NIH - Ⅲ Nude 小鼠、CD - 1 Nude 小鼠、Swiss Nude 小鼠、BALB/c Nude 小鼠、C57BL/6 Nude 小鼠、C3H/He Nude 小鼠等,其中 BALB/c Nude 裸小鼠品系使用较多。

1. 裸小鼠免疫系统特征

裸小鼠由 Grist 博士在 1962 年发现,1966 年,Flanagan 证实了该小鼠的基因突变,并在 1968 年由 Pantelouris 发现裸小鼠缺乏正常的胸腺组织。由于仅有胸腺残迹或异常上皮,这种异常上皮不能使 T 淋巴细胞正常分化,因此缺乏成熟 T 淋巴细胞的辅助,导致裸小鼠无法产生多种类型的免疫反应,主要包括:需要 CD4$^+$ 辅助 T 细胞的抗体形成;需要 CD4$^+$ 和(或)CD8$^+$ T 细胞介导的细胞免疫反应;需要 CD4$^+$ T 细胞辅助的延迟型超敏反应;以及组织移植的排异反应[由 CD4$^+$ 和(或)CD8$^+$ T 细胞介导]。因此裸小鼠可以用于肿瘤移植的研究。裸小鼠体内 IgG 匮乏,免疫球蛋白主要是 IgM,其 B 淋巴细胞功能正常,并且有较高的自然杀伤细胞(natural killer cell,NK)活性。随着裸小鼠的年龄增长或其他因素的影响(如微生物感染),其体内成熟的 T 细胞数会增加,这可能会对肿瘤移植结果产生影响。

2. 不同品系裸小鼠的特点

由于遗传背景的不同,不同品系的裸小鼠通常具有不同的生物学特征。例如,BALB/c 裸小鼠皮肤为浅红色,眼睛白色;C3H/He 裸小鼠皮肤为灰白色,眼睛黑色;C57BL/6 裸小鼠皮肤为黑灰色至黑色。

3. 生物学领域中的应用

除了在肿瘤领域的广泛应用,裸小鼠还在其他生物学领域中广泛应用。

(1)微生物学:由于 T 细胞功能缺失,裸小鼠成为研究病毒、衣原体、麻风杆菌等极好的模型动物。尤其是裸小鼠感染麻风杆菌后,其病理组织学的特性与人的结节性麻风病极为相似,已经成为研究麻风病的动物载体。

(2)免疫学:应用裸小鼠能更有效地研究 T 细胞、B 细胞、NK 细胞等免疫细胞的功能,发现 T 细胞具有胸腺外发育途径。裸小鼠不排斥杂交瘤,腹腔内接种可以生长杂交瘤细胞,同时产生含有高效价抗体的大量腹水,因此,可用 BALB/c 背景的裸小鼠制备单克隆抗体,所产生的抗体量多于有胸腺的小鼠。

(3)寄生虫学:裸小鼠已经用于多种寄生虫感染模型方面的研究。在裸小鼠胸腔内接种卡氏肺囊虫,感染效率高且操作方便,能成功复制出卡氏肺孢子虫病感染模型。

(4)遗传学:小鼠的遗传基因缺陷、免疫指标以及组织学特征,均与人类免疫缺陷疾病中的原发性细胞免疫病相似。而不同遗传背景的裸小鼠在细胞免疫反应和实验室检查指标上的差异可以用作研究人类各种免疫缺陷病的发病机制和遗传规律的重要模型。

(5)临床医学:内科学、外科学、妇产科学、儿科学、眼科学和皮肤病学中,均有应用裸小鼠研究的报道。例如,用裸小鼠异种移植剪断后的神经,观察移植后神经元的生物学特征;应用裸小鼠眼内注射视网膜细胞瘤,可以观察瘤细胞破坏视网膜的全过程,用以指导临床治疗;利用裸小鼠无毛的特点,进行白念珠菌、新型隐球菌、荚膜组织胞浆菌及皮肤真菌的感染实验,甚至移植银屑病患者的皮肤观察其发病机制。

二、裸大鼠

1953 年,苏格兰亚伯丁郡的 Rowett 研究所首次在实验大鼠种群内发现了裸大鼠(nude rat),直到 20 世纪 70 年代这个种群的裸大鼠突变基因一直保持着较低的出现频率,在 1977 年才由英国的 MRC 实验动物研究中心在无菌环境中首次建立了裸大鼠种群。

1. 裸大鼠的生物学特征

裸大鼠的生物学特征与裸小鼠相似,也是先天性胸腺发育不良及 T 淋巴细胞功能免疫缺陷。裸大鼠常染色体上的 *FOXN1* 基因突变也属于隐性遗传,只有在纯合子才出现典型的生物学特征,因此裸大鼠的命名常以 FOXN1^{rnu} 为后缀,而裸小鼠的命名常添加 FOXN1^{nu}。其繁殖方式也采用纯合的雄性和杂合的雌性进行交配获得后代。裸大鼠免疫器官的组织学与裸小鼠极为相似,3 周龄裸大鼠纵隔的连续切片中,只见胸腺残体,未见淋巴细胞,淋巴结副皮质区实际上无淋巴细胞。裸大鼠血液中淋巴细胞计数随年龄增加而减少,中性粒细胞、嗜酸性粒细胞和单核细胞比例明显增多。裸大鼠血清 IgM 水平与同窝出生的杂合个体相同,都在正常范围内,而 IgG 水平较低。虽然裸大鼠体内 T 细胞功能缺陷,但 B 细胞功能基本正常,NK 细胞活力较强;NK 细胞活性增强可能与体内干扰素水平有关。裸大鼠对结核菌素无迟发性变态反应。

2. 裸大鼠的体表特征

裸大鼠体表的主要特征类似于裸小鼠,但其躯干部仍有稀少被毛,并非如裸小鼠那样基本无毛,其头部及四肢毛更多。2~6 周龄期间其皮肤上有棕色鳞片状物,随鼠龄增长出现稀少被毛直至终身。裸大鼠极易患呼吸系统疾病,如溃疡性支气管炎及化脓性支气管肺炎等,原因可能与仙台病毒感染有关。裸大鼠发育相对缓慢,其体重约为同龄正常大鼠的 70%。

3. 裸大鼠在肿瘤领域中的应用

裸大鼠的发现及人体肿瘤异种移植成功,在某些研究工作中,它比裸小鼠更具优势,可以用其来替代裸小鼠。肿瘤移植中,与裸小鼠相比裸大鼠具有移植瘤大、取血量多、可行某些外科手术的优越性,但是实验维持经费比裸小鼠更高。随着生物遗传工程技术的应用,按照科研工作的实际需要,目前世界上通过 $FOXN1^{rnu}$ 基因导入不同品系的大鼠已达 10 余种,这些不同品系的裸大鼠同样分别具有不同的遗传背景和相同 $FOXN1^{rnu}$ 基因的遗传特性。

三、伴性免疫缺陷小鼠

伴性免疫缺陷小鼠(X - linked immune deficiency mice,XID 小鼠)来源于 CBA/N 品系小鼠的基因突变个体,其突变基因位于 X 性染色体,与人的无丙种球蛋白血症的基因突变(human X - linked agammaglobulinaemia,XLA)相似,XID 和 XLA 突变都是布鲁顿酪氨酸蛋白激酶(Bruton's Tyrosine kinase,BTK)基因突变。出现该基因突变的个体表现为 B 淋巴细胞功能缺陷。

X 染色体 BTK 基因突变的雌性小鼠(xid/xid)和雄性小鼠(xid/Y)呈现 B 淋巴细胞功能缺陷,对非胸腺依赖性抗原无体液免疫反应,免疫球蛋白 IgM 和 IgG_3 含量极少,但是 IgG_1、IgG_{2b}、IgG_{2a} 和 Ig_A 的含量正常,并且其 T 细胞功能正常。若将正常 CBA/N 小鼠的骨髓移植给 XID 小鼠,B 细胞缺损可以得到恢复。XID 小鼠是研究 B 淋巴细胞发生、功能与异质性的理想动物模型,其病理特征与人类遗传性无丙种球蛋白血症(Bruton 综合征)和 Wiskott - Aldrich 综合征极为相似。目前,通过杂交回交选育的方式 X 染色体 BTK 基因突变特征(XID)已经被引入多种遗传背景的小鼠品系。

四、Beige 小鼠

Beige 小鼠是自然杀伤细胞活性缺陷的突变系小鼠,Beige 小鼠的突变基因是位于 13 号染色体的溶酶体运输调节因子基因(lysosomal trafficking regulator $Lyst^{bg}$)。Beige 小鼠最初由美国橡树岭实验室通过人工射线诱变产生,目前常用的品系主要来源于美国杰克逊实验的自发突变培育成的品系 C57BL/6J - $Lyst^{bg-J}$/J。

Beige 小鼠可采用纯合子的亲本进行繁殖,纯合的 Beige 小鼠被毛完整,但毛色变浅,耳廓和尾尖的色素减少。出生时眼睛色素少,成年后眼睛全变黑。Beige 小鼠的 NK 细胞功能缺陷,是由于细胞溶解作用的识别过程受损所致。纯合的 $Lyst^{bg}$ 基因同时还损伤细胞毒性 T 细胞(cytotoxic T cell)功能,降低粒细胞趋化性和杀菌活性,延迟巨噬细胞调节的抗肿瘤杀伤作用。该基因突变还影响溶酶体的发生过程,导致溶酶体膜缺损,使有关细胞的溶酶体增大、溶酶体功能缺陷。由于溶酶体功能缺陷,Beige 小鼠对化脓性细菌感染非常敏感,对各种病原因子也都比较敏感。所以 Beige 小鼠必须在屏障饲养环境中才能较好地生存。Beige 小鼠的临床表现类似人类的齐-希二氏综合征,因此 Beige 小鼠是此综合征和恶性淋巴瘤的理想疾病模型。

五、SCID 小鼠

SCID 小鼠发现于 1980 年,Bosma 在美国福克斯蔡斯癌症中心对几种免疫球蛋白重链同源小鼠品系进行常规遗传筛选时发现保存在屏障设施内的 C.B‐17/Icr 品系不能表达相应异型的血清免疫球蛋白。进一步分析表明,所有的免疫球蛋白阴性小鼠都是由一对特殊的小鼠单独繁育而成,并且该种缺陷为隐性遗传。这就是最早发现的 SCID 小鼠品系: C.B‐17/Icr scid。

动物的免疫系统包括天然(非特异性)免疫系统和适应性(特异性)免疫系统。适应性免疫最主要的特征是淋巴细胞通过 V(D)J 重排机制表达多样性的抗原识别受体。SCID 小鼠的蛋白激酶、DNA 激活以及催化多肽相关的基因会出现突变,这种突变将导致 V(D)J 重排机制发生异常。当这种突变纯合时,小鼠表现为淋巴细胞抗原受体基因 V(D)J 编码顺序重组酶活性异常,使 V(D)J 区域在重排时断裂端不能正常连接,重排后的抗原受体基因出现缺失和异常,造成 T、B 淋巴细胞不能分化为特异性的淋巴细胞,从而表现为严重的联合免疫缺陷。

SCID 小鼠的外观与普通小鼠一样,体重增长正常;但是其胸腺、脾和淋巴结等的重量不及正常小鼠的 30%;组织学上,其胸腺多为脂肪组织包围,无皮脂结构,仅存髓质,主要由类上皮细胞和成纤维细胞构成。脾脏的白髓不明显,红髓正常,脾小体无淋巴细胞聚集,主要有网状细胞构成。淋巴结无明显的皮质区,副皮质区缺失,其髓质结构基本正常。外周血白细胞较少,淋巴细胞仅占白细胞总数的 10%～20%(正常小鼠为 70%)。SCID 小鼠的所有 T 和 B 淋巴细胞的功能检测均为阴性,对外源性抗原无细胞免疫和体液免疫反应。但是 SCID 小鼠的非淋巴造血细胞分化正常,巨噬细胞、粒细胞和红细胞都正常,自然杀伤细胞、淋巴因子激活细胞也呈现正常。值得注意的是,少数 SCID 小鼠有免疫"渗漏"现象,即随着年龄的增长会产生具有一定功能的 T 细胞和 B 细胞。这种现象和小鼠的年龄、品系和饲养环境有关,其机制目前尚不清楚。SCID 小鼠需要饲养在屏障环境中,可存活 1 年以上;可以采用纯合子近交繁殖,只是产仔率和离乳率均略低于正常小鼠。SCID 小鼠的生产、运输和实验过程中要严格遵守无菌操作规范,注意防止计划外杂交。

六、Motheaten 小鼠

Motheaten 小鼠的突变基因是位于 6 号染色体上的蛋白酪氨酸磷酸酶,非受体 6 型(protein tyrosine phosphatase, non-receptor type 6; Ptpn6)基因,因此其基因突变品系命名以 $Ptpn6^{me}$ 为后

缀。Motheaten 小鼠出生 2 天内即可出现皮肤脓肿,有严重的联合免疫缺陷现象,对胸腺依赖和不依赖抗原均无反应,并且分裂素刺激 T、B 细胞的增殖反应严重受损。细胞毒性 T 淋巴细胞和 NK 细胞活性低下,突变基因纯合的 Motheaten 小鼠($Ptpn6^{me}/Ptpn6^{me}$)还伴有产生自身免疫的倾向,该免疫复合物大多数沉积在肾、肺和皮肤。Motheaten 小鼠作为早期免疫功能缺陷的自身免疫缺陷模型具有重要的研究价值。

七、人工定向培育的 SCID 小鼠

1. *RAG1* 和 *RAG2* 小鼠

重组活化基因 1(recombination activating gene 1,Rag1)编码的蛋白参与免疫球蛋白 V(D)J 重排机制的建立(重组激活)。在这个过程中 *RAG1* 基因编码的蛋白质参与了 DNA 底物的识别,但稳定的结合和裂解活性还需要 *RAG2* 基因的辅助。这两种基因的突变会导致机体内 V(D)J 重排机制异常,导致免疫系统的 T、B 淋巴细胞不能分化为特异性的淋巴细胞。*Rag1* 基因突变的纯合子小鼠,具有严重的 T、B 细胞早期发育停滞,其外周血没有成熟的循环 T/B 淋巴细胞,这与人的 SCID 非常相似。

2. BNX 小鼠

BNX 小鼠全称为 NIH - Beige - Nude - XID 小鼠,又称为 NIH - Ⅲ 小鼠,是由美国国立卫生研究院于 20 世纪 80 年代中期培育成功的 T、B、NK 细胞联合免疫缺陷小鼠,其遗传背景为：NIH - $bg/bg - xid/xid - nu/nu$(雌性)和 NIH - $bg/bg - xid/y - nu/nu$(雄性)。由于裸基因(Nu)的存在,BNX 小鼠的繁殖方式类似于裸小鼠,BNX 小鼠对实验性肿瘤移植和免疫功能的研究有极其重要的作用,具有模型成功率高、成瘤时间一致、个体差异小和重复性好的特点。BNX 小鼠已广泛地应用于血液学、肿瘤学、免疫学以及微生物学等研究领域。

3. NOD/SCID 小鼠

NOD/SCID 小鼠是由非肥胖性糖尿病小鼠(NOD/Lt)和 SCID 小鼠杂交建立的一种重度免疫缺陷小鼠。相对于 SCID 小鼠,NOD/SCID 小鼠 T、B 淋巴细胞缺陷,各种肿瘤细胞可以植入,且较少发生排斥反应及移植物抗宿主病。NOD/SCID 小鼠还具有 NK 细胞活性低、无循环补体、巨噬细胞和抗原呈递细胞功能受损的特点。这种重度免疫缺陷小鼠的缺点是仍有残留的 NK 细胞活性,生存时间比 SCID 更短,限制了长期研究。NOD/SCID 小鼠易产生胸腺淋巴瘤,也是导致其寿命较短的因素之一。

4. 以 NOD 为背景的 SCID 与 *IL2RG* 基因突变小鼠

目前国际公认的免疫缺陷程度最高、最适合人源细胞移植的工具小鼠,由于不同开发公司命名不同,NOG 和 NSG、NPG、NDG 的缺陷基因是一致的,均为 NOD - $Prkdc^{scid}$ - $IL2rg^{tm1}$ 突变纯合子小鼠。

Prkdc(protein kinase,DNA - activated,catalytic subunit)是一种蛋白质编码基因。与 *Prkdc* 相关的疾病包括伴有或不伴有神经系统异常的免疫缺陷和 SCID。该基因的缺陷影响免疫系统 V(D)J 重排过程中 DNA 双链断裂修复与重组,导致 T、B 淋巴细胞的分化失败,使动物不具有成熟的 T、B 淋巴细胞。

IL2rg(interleukin 2 receptor subunit gamma)是一种蛋白质编码基因。该基因编码的

蛋白是许多白细胞介素（interleukin，IL）受体的重要信号元件，包括 IL-2、IL-4、IL-7、IL-21 等受体的信号元件，统称为 γ 链。该基因突变可引起 X 连锁重症联合免疫缺陷（XSCID）和 X 连锁联合免疫缺陷（XCID），小鼠机体免疫功能严重降低，尤其是 NK 细胞的活性几乎丧失。

（1）NOG 小鼠：由日本的实验动物中央研究所使用日本东北大学的菅村和夫教授所繁育的 C57BL/6J-IL-2Rγ^{null} 小鼠与 NOD/Shi-scid 小鼠，采用回交的方式培育而成。NOG 小鼠巨噬细胞对人源细胞吞噬作用弱，先天免疫系统，如补体系统和树突状细胞功能降低；T 和 B 细胞缺失；NK 细胞活性几乎丧失。因此，NOG 小鼠与裸小鼠和 SCID 小鼠相比更容易接受异种组织和细胞的移植，该小鼠是人类细胞高效移植、增殖和分化的最佳模型。目前，在癌症研究的 CDX（cell-line-derived xenograft）模型和 PDX（patient-derived tumor xenograft）模型中均已得到广泛应用。

（2）NSG 小鼠：由美国杰克逊实验室研发。其遗传背景是 NOD/ShiLtJ 小鼠，同时具有 SCID 小鼠的免疫缺陷特征和 *IL2rg*^{null} 基因缺陷小鼠的免疫缺陷特征，因此全称为 NOD.Cg-*Prkdc*^{scid} *IL2rg*^{tm1Wjl}/SzJ。

NSG 小鼠体重正常，活跃并且可繁育，没有任何明显的身体或行为异常。组织学检查显示胸腺中淋巴细胞和一些囊性结构有缺失，脾脏缺少脾小结（淋巴小结），淋巴结的纤维素明显减少。NSG 小鼠缺乏成熟淋巴细胞，血清中无法检测出免疫球蛋白，NK 细胞活性极低。NSG 小鼠已被证明能够很好地支持人类 CD34$^+$ 造血干细胞的移植，用于制作人源化小鼠。

（3）NPG 小鼠：与 NSG、NOG 小鼠一样，均为 NOD-*Prkdc*^{scid} *IL2rg*^{null} 小鼠。其免疫缺陷程度很高，是最适合人源细胞移植的工具小鼠。其巨噬细胞对人源细胞吞噬作用弱；先天免疫系统，如补体系统和树突状细胞功能降低。主要用于人源细胞或组织移植、肿瘤和肿瘤干细胞、胚胎干细胞（ES）和诱导多能干细胞（iPS）、造血和免疫学、人类疾病感染模型、人源化动物模型研发的研究。

（4）NDG 小鼠：全称 NOD-*Prkdc*^{scid} *IL2rg*^{tm1}/Bcgen。该小鼠为 NOD-scid 遗传背景的 *IL2rg* 基因敲除小鼠，缺乏成熟的 T、B 和 NK 细胞，免疫缺陷程度很高、非常适合人源细胞或组织移植的工具小鼠。NDG 小鼠综合了 NOD-scid-IL2rg^{null} 背景特征，具有重度免疫缺陷表型，无成熟 T 细胞、B 细胞和功能性 NK 细胞，细胞因子信号传递能力缺失等。非常适合人造血干细胞及外周血单核细胞的移植和生长。

5. 以 NOD 为背景的 *Rag1* 与 *IL2rg* 基因突变小鼠（NRG 小鼠）

NRG 小鼠属于联合免疫缺陷小鼠，与 NSG 小鼠一样在 NOD/ShiLtJ 小鼠的遗传背景上增加了 2 个基因突变的缺陷，但不同的是，突变基因是来源于 *Rag1* 小鼠的 *Rag1* 基因和 *IL2rg*^{null} 基因。其全称为 NOD.Cg-*Rag1t*^{m1Mom} *IL2rg*^{tm1Wjl}/SzJ 小鼠。与 *Rag1* 小鼠一样，其免疫系统的 T、B 淋巴细胞不能分化为特异性的淋巴细胞，它们的外周血没有成熟的循环 T、B 淋巴细胞，同时又具备了 *IL2rg*^{null} 基因缺陷小鼠的特性，即无 NK 细胞活性。NRG 小鼠可以高效地移植人 CD34$^+$ 造血干细胞并制作人源化小鼠，从而用于人源性肿瘤组织的异种移植（PDX）实验中。NRG 小鼠相对 *Prkdc*^{scid} 基因突变小鼠对辐照和基因毒性药物的耐受性更强。

常用免疫缺陷动物生物学特性比较见表 8-1。

表 8 - 1　常用免疫缺陷动物生物学特性比较

通用名称	NSG	NRG	NOD SCID	SCID - Beige	SCID	Rag1	Inbred Nude	Outbred Nude
命名法命名（后缀或缀前名称中包含该品系繁育该品系的部分实验室的名称）	NOD.Cg-$Prkdc^{scid}$ $Il2rg^{tm1Wjl}$/SzJ	NOD.Cg-$Rag1^{tm1Mom}$ $Il2rg^{tm1Wjl}$/SzJ	NOD.CB17-$Prkdc^{scid}$/J NOD.CB17-$Prkdc^{scid}$/NcrCrl	CB17.Cg-$Prkdc^{scid}$ $Lyst^{bg-J}$/Crl	**BALB/c SCID** CBySmn.CB17-$Prkd^{scid}$/J **Fox Chase SCID** CB17/Icr-$Prkdc^{scid}$/IcrIcoCrl	B6.129S7-$Rag1^{tm1Mom}$/J	**BALB/c Nude Crl** CAnN.Cg-Foxn1^{nu}/Crl **BALB/c Nude J** CAnN.Cg-Foxn1^{nu}/J	**Athymic Nude** Crl: NU(NCr)-Foxn1^{nu} **CD - 1 Nude** Crl: CD1-Foxn1^{nu} **NMRI Nude** Crl: NMRI-Foxn1^{nu} NU/NU Crl: NU-Foxn1^{nu} **Swiss Nude** Crl: NU(Ico)-Foxn1^{nu}
成熟的 B 细胞	无	无	无	无	无	无	有	有
成熟的 T 细胞	无	无	无	无	无	无	无	无
树突细胞	功能不健全	功能不健全	功能不健全	有	有	有	有	有
巨噬细胞	功能不健全	功能不健全	功能不健全	有	有	有	有	有
自然杀伤细胞	无	无	功能不健全	功能不健全	有	有	有	有
溶血补体	无	无	无	有	有	有	有	有
免疫渗漏情况	非常低	无	低	低	低	无	不适用	不适用
辐照抵抗力	低	高	低	低	低	高	高	高

通用名称	NSG	NRG	NOD SCID	SCID-Beige	SCID	Rag1	Inbred Nude	Outbred Nude
自发性肿瘤情况(类型)	低	低	高(胸腺淋巴瘤)	高(胸腺淋巴瘤)	高(胸腺淋巴瘤)	低	低	低
生物学特征及应用	(1)广泛接受实体和血液病肿瘤移植,包括急性淋巴细胞白血病(ALL)和急性髓细胞白血病(AML)(2)与NOD SCID或裸癌相比,是对癌症干细胞最敏感的宿主(3)寿命比NOD SCID更长,支持长期的移植研究	(1)辐射和可造成DNA损伤的化学物质耐受性强,对人类组织的相容性好(2)非辐照情况下可移植人外周血单核细胞(PBMC),适于制作人源化小鼠(3)广泛接受实体和血液病肿瘤移植	(1)与SCID小鼠和裸鼠相比对生长缓慢的癌症类型具有较高移植成功率(2)接受某些异种实体肿瘤的移植(3)可用于细胞功能和细胞迁移研究	(1)适于血液肿瘤细胞移植(2)治疗性抗体研究	(1)适于血液肿瘤细胞移植(2)适用于同种或异体种瘤组织和肿瘤细胞的移植(3)肿瘤细胞移植的接受性高于裸小鼠	(1)可用于研究细胞功能和细胞迁移(2)辐射耐受,可替代SCID小鼠	(1)人类和小鼠肿瘤细胞的移植(2)常用于评价皮下肿瘤的研究(因为裸露)	(1)人类和小鼠肿瘤细胞的移植(2)常用于评价皮下肿瘤的研究(因为表皮裸露)
选择过程中需要考虑患的问题	(1)不会形成胸腺淋巴肿瘤,可用于肿瘤长期研究(2)对辐照敏感,不耐受	(1)不会形成胸腺淋巴肿瘤,可用于肿瘤长期研究(2)高剂量辐照后可用于人造血干细胞(HSC)的移植	(1)饲养8~9月后胸腺可能会发育,应用于短期实验(2)辐射耐受力低	(1)自然杀伤细胞功能不健全(2)可以代替NOD-SCID小鼠的部分研究	(1)自然杀伤细胞活性限制了肿瘤细胞的移植(2)辐射耐受力低(3)部分先天性免疫功能不健全	(1)部分先天性免疫功能健全(2)原代细胞接受性不好(3)自然杀伤细胞活性限制了肿瘤细胞的移植	(1)部分先天性免疫功能健全(2)不适于血液肿瘤相关细胞移植(3)不宜原代细胞移植	(1)部分先天性免疫功能健全(2)不适于血液肿瘤相关细胞移植(3)不适宜原代细胞移植

第四节　人源化小鼠模型

通过对实验动物模型的研究,科学家正在寻找治疗人类肿瘤疾病的最佳药物和治疗方法,各种肿瘤动物模型的建立,在肿瘤学研究领域发挥了重要作用。但是在临床应用过程中发现,不同患者对于肿瘤免疫治疗的预后结果差异很大。系列研究结果发现,导致这些差异性的原因之一是肿瘤微环境的异质性,以及其所造成的抗肿瘤免疫应答反应的不同。因此,肿瘤微环境的一致性是肿瘤研究策略的新方向。鉴于包括免疫缺陷动物在内的很多动物模型都无法很好地模拟人类肿瘤在人体内的微环境,这就需要建立一种与人类免疫系统微环境相似的动物模型用于肿瘤研究。

免疫系统人源化小鼠模型是指在免疫缺陷小鼠体内移植人的造血细胞、淋巴细胞或组织,使其具有人的免疫功能的小鼠模型。在此基础上植入人的肿瘤细胞或肿瘤组织,可用于研究人类免疫系统环境下肿瘤的生长情况、疗效观察和评估,尤其是免疫治疗效果及相关作用机制。裸小鼠和SCID小鼠都可以制作人源化小鼠用于研究,但目前制作人源化模型最有效的免疫缺陷动物是NSG小鼠和NRG小鼠。

目前常用的免疫系统人源化小鼠模型主要有3种:① 人外周血单个核细胞(human peripheral blood mononuclear cell,Hu-PBMC)/人外周血淋巴细胞(human peripheral bloodlymphocyte,Hu-PBL)模型;② 人造血干细胞(human hematopoietic stem cell,Hu-HSC)模型;③ 人骨髓、肝脏和胸腺(human bone marrow,liver and thymus,Hu-BLT)模型。

一、Hu-PBMC/Hu-PBL 模型

Hu-PBMC/Hu-PBL模型首次由现就职于美国斯克里普斯研究所的Donald E. Mosier教授建立。方法是通过将人的Hu-PBMC/Hu-PBL注射入免疫缺陷小鼠体内来重建人的免疫系统。虽然Hu-PBMC/Hu-PBL模型建立方便,也可以产生效应性和记忆性T细胞,但是很容易发生移植物抗宿主病(GVHD),影响小鼠的生命周期,无法用于长期的肿瘤移植实验。有研究表明:通过基因编辑技术,在敲除小鼠主要组织相容性复合体MHC I类分子相关编码基因的情况下,可以降低该模型GVHD发生率,延长小鼠的生命周期。

二、Hu-HSC 模型

造血干细胞具有巨大的治疗潜力,已经应用到骨髓移植等多个领域的临床研究中。多能性长期造血干细胞(multipotent long-term hematopoietic stem cell,LT-HSCs)是造血干细胞的一种,存在于骨髓中,通过不对称分裂过程,可自我维持更新或分化为短期造血干细胞(short-term hematopoietic stem cell ST-HSCs)或谱系限制性祖细胞,然后再经过广泛的增殖和分化,最终形成功能性造血干细胞。在造血干细胞移植过程中,CD34分子发挥着重要的作用。CD34分子属于钙黏蛋白家族,选择性地表达于人类及其他哺乳动物造血干细胞表面。在造血干细胞移植治疗过程中,CD34分子作为筛选、计数造血干细胞的标志物,

目前已广泛应用于临床。移植前，外周血干细胞动员过程中，CD34 分子在介导细胞间黏附作用中发挥着重要作用，可提高相关细胞因子的表达，增强造血干细胞的稳定性，促进造血干细胞的植入和功能恢复，有助于免疫功能的重建。

Hu - HSC 人源化小鼠模型将人外周血细胞在粒细胞集落刺激因子（granulocyte-colony stimulating factor，G - CSF）作用下动员其中的 CD34$^+$ 造血干细胞，将这些 CD34$^+$ 造血干细胞注射到辐照过的 SCID、NOG、NSG 小鼠的尾静脉或骨髓腔内，使免疫缺陷小鼠体内发育人源化的免疫细胞，包括 T 细胞、B 细胞、NK 细胞等，从而建立人的固有免疫系统和淋巴细胞系。该模型通常不会发生 GVHD，因此这些人源化的免疫细胞在与移植的人源肿瘤相互作用过程中，可以很好地模拟人类肿瘤生长的微环境。Hu - HSC 人源化小鼠模型可以用于肿瘤发病机制的探索以及抗肿瘤药物筛选和治疗方法的研究。

三、Hu - BLT 模型

Hu - BLT 模型是将来源于人胎儿的肝脏和胸腺移植到免疫缺陷鼠的肾被膜下，同时将同一胚胎来源的肝脏造血干细胞注射到小鼠体内而建立的动物模型。与 Hu - HSC 模型相比，这种模型造血干细胞移植程度更高。移植的人胸腺组织通过 13～18 周的 T 细胞"驯化"过程，可以使小鼠建立完整的人类免疫系统，并且在被移植的小鼠胸腺内可以看到人的胸腺细胞发育。但是表达人类白细胞抗原（human leukocyte antigen，HLA）的免疫系统对不同供体的肿瘤组织容易产生排斥反应，并且在获取胸腺和骨髓干细胞的操作过程均为有创操作，这对实现同一供者的肿瘤细胞和免疫系统相匹配都是一个挑战，并且 Hu - BLT 模型建立过程中需要复杂、精细的手术操作，因此 Hu - BLT 模型如何更加高效地应用于肿瘤免疫药物的研究还需要深入探讨。但是在病毒学研究领域，科学家们发现 Hu - BLT 模型被人类免疫缺陷病毒（human immunodeficiency virus，HIV）感染和潜伏的方式与人类感染 HIV 的过程非常相似，并且该人源化小鼠模型克服了常规小鼠不能复制某些人类疾病的弊端，目前 Hu - BLT 人源化小鼠模型已经成为艾滋病研究的常用实验动物模型。

四、制作人源化小鼠模型的新方法

理想的人源化免疫系统小鼠不仅要有人类来源的各种谱系的免疫细胞，而且这些细胞亚群的比例和定位也要与人类接近，并且能发挥其正常功能。由于遗传背景的差异，小鼠细胞因子不能有效地促进人类造血干细胞的正常发育和成熟，使其不能发挥人源造血干细胞的全部正常功能。为解决这一难题，就需要将人源的相关细胞因子传递给免疫缺陷动物，使其在体内促进人源造血干细胞发育和成熟。目前主要有以下几种方案可以实现该目标。

（1）给小鼠注射可溶性细胞因子。例如，重组人 IL - 15，注射后发现 T 细胞重建水平、增殖能力以及细胞因子分泌能力均明显提高。

（2）利用病毒载体（慢病毒载体或腺病毒载体），将表达人类细胞因子的基因导入人源化小鼠，完成外源基因在宿主细胞基因组的整合，促进目的基因的表达。在 IL - 7 细胞因子相关基因的慢病毒介导整合实验中，IL - 7 的过表达显著促进了外周血中 T 细胞和 B 细胞的比例，但是对整体免疫重建水平的提高作用微乎其微。应用该方法还需要考虑病毒载体在宿主动物基因组的整合位点是否会产生不可见的损害。

（3）采用高压注射基因表达质粒的方法。该方法可以有效地将表达人源细胞因子相关基因的过表达载体直接通过尾静脉注射给人源化小鼠。由于细胞因子半衰期短，往往需要多次注射才能维持正常的水平，因此相比于单纯注射可溶性细胞因子，该方法在动物体内可以维持相对较长时间，单次注射就可以达到表达目的。

（4）构建基因工程小鼠。该方法是伴随着基因编辑技术快速发展起来的一种制作人源化小鼠模型的最佳方案，构建的小鼠模型更加稳定。通过基因编辑技术可以将人源化目的基因敲入小鼠相应基因的位点以替代其表达，对于人源化免疫系统的重建起到很好的促进作用。各年龄阶段的基因工程小鼠，都可以在造血干细胞植入后表达其所需的人源细胞因子，并持续稳定地提供以覆盖造血干细胞分化成熟的各个关键节点。在这方面，相对于外源性的传输细胞因子，基因工程小鼠具有绝对的优势。

虽然人源化小鼠的应用目前还存在各种各样的不完善问题，但是其在医学研究领域的地位已经不可替代。人源化免疫系统小鼠除应用在肿瘤疾病的研究中，同时在造血和免疫系统疾病、感染性疾病、自身免疫性疾病以及代谢病的研究领域也发挥着非常重要的作用。

第五节　肿瘤动物模型

肿瘤动物模型（animal models of tumor）是肿瘤学研究领域常用的实验平台，也是肿瘤临床和基础研究工作中不可替代的重要工具。按照肿瘤动物模型的产生原因可将其分为自发性肿瘤模型、诱发性肿瘤模型、移植性肿瘤模型和转基因肿瘤模型4类。其中移植性肿瘤模型是目前应用最为广泛的一类肿瘤动物模型，特别是应用免疫缺陷动物或人源化实验动物建立的人体肿瘤移植模型，在肿瘤基础和应用研究方面发挥了十分重要的作用。

一、诱发性肿瘤动物模型

诱发性肿瘤动物模型（animal models of induced tumor）指应用各种致癌因素（如化学、物理、生物等物质）在实验条件下诱发动物发生肿瘤的动物模型。它是进行肿瘤研究的常用实验平台，在肿瘤病因学、遗传学、生物学特性、实验性治疗等方面已得到较多应用，尤其是在肿瘤的病因学研究中占有重要地位。

1. 诱发性肿瘤模型的特点

相对于自发性肿瘤模型来说，诱发性肿瘤模型具有制作方法简便、实验时间短、较易人为控制等优点。此类肿瘤模型所形成的癌变率远高于自然发病率，且恶性程度相对也高，更易利用诱发的肿瘤组织建立相应的肿瘤细胞系和移植性肿瘤动物模型。同时，它在较短的时间内可以大量复制，而且能基本模拟人体癌变发生的过程。诱发肿瘤动物模型与自然条件下人体产生的肿瘤，在发病机制和肿瘤的内在特征等方面有所不同，有些人体肿瘤目前尚不能通过该方法复制。随着动物福利问题的关注度逐渐提高，诱发性肿瘤动物模型的研究及应用应充分考虑动物福利所关心问题，减少动物在模型复制过程中所承受的痛苦。

2. 诱发性肿瘤模型的常用方法

常用的动物诱发肿瘤模型的方法主要有灌胃、注射和局部接触等，应根据不同的实验目的、动物品种和品系、致癌物质的种类和性质来合理选择。

二、自发性肿瘤动物模型

自发性肿瘤动物模型(animal models of spontaneous tumor)指实验动物在自然情况下未经任何刻意的人工处置所产生的能满足实验需求的肿瘤模型。如同大多数人体肿瘤一样,动物自发性肿瘤的类型和发病率随实验动物的种属、品系不同而各有差异,也和实验动物的健康状况、饲养环境及营养条件等因素有关。它凭借自身的特点在实验肿瘤研究中发挥着重要作用。肿瘤学研究领域中使用的自发性肿瘤动物模型多由人为定向培育而成,且以近交系动物最为常见。

1. 自发性肿瘤模型的特点

动物自发性肿瘤的发生条件接近于自然,基本再现了肿瘤发生、发展的全过程。通过动物自发性肿瘤的仔细观察和统计分析,既能了解和掌握遗传因素在肿瘤发生中的作用,也有可能发现人类以前未知的致癌因素。同时许多动物的自发性肿瘤在组织发生、病理形态学特征、临床症状和转归方面,都与人类的肿瘤有相似之处;与其他肿瘤动物模型相比,自发性肿瘤动物模型的实验结果更有利于外推至人。同时,自发性肿瘤动物模型也具有明显的缺点,其自发情况参差不齐,很难在短时间内获得大量病程相似的肿瘤学材料;且肿瘤生长速度缓慢,实验周期相对较长。

2. 自发性肿瘤模型的意义

鉴于自发性肿瘤是在自然条件下发生的肿瘤,因此对某种动物的使用数量越多、接触观察得越仔细,发现此种动物自发性肿瘤的机会也越多,认识也更全面。啮齿类动物作为医学研究领域中使用数量最多的实验动物,目前对小鼠和大鼠自发性肿瘤的种类及其发病率的资料最多也最全面。迄今为止,世界上已培育了很多种自发性肿瘤动物模型,并在肿瘤发病机制、遗传学特性及防治研究等方面取得了较为理想的实验结果。

三、移植性肿瘤动物模型

移植性肿瘤动物模型(animal models of transplantation tumor)是指把动物或人的肿瘤移植到同系、同种或异种动物体内,并能在受体动物体内继续传代和生长的肿瘤。经体内传代后其组织学类型明确,该模型肿瘤移植成活率、生长速度、自发消退率、宿主荷瘤寿命、侵袭和转移等生物学特性稳定。

1. 移植性肿瘤模型的特点

移植性肿瘤一般由相应的细胞株或肿瘤组织建立起来的。在细胞株移植的肿瘤模型研究中,可供选择的细胞系或细胞株较多。这些细胞的生物学特性比较明确,背景资料也比较清楚。动物移植接种一定数量的肿瘤细胞后,可使一群动物带有肿瘤生长速率比较一致的同样肿瘤,个体差异相对较小,接种成活率较高,宿主的荷瘤寿命比较接近,易于客观判断实验结果。同时移植瘤可进行连续传代,模型重复性好。与诱发性肿瘤模型和自发性肿瘤模型相比,移植性肿瘤的实验周期通常较短,这是移植性肿瘤模型广泛应用于肿瘤学领域研究的根本原因。为了获得理想的实验结果,建立移植性肿瘤动物模型应该满足以下基本要求:模型来源可靠及生物学特性明确、操作方法简便、实验周期合适、成瘤率高、具有可重复性、易于推广应用等。

2. 移植性肿瘤的影响因素

开展肿瘤移植的动物实验,其成瘤时间、成瘤率、转移率及重复性受到很多影响因素的制约,其中实验动物、移植瘤、肿瘤移植部位和途径是肿瘤移植成功与否的 3 个基本要素。

(1) 实验动物的品系、年龄、性别与饲养环境:实验动物的品系、年龄、性别与饲养环境及饲养环境与肿瘤移植成功率密切相关。同种移植要求是同源移植,即用该肿瘤发生的同种或同品系动物进行移植,可以控制和减少移植性肿瘤出现排斥、退化和变异。宿主动物的年龄、性别与肿瘤移植成功率有关,移植敏感性方面通常为幼年动物＞成年动物＞老年动物;而肿瘤移植成功率则雄性动物＞雌性动物。如果移植瘤实验对动物性别无特殊要求时,则雌雄兼用。此外,动物的健康和饲育环境也会对肿瘤移植成功与否产生一定程度的影响。因此,必须根据实验目的来选择合适的实验动物。

(2) 移植瘤组织本身的生物学特性:对移植成功率亦具有一定的影响。移植瘤模型的建立主要依赖于临床手术(活检)标本或相应的肿瘤细胞系,不同的临床肿瘤标本及肿瘤细胞系都有其各自的生物学特性。不同肿瘤或同一肿瘤不同细胞株之间移植后的生长速度及成功率均有很大差异。按照移植瘤生长速度划分:同种移植肿瘤＞异种移植肿瘤;低分化肿瘤＞高分化肿瘤;转移或复发肿瘤＞原发性肿瘤。按照移植成功率比较:人癌细胞株＞人癌手术标本。此外,有些肿瘤随着移植瘤体内传代次数的增加,其生长速度也会有所加快。根据移植肿瘤组织的特性,可将肿瘤移植模型分为人源肿瘤细胞系异种移植瘤(cell-derived tumor xenograft,CDX)模型和人源肿瘤组织来源异种移植瘤(patient-derived tumor xenograft,PDX)模型。① CDX 模型:主要是将肿瘤细胞系接种移植至免疫缺陷动物体内而构建的肿瘤模型。由于肿瘤细胞系是经过人工纯化以及体外传代培养的细胞系,所以其构建的 CDX 模型无法完全保持肿瘤组织异质性。肿瘤细胞系经过多次传代(甚至几十次传代),其原有的肿瘤生物学特征如肿瘤细胞生物学行为,基因谱表达水平以及肿瘤异质性均与原始肿瘤组织存在较大差异,导致建立的 CDX 模型与临床相似度极低。② PDX 模型:是将患者的肿瘤组织直接移植到免疫缺陷动物体内,并使肿瘤组织在动物体内生长而构建成的一种人源异种移植肿瘤模型,在组织病理学、分子生物学和基因水平上,保留了大部分原始肿瘤组织的特点,具有较好的临床疗效预测性和肿瘤异质性。PDX 模型将肿瘤组织直接移植到动物体内,并没有经过任何人工培养,所以其生物学特性保持得更加完整,与临床相似度更高,是现阶段最优秀的肿瘤动物模型。

(3) 肿瘤移植部位和途径的选择:是影响移植成功率的关键因素。按照肿瘤移植的部位和途径可分为异位移植和原位移植。异位移植(heterotopic transplantation)是指将肿瘤组织(或细胞悬液)移植到与肿瘤原发部位无关的移植宿主器官组织内。皮下移植是肿瘤异位移植的最常用部位,具有操作简单、易于观察、潜伏期短、肿瘤表浅、个体差异小等优点,是开展肿瘤移植实验的较好途径。原位移植(orthotopic transplantation)是指将肿瘤组织(或细胞悬液)移植到与肿瘤原发部位相对应的移植宿主器官组织内。由于肿瘤移植部位微环境对移植瘤的生物学行为有一定影响,所以两种移植方式具有各自的优缺点。与异位移植相比,原位移植可使肿瘤细胞或组织获得与人体内相同或相近的微环境,且移植部位血供丰富,可提供促进肿瘤生长的多种相关因子,故移植的肿瘤组织容易发生浸润和转移,更能客观模拟人体肿瘤的发展过程,移植成功率及转移率较高。

3. 移植性肿瘤模型的复制方法

无论是异位移植,还是原位移植,根据移植方式的不同可分为组织块法、细胞悬液法、匀浆法、培养细胞法及腹水等。

(1)异位移植:包括皮下、肾包膜下、肌肉、脑内、腹腔等多种移植部位,其中皮下移植是异位移植中应用最多的移植方法。皮下移植的部位较多,可根据实验需要建立不同部位的皮下移植模型,包括常规皮下移植(背侧皮下、大腿外侧皮下、腋窝皮下等)和特殊皮下移植(爪垫皮下、耳郭皮下、尾部皮下、阴茎皮下等),其中以背侧皮下最为常用。

(2)原位移植:亦称为常位移植或正位移植,移植部位包括机体的肺、胃、肝、肾、卵巢、前列腺、乳腺等组织器官。与异位移植相比,原位移植不仅可提高肿瘤移植的成功率,而且移植瘤的生物学特性更接近于人体肿瘤的生物学特性。由于瘤组织块保留了瘤细胞之间、瘤细胞与间质之间、瘤细胞与宿主之间的相互作用,这些作用使得肿瘤细胞能够完整表达其恶性特性和转移特性。与细胞悬液法相比,肿瘤组织块法的成瘤率及转移率均明显提高,且晚期可出现恶病质及广泛转移,与临床肿瘤患者极为相似。因此,原位移植模型采用组织学完整的瘤组织块是较肿瘤细胞悬液更为理想的移植材料。

四、转基因肿瘤动物模型

转基因肿瘤动物模型(animal models of transgenic tumor)是指通过基因编辑技术将外源肿瘤基因或相关基因导入动物基因组,使之稳定表达并能遗传给后代的一类肿瘤动物模型。转基因肿瘤动物模型为人类精确了解基因与肿瘤的相互关系提供了可能,而且可以在肿瘤发生、发展的各个阶段进行遗传功能的分析研究。

1. 转基因肿瘤模型的特点

目前,国内外已经建立了包括小鼠、大鼠、兔、猪、牛、羊、鸡、鱼及猴等各类转基因动物,并已广泛应用于生命科学研究领域。啮齿类小鼠具有来源广泛、成本较低、易于管理、实验操作简单,以及遗传背景明确、微生物控制标准、实验周期较短和转基因技术成熟等优点,且其基因与人类基因同源性也很高,备受肿瘤学研究领域的关注。在肿瘤模型的转基因研究方面较之其他实验动物具有较大优势,所以目前已建立的各种转基因肿瘤动物模型均以小鼠为主。

2. 转基因肿瘤模型的意义

与诱发性肿瘤模型、自发性肿瘤模型和移植性肿瘤模型相比,采用转基因技术建立的转基因肿瘤动物模型是又一种形式的动物模型,它在肿瘤发病机制及基因治疗等研究方面具有重要价值。转基因肿瘤动物模型较好地再现了自然条件下人类肿瘤发生、发展的完整演变过程,它是从整体水平上研究相关基因与肿瘤关系的良好手段。转基因肿瘤模型与自发性肿瘤模型的肿瘤发生、发展过程相似,与临床人类肿瘤的相关性较好;但同样存在实验周期较长、肿瘤发生参差不齐、实验成本较高等缺点;同时部分品系的转基因肿瘤动物繁育能力较低,纯合子不易存活,使得动物的传代保种工作难以进行。因此,建立完善的转基因动物群体管理体系,是发展和应用转基因动物模型的必要前提条件。通过胚胎工程技术对转基因动物进行繁育,保种和配子、胚胎冷冻保存,以及建立样品系样本库,是完善转基因动物群体管理的有效方法。

参考文献

1. Rygaard J, Immunobiology of the mouse mutant "Nude". Preliminary investigations[J]. Acta Pathol Microbiol Scand, 1969, 77(4): 761 - 762.

2. Szadvari I, Krizanova O, Babula P. Athymic nude mice as an experimental model for cancer treatment [J]. Physiol Res. 2016, 65 (S4): S441 - S453.

3. Vos JG, Kreeftenberg JG, Kruijt W, et al. The athymic nude rat: II. Immunological characteristics[J]. Clin Immunol Immunopathol, 1980, 15(2): 229 - 237.

4. Wortis HH, Burkly L, Hughes D, et al. Lack of mature B cells in nude mice with X - linked immune deficiency[J]. J Exp Med, 1982, 155(3): 903 - 913.

5. Riggs J, Howell K, Matechin B, et al. X - chromosome-linked immune-deficient mice have B - 1b cells [J]. Immunology, 2003, 108(4): 440 - 451.

6. Roder J, Duwe A. The beige mutation in the mouse selectively impairs natural killer cell function[J]. Nature, 1979, 278(5703): 451 - 453.

7. Bosma GC, Custer RP, Bosma MJ. A severe combined immunodeficiency mutation in mouse[J]. Nature, 1983, 301(5900): 527 - 530.

8. Rongvaux A, Takizawa H, Strowig T, et al. Human hemato-lymphoid system mice: current use and future potential for medicine[J]. Annu Rev Immunol, 2013, 31: 635 - 674.

第九章

实验动物胚胎工程

胚胎工程(embryo engineering)是指在动物胚胎形成和发育过程的不同环节进行人为干预,借以了解胚胎形成和发育机制,同时对配子和胚胎发育过程进行工程化控制或者对动物的基因组进行基因修饰,以达到不同的研究目的和经济效益。胚胎工程技术包括超数排卵、配子冷冻保存、胚胎保存、体外受精(*in vitro* fertilization,IVF)、性别控制、胚胎分割、性别鉴定、核移植、转基因和基因敲除等技术。实验动物胚胎工程为实验动物资源开发、保存和传播发挥了巨大的作用,也为人类胚胎工程的发展提供了研究模型和技术支持。

第一节 小鼠生物净化相关胚胎工程技术

一、同期发情和超数排卵

1. 同期发情

在自然条件下,哺乳动物均有各自的发情周期和不同的排卵模式,有些动物属于刺激性排卵。为了进行胚胎移植,需要调节动物的发情周期使发情时间一致,称为同期发情。牛、羊等大型动物的同期发情多采取黄体消融术,而小鼠和家兔等小动物则多数采用孕马血清促性腺激素(pregnant mare serum gonadotropin,PMSG)进行催情处理。

2. 超数排卵

在自然条件下,哺乳动物的排卵数量比较少,单胎动物每次只排 1 枚卵。为了获得足够数量的卵母细胞或者胚胎以便实验操作,需要用激素类药物进行处理,激活动物卵巢内的多个早期卵泡同时发育,待到卵母细胞发育接近成熟时,采用药物处理使卵母细胞排出第一极体,然后解剖动物个体输卵管的膨大部或用穿刺方法采集卵母细胞。如果需要收集胚胎,则需要使雄性动物与之交配,15～17 h 后可在输卵管内获得受精卵,也可以在其他不同的时间段收集不同发育时期的胚胎。哺乳动物的胚胎在输卵管内不断被动前行,在 3～5 天后进入子宫。需要从子宫收集囊胚和着床后胚胎。小鼠超数排卵通常首先采用 PMSG 促进卵泡发育,46～48 h 后注射人绒毛膜促性腺激素(human chorionic gonadotropin,hCG)促进排卵。不同品系和不同周龄的小鼠对激素敏感性不同,但是多数以青春期前(3～4 周)、封闭群(ICR)或杂交系 F_1 代(C57XDBAF1,C57XCBAF1)的超数排卵效果相对较好;近交系背景的转基因小鼠(如 C57BL/6 小鼠)超数排卵效果较差。近年来,科学家(Toru Takeo 和

Naomi Nakagata，2015)在传统的小鼠超数排卵激素处理基础上加以辅助，对单只 C57BL/6 背景的转基因小鼠超数排卵操作后，可以获得 100 枚以上(平均 107 枚)卵母细胞。应用抑制素抗血清，既可提高小鼠胚胎工程的技术效率，又可减少实验动物用量，促进动物福利的实施。

二、卵母细胞、胚胎和精子的收集

1. 卵母细胞收集

未成熟卵母细胞可以从卵巢表面的卵泡内获得。大型实验动物在采集卵巢后，未成熟的卵母细胞可用带负压的针头吸取。卵母细胞成熟、排卵后聚集在输卵管膨大部，靠透明质酸将带颗粒细胞的卵母细胞黏附成卵团，该时期的卵母细胞可从输卵管内获得。采集小鼠成熟的卵母细胞时，首先通过解剖的方法获得输卵管，放入受精液滴或操作液滴中，借助镊子和注射器针头从输卵管膨大部划破挤出(见图 9-1)卵丘卵母细胞团(cumulus-oocyte-complexes，COCs)。COCs 可以通过透明质酸酶消化和玻璃管吹打的方法去除颗粒细胞，获得透明裸露的卵母细胞供进一步操作。小鼠体外受精操作不需要脱颗粒细胞。不同品系的小鼠卵母细胞质量差异较大，一般封闭群和杂交系 F_1 的卵母细胞数量多，质量较好，相对均一。目前基因工程小鼠的遗传背景以 C57BL/6 近交系小鼠为主，该品系小鼠的胚胎工程操作技术是各类胚胎实验研究的主要工作。

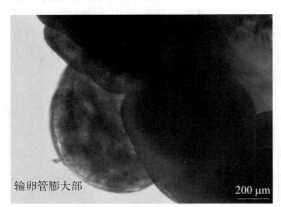

输卵管膨大部　　　　　　200 μm

图 9-1　小鼠输卵管膨大部

2. 胚胎的收集

雌性小鼠受孕第 2 天时胚胎已经脱掉颗粒细胞并向子宫端移动，在受精 72 h 后进入子宫(见表 9-1)，因此 2-细胞至早期桑葚胚胎可采用冲洗输卵管的方法进行收集。而晚期桑葚胚和囊胚已经进入子宫，则需要大量液体冲洗子宫才能获得。由于子宫内有大量皱褶，会导致冲出的胚胎数量低于预期。考虑到蛋白的黏附性，子宫的剪取和冲洗过程需保温，且操作应迅速。

表 9-1　小鼠胚胎发育时期表

胚胎时期	1-细胞	2-细胞	4-细胞	8 细胞	桑葚胚	囊　胚
采集时间	28 h	44 h	55 h	65 h	72 h	85 h

注：采集时间以注射 hCG 为起点时间(即 0 h)

3. 精子的收集

动物精子在睾丸内形成，在附睾内成熟，成熟的精子积累于附睾尾(tail of epididymis)。所以未成熟的精子细胞可以通过穿刺睾丸获得，而成熟的精子需从附睾尾获得(见图 9-2)。大型动物的精液可采用人工或借助设备采集的方法从活体获得。小鼠则多数采取安乐死后分离附睾尾,再通过穿刺、剪碎或挤压的方式将精子释放到液体中。为了获得高质量精子,最好使雄性小鼠在精子采集前5～7天通过自然交配的方式排空陈旧精子。

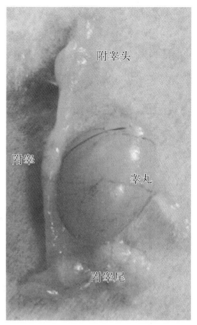

图 9 - 2　小鼠附睾尾

三、卵母细胞和胚胎的培养

1. 培养基

卵母细胞和胚胎操作常用的培养基有多种,体外操作常用的液体为 M2、H - WA、PBS、H - M199、H - CZB 等,这些培养基内多数含有 Hepes 缓冲剂以提高液体的缓冲能力。常用的培养液有 HTF、KSOM、CZB、B2、NCSU - 23 和 M16 等,这些液体的成分相对复杂,可以提供早期胚胎生长发育所需的能量和物质。上述与胚胎接触的液体多数含有牛血清白蛋白(bovine serum albumin, BSA),BSA 黏附在胚胎、器皿和操作管的表面,使它们带有相同的电荷,从而避免互相粘贴,方便胚胎的转移操作。如果要去除培养基中动物源性物质,可以用聚乙烯醇[poly(vinyl alcohol),PVA]代替 BSA。

2. 微滴培养

胚胎和卵母细胞的生长发育通常受自分泌的影响,所以胚胎和卵母细胞的操作和培养通常在 20～50 μl 的微滴内。胚胎的操作和培养需要一定的温度,为了避免微滴快速蒸发,通常在微滴上面覆盖一层矿物油。覆盖矿物油的微滴培养基的 pH 值和渗透压相对稳定,而且不容易发生污染。其不足之处是胚胎的代谢产物不容易稀释,不适合长期培养。由于 pH 值改变较慢,因此,所有的培养微滴都需要提前 2～6 h 准备。培养环境一般是在 37 ℃、含 5% CO_2 的空气和饱和湿度的二氧化碳培养箱内。

3. 玻璃微管操作

不同物种的胚胎和卵母细胞的大小不同,哺乳动物着床前胚胎和卵母细胞直径为 80～200 μm,通常使用合适内径的透明管进行胚胎和卵母细胞移动操作。如在屏障环境的动物饲养区域操作,为避免环境污染和保护动物病原体不通过口腔途径传播给操作人员,推荐使用手控吸管进行胚胎操作。玻璃在高温液化成胶状的特性使得玻璃管可被拉制成不同形状的微管。玻璃微管的后方可以接气压调控装置,或采用人工吹吸控制液体进出微管(简称口吸管)。由于水在毛细玻璃管内有毛细现象,所以进行胚胎转移前玻璃微管要在培养液滴内平衡后再进行胚胎转移操作,可以防止液体因为毛细现象迅速进入管内,意外吸入胚胎,导致胚胎丢失。

四、体外受精技术

动物体内受精过程发生在输卵管内的膨大部,而在体外是精子和卵母细胞处于同一培养液滴内发生受精过程,称为体外受精。体外受精的培养液需要尽可能模拟体内输卵管的生化环境,一般以人的输卵管液(human tubal fluid, HTF)作为基础进行改良,以适应不同的物种。由于体内精子在穿过生殖道的时候发生了精子获能过程,所以新鲜精子进行体外受精时要在培养基内提前培养 0.5～1 h 进行获能，以保证受精率。成熟卵母细胞的受精时间窗口一般为 5～8 h，通常是在超排处理后的 15～17 h 后取卵进行体外受精。体外受精成功的标志是卵母细胞排出第二极体或者出现雌雄原核。受精成功的小鼠胚胎需要转移到 KSOM 培养基继续培养，也可以在受精液中培养至 2-细胞阶段直接进行胚胎移植或进行冷冻保存。

五、胚胎和配子的冷冻保存

1. 胚胎冻存

为了保存种系资源，可以利用超低温技术将哺乳动物的胚胎冷冻（embryo cryopreservation）起来，当需要的时候进行复苏，再经过胚胎移植恢复品系。胚胎冻存对某些经过多年育成的近交系特别重要，可以防止品系覆灭的风险。经过多年开发，胚胎冻存技术大致可以分为两大类，即慢速程序化冷冻和快速玻璃化冷冻，分别适用于多种动物不同阶段的胚胎。慢速程序化冷冻是借助程序化降温设备，可以实时监控温度和降温速度，并且在 $-7\,℃\sim-5\,℃$ 时进行植冰，以减少大的冰晶形成，从而尽量减少冰晶对胚胎的伤害。慢速程序化冷冻对仪器的要求比较高，人为操作造成的差异比较小。玻璃化冷冻是继程序化慢速冷冻以后发展起来的简便冷冻方法。其原理是利用小分子渗透脱水结合大分子保护剂，在低温时不形成结晶，而是形成玻璃状的透明固体，所以简称玻璃化。由于高渗的伤害比较大，所以胚胎渗透过程非常短，操作步骤时间控制非常严格。玻璃化冷冻的效果与冷冻保护剂的种类和浓度、冷冻方法以及操作者的操作习惯等因素有关。Nakagata Naomi 教授于1989 年改良了传统的冷冻保护剂，使用 DAP213 作为冷冻保护剂，使小鼠胚胎玻璃化冷冻技术效率得以大幅提高。在胚胎玻璃化冷冻技术发展的同时，未受精的卵母细胞也可以采用同样的技术进行玻璃化冷冻。卵母细胞冷冻技术的发展使小鼠体外受精技术操作在时间上更加灵活。

2. 精子冷冻

精子冷冻（sperm cryopreservation）技术在人和大型动物上很早就取得了成功，人的精子冻存和精子库在临床上已广泛应用，大型动物的精子冷冻技术在良种的推广中起到了重要作用。由于精子数量庞大，且采集周期短和方便，所以是保存种质资源的首选方法。小鼠的精子结构特殊，直到 1990 年才由日本科学家首次报道了小鼠精子冷冻的成功。目前，小鼠精子冷冻常用含 18% 棉籽糖和 3% 脱脂奶粉的水溶液做保护剂（18R3S）。但此保护剂配方在少数近交系小鼠，尤其 C57BL/6 应用的效果较差。针对 C57BL/6 等近交系小鼠，Nakagata Naomi 教授发明的 FERTIUP CPA 冷冻保护液可提高精子冷冻后的复苏效率，如果配合 FERTIUP PM 精子获能液使用，可以将冷冻精子复苏后体外受精的成功率大幅提高。相对液氮的低温冷冻，有研究表明在 $-80\,℃$ 低温状态下，小鼠精子也可以保持 2 年之久，这为特殊品系小鼠种子资源提供了更加便利和高效的保存方法。

六、假孕动物和胚胎移植

1. 假孕动物和输精管结扎

体外操作后的哺乳动物胚胎需要移植到合适的母体内才能完成胚胎发育。而自然怀孕的动物有竞争关系，一般不用于胚胎移植，所以需要准备处于受孕状态的动物，也就是假孕

（pseudopregnancy）动物。有的动物无刺激性排卵，只要监测到排卵就可以作为假孕受体；家兔等刺激性排卵的动物经过排卵处理即可作为假孕受体。但小鼠则需要交配行为刺激才能更好地受孕。因此，开展小鼠胚胎移植需要准备输精管结扎的雄鼠。小鼠输精管结扎与其他哺乳动物类似，在附睾尾后的输精管进行结扎，或者剪断输精管再两端封闭。结扎后的小鼠需要 2 周进行体质恢复和输精管中的精子彻底死亡，如果有必要亦可进行交配测试，连续 2 次不能使看见阴栓的雌性小鼠怀孕，可判断结扎成功。用于假孕的雌性小鼠的周龄要在 8～12 周，体重过低或者过高者都应剔除。

2. 胚胎移植

体外操作后可将胚胎通过手术和非手术的方法移植回雌性动物体内，获得出生的个体。牛和马等大型动物多数采取子宫移植；猪和羊的胚胎移植可采用手术或腹腔镜辅助下微创的输卵管移植；猪的胚胎移植也可以采用工具辅助下的非手术方法。除非技术限制，胚胎越早回到体内，其发育效果越好。由于研究目的和移植对象不同，小鼠子宫移植和输卵管移植都有使用。由于小鼠个体较小，其输卵管的移植需要借助体视显微镜辅助，将早期胚胎经过输卵管伞口或输卵管切口部位吹入输卵管的膨大部。小鼠子宫的结构相对较大，可以在子宫壁直接开口将囊胚期的胚胎利用玻璃微管吹入（见图 9 - 3）。

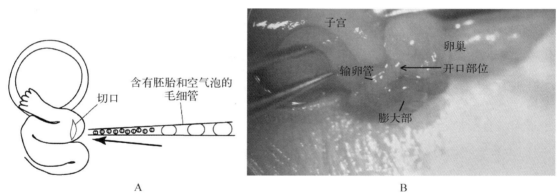

图 9 - 3　雌鼠胚胎移植解剖图
注：A. 示意图；B.直观图

第二节　实验动物常用胚胎工程操作技术

一、胞质内单精子注射

胞质内单精子注射（intracytoplasmic sperm injection，ICSI）是指利用注射针直接将单个精子注入卵子的胞质内。这一技术先后在仓鼠、人体内取得成功。小鼠的卵膜比较脆，需要借助脉冲式压电驱动装置（Piezo）将卵母细胞透明带和卵黄膜打开缺口后，将精子注入卵内。由于小鼠的受精过程精子尾巴不进入胞质，所以需要将精子尾巴断掉，这个过程也可以借助 Piezo 或者超声震动达到目的（见图 9 - 4）。ICSI 技术可以使用冻精、死精等无法完成体外受精过程的精子进行操作，只要保证精子头内的遗传物质完整性，就可以利用 ICSI 技术获取后代。ICSI 技术对于挽救精子冻存失败、基因修饰雄性小鼠意外死亡，或者长时间运输的精子有很大的优势。

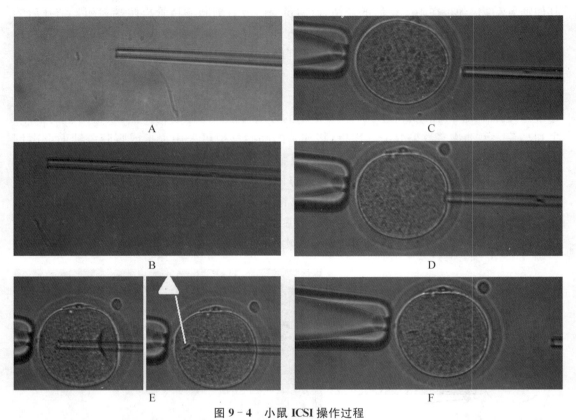

图 9-4　小鼠 ICSI 操作过程

注：A. 分离精子头部；B. 穿过透明带；C. 吸入精子；D. 穿过卵膜，注入精子头部；E. 固定卵母细胞；F. 退出注射针，注射完成

二、嵌合体制作

由来自两个不同胚胎的细胞和组织发育成的个体称为嵌合体。嵌合体曾是研究胚胎发育的优秀工具。小鼠胚胎干细胞(embryonic stem cell)培养技术出现后，利用胚胎干细胞参与生殖细胞发育，从而将胚胎干细胞的遗传信息传给后代，这种嵌合体技术促进了基因工程小鼠的实验研究，也拓展了嵌合体制作技术的定义和用途。小鼠胚胎干细胞嵌合体制作技术有两种方法：一种方法是将多个胚胎干细胞直接注射到小鼠的囊胚腔内，使胚胎干细胞黏附到内细胞团上，从而参与个体全部组织的发育。另一种方法是将胚胎干细胞团块与去掉透明带的桑葚胚放在一起，聚合成一个胚胎，共同发育成一个个体。无论哪种方法，能够产生来自胚胎干细胞的后代是该技术的最终目的。为了增加胚胎干细胞的发育机会，只参与胎盘胎膜发育而不参与胎儿发育的四倍胚常用来做受体。目前，小鼠的嵌合体技术已经非常成熟且多样化，已成为遗传修饰小鼠实验研究的常规技术。大鼠、家兔、羊和猪等其他动物的嵌合体技术亦是研

究热点。嵌合体动物的研究水平很大程度上依赖于该物种胚胎干细胞的研究进展。

三、核移植技术

将一个细胞的细胞核转移到卵母细胞中然后启动发育的过程称为核移植。采用该方法获得的动物后代，其遗传物质都来源于同一供体的细胞，所以具有相同遗传性状和基因组，科学家将这种动物命名为克隆动物（clone animal）。克隆技术的技术原理是利用去核的 MII 期卵母细胞内的促成熟因子（maturation promoting factor，MPF），使处于 G_0/G_1 期的供体细胞核染色质重新凝集并回复到类似卵母细胞核的状态（见图 9 - 5），然后激活克隆胚胎，使之像受精卵一样完成个体发育，使体细胞核染色质状态回复到受精卵的染色质状态，该过程也称为重编程。如何创造有益于重编程的条件是克隆技术的重点研究内容。两栖类动物的核移植技术在 20 世纪中叶就取得了成功，而哺乳动物早期的研究则集中在利用各期的卵裂球制作克隆动物，直至 1996 年 7 月，英国罗斯林研究所（Roslin Institute）维尔莫特（Sir Ian Wilmut）教授的研究小组，利用成年母羊的乳腺细胞获得了克隆羊"多莉（Dolly）"，为核移植技术的发展和广泛应用打开了一扇大门，克隆动物也逐渐成为体细胞核移植的代名词。

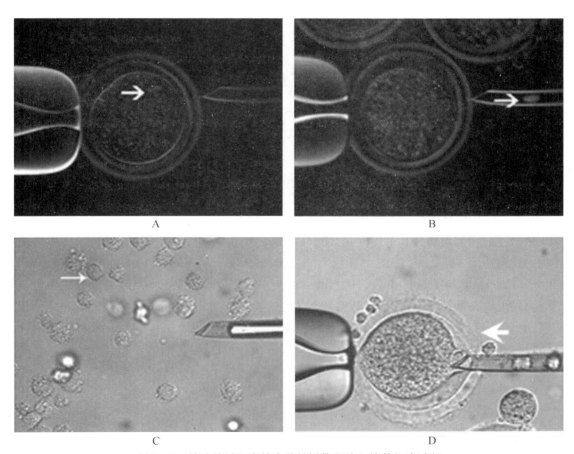

图 9 - 5　核移植过程中的去除纺锤体和注入培养细胞过程

注：A. 箭头所指为纺锤体；B. 剔除纺锤体；C. 吸取供体体细胞；D. 注射供体体细胞

核移植技术的整个过程融合了多项胚胎工程技术，主要包括：成熟卵母细胞大量获取，成熟卵母细胞去核，供体细胞培养和周期调整，供体细胞（核）注射，细胞融合，克隆胚胎的激活，克隆胚胎的培养和胚胎移植以及亲子鉴定等技术。由于供体细胞可以在体外培养并进行基因编辑，克隆技术被广泛应用于基因修饰动物的制备。同时来源于克隆胚胎的胚胎干细胞则成为细胞移植治疗和重编程研究的良好素材。通过近 20 年的研究，目前世界上包括羊、牛、小鼠、大鼠、猪、马、驴、兔、犬、雪貂、鹿、猫和骆驼等动物都已经被克隆。克隆技术的发展促进了人们对多个物种繁殖机制和胚胎发育过程中早期事件的理解。例如，遗传印迹在早期胚胎中的变化以及遗传印迹与重编程的关系等。

四、实验动物胚胎工程常用设备

1. 体式显微镜

体式显微镜也称为解剖镜，放大倍数为 10～100 倍。由于物镜有较长的工作距离，可以在显微镜下进行输卵管切开、胚胎收集、精子收集、胚胎移植等工作。简单的体视镜仅顶部有光源，高级的体视镜在底部有光源透射和相差设备，能更好地分辨胚胎的内部结构。在进行胚胎移植操作时，可以辅助能够随意调节亮度和方向的光纤传导的冷光源。为了防止胚胎受温度变化的影响，可以在操作平台上添加恒温板。

2. 倒置相差显微镜和显微操作系统

倒置相差显微镜可以用来观察胚胎和精子，也可以借助显微操作系统来进行精细操作。显微操作系统有多种，以满足 ICSI 工作需要来为例，系统需要包括 2 套三维精细移动控制装置和 2 个微量注射器，其中一套移动装置和微量注射器控制持卵针，可以吸住并固定卵母细胞；另一套 1 个移动装置和微量注射器可以装载注射针，通过注射器将精子吸入或者吹出。出于不同的实验目的，显微操作系统可以装载各种显微操作工具，完成注射、切割、破碎、吸取、转移等工作。通常来说，持卵针需要的操作比较粗放，注射针需要的操作比较精细，可以根据实际情况区别装配。

3. 拉针仪、锻针仪和磨针仪

显微注射用的玻璃针和 ICSI 用的注射针，其管径和尖端控制都在微米级别，所以需要特殊的设备进行拉制。常用的拉针仪有 Sutter（Sutter Instrument Company，US）、WPI（World Precision Instruments，US）、Narishiag（NARISHIGE Group，JP）等品牌。拉制出的玻璃针可以在锻针仪上进行打弯，或者在一定的直径处断开，还可以加热使玻璃融化便于玻璃断口更加光滑。如果需要制作斜面的针，则需要在磨针仪上进行研磨。带有斜面的针方便穿过透明带吸取或者注射，如进行卵裂球吸取或者核移植操作。

4. 二氧化碳培养箱和超净工作台

体外受精、体外成熟（*in vitro* maturation，IVM）和受精后胚胎的培养都需要在二氧化碳培养箱内进行，而多数液体的配置和分装需要在超净工作台内进行。

5. 液氮罐和程序降温仪

胚胎和精子的长期保存需放在液氮罐内，而程序降温仪可以帮助工作人员稳定胚胎冻存的复苏效率。

6. 气动 DNA 注射泵和脉冲式压电驱动装置 Piezo

由于 DNA 溶液的黏滞性和毛细管尖端的毛细现象,向卵内注射液体需要一定的压力,而且注射过程需要良好的重复性,气动 DNA 注射泵可以设计两个压力,维持压以防止倒流,注射压用来注射,另外可以调节注射的时间长短控制注射量,这样可以提高注射后胚胎的存活率。脉冲式压电驱动装置 Piezo 可以帮助注射管在较低损伤的情况下穿过透明带和卵膜,提高操作后胚胎存活率,是小鼠卵母细胞注射操作不可或缺的仪器。

第三节　转基因动物

一、概述

动物转基因技术是将来源于其他物种的基因、人工合成改造的基因或基因片段,经过不同的方式导入另一物种的基因组中,使该物种的基因性状发生相应的改变,成为转基因物种,携带转入基因的动物则称为转基因动物。转基因动物一般是指能够稳定的将外源基因传递给后代的动物。动物转基因技术起源于 20 世纪 80 年代的携带大鼠生长素基因的"超级小鼠",经过 30 多年的发展,充分融入了分子生物学、分子遗传学、微生物学、工程机械、纳米技术和大分子技术等领域的最新进展,动物转基因技术在方法上有了很大的进步,形成了显微注射、脂质体转染、转基因克隆、反转录病毒、精子载体法、干细胞转基因等多种转基因技术。转基因动物已经在生物研究、药物生产、品种改良等领域做出了巨大的贡献,数以千计的转基因动物模型已作为科学研究工具发挥了重要作用。

二、转基因动物制备常用技术

(一)目的基因的制备和扩增

多拷贝、高质量的目的基因 DNA 是转基因技术成功的基础,目前比较成功的大片段 DNA 的扩增是依赖质粒或者 PCR 技术。将需要的片段通过工具酶切割连接进入质粒,而后转化大肠杆菌,利用质粒中抗性基因筛选出携带目的质粒的菌株,利用菌株的大量繁殖进行质粒的高拷贝数复制,然后进行质粒提取,应用于后续实验。上述步骤在多种分子克隆的实验指南中都能够发现。在构建载体的时候,一定要注意对复制起点(Ori)、抗性基因启动子、阅读框、polyA 等结构的保护,同时要注意深入研究自己设计转移的基因片段中的启动子、阅读框、polyA 和内含子的选择和设置。基本上所有的启动子都有表达的组织特异性,而 polyA 和内含子的设置也会影响基因表达的丰度。研究者可以根据研究的需要选择启动子的类型和启动子的调控方式,也可以在启动子、表达框和非翻译区加入一些特殊元件来增强基因的表达。另外,由于常用于质粒转化的大肠杆菌繁殖过程中会产生内毒素,最好选用能除去内毒素的试剂和器皿,防止内毒素导致胚胎和细胞的生长抑制。对于核内注射,主张对质粒进行酶切线性化处理。

(二)基因转移的方法

1. 原核注射技术

利用显微玻璃针将 DNA 直接注射到动物受精卵的原核内,从而达到外源 DNA 整合到基因组的方法称为原核注射法(见图9-6)。原核注射法过程直观、快速、重复好,而且安全性好,更能适用于大的片段酵母人工染色体(Yac)、细菌人工染色体(Bac)转移,是传统制作转基因动物的方法。第一只转基因成功的小鼠采用的就是原核注射技术。但是该方法也有一些缺点,比如效率相对较低(1‰~5‰)、需要贵重仪器、技术要求高、容易造成多片段插入、整合位点多变等。原核注射由于玻璃针直接插入原核,操作不熟练极易导致受精卵死亡,注射过程和剂量多数靠经验判断,这些都需要长期反复的训练。现在设备生产商已经制备了微注射泵和带芯的玻璃管,方便进行连续重复的注射操作和装载DNA溶液,使用相差显微镜可以更好地观察到原核的位置和体积变化。原核注射的主要环节如下。① DNA溶液装载:将DNA溶液倒入拉制好的带芯的玻璃管,液体会自动聚集到针的尖端。② 制作注射针开口:将注射针连接注射泵,调节水平,调节维持压,在持卵针上进行轻微撞击,产生一个小的断口。③ 调整注射压和注射时间:使激发注射钮时刚好看到原核微微膨胀,注射后迅速撤回注射针。④ 注射后的胚胎恢复一段时间后移入培养滴,当天或者培养至第2天进行胚胎移植。

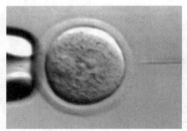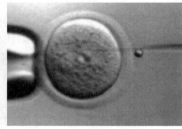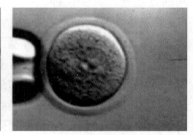

图9-6 小鼠受精卵原核注射的过程

2. 精子载体介导技术

精子载体法是使用精子作为载体,将外源基因片段带入受精卵内,并且整合到基因组中,产生携带外源基因并能够稳定遗传后代的过程。最初的方法是将精子和外源质粒进行共孵育,使外源基因黏附到精子表面,但是这种方法的效果很不稳定,每个实验室的结果不尽相同。后来研究者又开发了脂质体介导外源基因进入精子的方法,使精子的细胞膜短暂穿孔,甚至用碱处理破坏精子的细胞膜以增进外源基因进入精子内部的机会,该方法在小鼠和家兔等物种上均取得了成功。精子载体法的优点是简单易行;缺点是不够稳定,受操作环境和操作技术的熟练程度影响较大。

3. 胚胎干细胞介导技术

将外源基因转染培养的胚胎干细胞,经过筛选和验证正确后,利用转基因的胚胎干细胞制作嵌合体,通过嵌合体产生转基因后代。采用本方法可以产生稳定遗传的后代,结果稳定、可靠,转基因过程可控,通过抗性基因的表达筛选转基因克隆,而且可以在制作嵌合体以前对外源基因的表达进行初步鉴定。胚胎干细胞介导的缺点则是只能在拥有胚胎干细胞培养技术的实验室进行。

4. 克隆技术

对体外培养的动物体细胞进行转基因,经筛选获得转基因细胞系,利用转基因的细胞系做核移植操作获得的动物就是转基因克隆动物。该方法的优点是通过体细胞阳性细胞系的筛选提高了转基因动物的制作效率,尤其适合饲养成本较高的单胎动物的转基因制作。该方法已经在绵羊、猪、牛、家兔和猴等动物上获得了成功。通过克隆技术建立的转基因动物原代个体,遗传稳定性状完全一致,可以根据原代细胞的性别决定克隆动物的性别,有利于快速扩大转基因动物种群。克隆技术制作转基因动物的缺点则与核移植技术的缺点类似。克隆动物的成活率相对较低,出生后的生理缺陷也比较多;克隆技术过程比较复杂,影响因素比较多,掌握相应技术的实验室也比较少。

5. 复制缺陷型反转录病毒介导的基因转移

反转录病毒,尤其是由人类免疫缺陷病毒(human immunodeficiency virus,HIV)改造而来的复制缺陷慢病毒(lentivirus),可以将携带的外源基因整合到宿主的基因组内,从而造成基因转移。如果反转录病毒的插入发生在早期胚胎,则可以获得能够稳定遗传的转基因动物。此方法首先在小鼠和猴体内获得成功,并迅速在其他物种,如猪、羊及鸡等动物体内获得成功,具有操作简单、转染效率高、遗传稳定等优点。将包装浓缩好的慢病毒直接注射至受精卵的透明带下,即可造成转染,转染效率一般在20%以上,而且多数是单拷贝的插入,外源基因的表达不受插入位点的影响。此方法存在反转录病毒框架带来的潜在风险,不同物种早期卵膜上的蛋白种类不同可造成受精卵对病毒的感染效率不同等缺点。反转录病毒的转染效率比较高,也可以与其他技术联合使用。

6. 精原干细胞转基因法

精原干细胞(stem spermatogonium)是位于睾丸曲细精管基膜上既能自增殖维持自身群体恒定,又能定向分化产生分化型精原细胞的雄性生殖系干细胞。精原干细胞的自增殖过程几乎可以贯穿机体的整个生命,兼有向子代传递遗传信息的能力。原代或者培养扩增后的精原干细胞经过注射进入小鼠的睾丸后可以发育成生精细胞,并参与精子的形成,对培养的精原干细胞进行转基因处理后再进行移植,可以获得转基因的后代。精原干细胞培养技术仅在少数动物上建立,应用结果还不稳定。

7. 孤雄单倍体干细胞转基因法

孤雄单倍体干细胞来源于仅由雄原核发育而来的胚胎干细胞,由于单倍体干细胞在培养过程中会发生二倍体化,所以需要经常进行单倍体筛选。孤雄单倍体干细胞在遗传物质和遗传印记上具有精子的特性,将孤雄单倍体胚胎干细胞注入卵母细胞,经人工激活后可以发育成新的个体。孤雄单倍体干细胞技术最早由我国科学家李劲松院士在小鼠上建立,对孤雄单倍体干细胞进行转基因后再进行细胞注射后就可以获得转基因的后代,这种方法对比胚胎干细胞转基因方法来说相对高效,可以减少一个世代周期,节约制作时间。

8. 电脉冲法

电脉冲法的实施对象多数是早期的睾丸组织(曲精细管),其含有精原干细胞。将外源DNA注射到睾丸曲精细管,通过一定强度的电脉冲使DNA进入精原干细胞内,从而整合进基因组形成转基因精原干细胞,最终精原干细胞分化形成携带外源基因的精子,经过自然繁殖获得转基因后代。该方法相对粗放,可以结合脂质体包被DNA,或者结合反转录病毒技术同时使用,可进一步提高效率。目前该技术已经在小鼠、山羊等多个物种上取得了成功。

三、转基因动物制备的常见问题

1. 转基因的插入位点

目前对转基因的具体过程还是处于推测阶段,一般认为转基因插入位点是随机的。随机插入的序列容易导致内源基因结构的破坏或者构象改变,最终导致某些转基因阳性个体出现不孕、发育或者行为等异常。

2. 转基因表达水平难以预料

通常大部分转基因动物的外源表达水平很低,几乎难以检测到,也称为基因沉默,但也有个别基因表达过高。发生基因表达异常的原因很多,一方面是插入位点的问题,如整合到染色质区域的基因容易受到抑制,携带原核生物基因启动子的载体在体内容易沉默。另一方面是转入基因的稳定性和邻近基因的活性,基因活性高的区域不容易受到抑制性调控因子的干扰。当然,外源基因的高水平表达也通常是宿主动物难以承受的。如表达外源生长激素的转基因猪,高生长激素环境使内分泌平衡遭到破坏,会出现多种疾病。

3. 转基因的拷贝数

为了提高转基因效率,往往选择相对高的 DNA 浓度以及使用线性化的质粒进行操作。这样往往会形成多拷贝重复序列,其中有些序列还不完整。由于多拷贝重复序列在复制的过程中会出现异常重排,导致拷贝数减少,使转基因动物的遗传不很稳定,产生遗传漂变。为获得有用的阳性个体,需要不时进行转基因检测,但这个问题往往会被一些转基因动物的使用者忽略。

4. 转基因动物的生物安全性问题

对于转基因动物,有些外源基因及其启动子来自病毒序列,有可能在受体动物体内发生同源重组或整合,成为新病毒产生的材料。如发生转基因动物逃逸,在外界环境中与野生动物交配,有可能导致外源基因扩散,改变自然物种原有的基因组成,造成物种资源的混乱以及破坏原有的种群生态平衡,威胁物种的遗传多样性。因此,各转基因动物的制作和使用单位要加强管理,严格区分实验动物和自然界的其他动物。

四、转基因动物应用领域

1. 通过转基因建立疾病动物模型

现代医学研究经常需要使用大量不同的疾病模型,但是有些疾病的发生不能靠简单的手术或者药物的处理获得。由于存在遗传差异,有些疾病在实验动物上并不发生,这就需要改变实验动物的基因表达,而转基因是人们认识并掌握基因技术以后常用的方法之一。通过增强、增加或者异位表达某些基因,引发动物呈现某种病理现象已经成为生命科学领域的重要手段之一。如通过转基因技术使动物模拟人类镰状细胞贫血、白血病、家族性高胆固醇血症等。借助其他高分子领域的研究成果,通过转基因形成特异表达 RNAi 和 miRNA 的转基因动物,来调控一个基因或者一个基因家族的表达,从而形成心肌肥大、糖尿病等人类疾病的病理模型。在免疫学领域,通过转基因表达不同的病毒或者肿瘤的抗原,也为开发潜在的药物提供了很大帮助。

2. 动物生物反应器

医学研究发现,具有生物活性的大分子(药用蛋白)在临床应用中具有重要意义。例如第 VIII 凝血因子具有重要的医疗应用价值。但是来源于高等动物的大分子蛋白，其合成过程中需要大量的翻译后修饰，并且其糖基化等过程不能在原核生物的发生器内合成，必须在哺乳动物体内合成修饰，因此无法在体外批量获得。随着转基因技术的发展，科学家已经尝试通过该技术，将表达载体转入动物基因组，然后从哺乳动物的乳汁或者血液中分离生产特殊的药用蛋白。人们称这种用于生产特殊药用大分子的动物称为动物生物反应器。经过 20多年的研究，目前已经生产出多种药物活性蛋白，并已经进入临床应用。

3. 动物体内示踪技术研究

不同类型的细胞都会在某几种组织中启动特异性表达，利用组织特异性启动子可以驱动某些可视蛋白的表达。例如，绿色荧光蛋白（green fluorescent protein，GFP）基因通过活体成像技术，可观察某种组织器官的形状和分布。或者将可视蛋白与组织特异区化分布蛋白融合表达，从而观察该蛋白在组织结构内的分布，研究蛋白与发育和器官功能的关系。目前，已经建立的 OCT4 - GFP 小鼠、Nestin - GFP 小鼠，以及不同脑神经元组织表达不同荧光的脑虹（brainbow）小鼠，已经在生命科学的研究中发挥了巨大作用。

4. 基因功能研究

基因功能研究是了解基因图谱的方法之一。新基因的分离、表达和克隆一直是功能性基因的研究热点。利用转基因技术、基因过表达技术可以了解基因的表达调控以及该基因在胚胎和个体发育中的作用，结合基因敲除后的表现可以完整地分析基因表达产物的功能。通过不同启动子区域克隆长度的转基因则可以详细了解该基因启动子区域的调控作用，以及与其他基因表达的相互作用。目前，随着基因干扰、基因敲除、转录后调控、体内示踪、融合荧光蛋白等技术的加入，使得转基因技术在基因功能研究中得到了广泛应用。

第四节　基因修饰动物

一、概述

随着基因组学和蛋白质组学时代的到来，研究者对基因、基因结构、基因转录、蛋白质翻译，以及转录和翻译后的调控有了充分了解。基于这些了解，对基因结构、转录过程和转录后调控的改变都可以实施干预，以获得表型的改变。这些改变不同于转基因理论范畴，这里统称为基因修饰。基因修饰动物的制备方法也是随着分子生物学技术的飞速发展而不断进步的，除了经典的基于同源重组的基因打靶技术、条件性基因敲除技术、基因诱变技术和基因捕获技术，近十年来又产生 ZFN、TALEN 和 CRISPR/Cas9 等基因识别性的基因敲除技术，并在此基础上发展出基因敲入、定点突变和能改变基因印迹的基因激活以及基因沉默技术，极大地丰富了医学及生命科学研究领域中实验动物模型的种类。

二、常用的基因修饰技术

1. 基因重组技术

细胞核内 DNA 完全相同的片段称为同源片段，同源片段之间由于可以互相识别，从而引发同源重组（replacement strategy based on homologous recombination），而两组同源片段可以通过同源重组使同源片段之间的序列发生替换。通过分子设计将外源基因或者特殊序列插入到两段同源片段之间形成重组供体，将重组供体导入细胞核内。通过同源重组，外源基因或者特殊序列就可以替换基因组中两段同源片段之间的序列。由于同源序列在体内基因组的位置是固定的，所以这个过程是定向的，也称为基因打靶（Gene targeting）。

由于基因打靶的效率比较低（约百万分之一），所以在哺乳动物受精卵内进行基因打靶是不可行的。1981年，Evans和Martin建立了小鼠胚胎干细胞技术，这种来自于小鼠胚胎内细胞团的胚胎干细胞能够在体外迅速增殖，而且增殖的胚胎干细胞移植回囊胚后能够掺入内细胞团，并参与机体的发育形成嵌合体，胚胎干细胞在嵌合体中能够发育分化成配子，将胚胎干细胞的遗传信息传递给后代。因此，在小鼠胚胎干细胞内进行基因打靶，并且将有药物抗性的外源基因作为供体同源重组到基因组，在破坏内源基因的同时带入抗性基因，从而使发生同源重组的胚胎干细胞拥有抗药性，能够在添加药物的培养基内迅速扩增获得大量基因重组的胚胎干细胞。遵循以上策略，利用嵌合体技术可以获得基因重组打靶的小鼠个体。

通过同源重组技术获得基因打靶的小鼠是一项复杂的工程，从同源重组载体的设计、构建，到胚胎干细胞的转染、筛选和鉴定，以及胚胎干细胞的干性维持、嵌合体的制作每一步都有非常强的技术性。

2. 条件性基因打靶技术

基因敲除后的小鼠，由于其所有的细胞基因组都存在靶基因的缺失，导致所有的细胞都缺乏靶基因编码的蛋白。但是有些基因在胚胎发育或者神经发育过程中具有重要的功能，基因敲除会导致胚胎早期死亡。另外，有些基因在个体发育的不同细胞类型或者不同时间阶段发挥不同的作用，利用基因敲除动物很难研究这些现象。因此，一种特殊的基因序列结构 $LoxP$ 和 Cre 酶系统被引入基因敲除，后来又有一种 $Flp-Frt$ 也被引入使用。这种技术首先通过分子设计，将两段 $Lxop$ 序列重组到靶基因关键外显子上下游的内含子序列中。正常情况下，$Loxp$ 序列不影响基因的转录和剪切，细胞的表型不变。但是当细胞核内出现 Cre 酶的时候，它可以识别 $Loxp$ 结构，切除两个同向的 $Loxp$ 之间的序列，使外显子缺失，破坏基因的表达。通过能在不同组织表达的启动子控制 Cre 基因的表达模式，可以实现目的基因在不同的时间和组织类型中进行基因敲除，即条件性基因敲除。

条件性基因敲除的设计比基因打靶的设计更为复杂，包括筛选标记的设置和去除、Cre 酶表达的调控以及敲除效率的检测等。但是这项技术大大拓展了基因敲除的应用范围，为研究在胚胎早期和发育后期都有重要作用的基因功能提供了可能，也为模拟某些渐进式的疾病模型奠定了基础。目前条件性基因敲除的小鼠基因越来越多，而不同组织和细胞表达的 Cre 酶载体转基因小鼠也层出不穷，这为精细的组织结构发育过程及调控的研究提供了很好的模型。

3. 基因诱变技术

DNA 作为一种遗传物质，其结构并不稳定，在物理因素（如 γ 射线）和化学因素（如烷化剂）的作用下会发生断裂或者碱基改变，经过自体修复后会导致 DNA 片段缺失、异位或者碱基改变。目前，化学诱变已比较广泛地应用于小鼠和大鼠，通常的做法是将 N-乙基-N-亚硝基脲(ENU)注射至雄性小鼠,使其生精细胞发生大规模的基因突变,然后与野生小鼠交配,在其后代(G_1、G_2代)中选择不同的表型,形成不同的品系,结合近交和遗传分析进行反向遗传学分析,最后获得变异表型产生的遗传原因。ENU 诱变结合基因定位技术可以分析未知基因的功能,同时大规模的基因诱变容易造成数量性状的改变,导致多基因控制的遗传病发生,从而建立糖尿病和心血管疾病的模型。由于反向遗传学的研究思维普及度较小,诱变技术的应用并不广泛,而且诱变后代的繁殖体系比较庞大,需要很大的经费维持。因此,通过基因诱变方法建立的基因修饰动物的种类较少。

4. 基因捕获技术

基因捕获技术是将转基因技术和基因插入突变结合起来的技术,该技术综合了反向遗传学和分子生物学的优势。其主要方法是将报告基因表达框的一部分随机整合到基因组中,然后根据胚胎干细胞或者后代中报告基因的表达和分布,推测报告基因整合到哪个基因的序列中,结合分子生物学已知序列的侧翼步移测序获得周围的序列,分析被随机打靶的序列。根据导入基因构建的缺失部分(启动子、增强子和 polyA)可以捕获不同基因的启动子、增强子和 *polyA*,而常用的报告基因为 *LacZ*,*neo* 和 *GFP* 等可以显色或者染色的基因。目前基因捕获技术在小鼠胚胎干细胞已得到广泛应用,并且有新的载体设计和转导方法加入。

5. ZFN 基因敲除技术

锌指核糖核酸酶(zinc finger nuclease,ZFN)基因敲除技术是利用氨基酸组合能够识别绑定不同碱基的原理,ZFN 由一个 DNA 识别域和一个非特异性核酸内切酶(flavobacterium okeanokoites,FokI)构成。DNA 识别域是由一系列 Cys2 – His2 锌指蛋白(zinc-fingers)串联组成,每个锌指蛋白组合识别并结合一个特异的三联体碱基。通过不同的组合连接就可以识别一段短的基因序列。所以 DNA 结合特异性的氨基酸引入序列的改变可以获得不同的 DNA 结合特异性。利用一对 ZFN 从正反方向识别并结合指定的基因序列位点,再利用 *FokI* 切断 DNA 序列。随后细胞利用天然的 DNA 修复过程来实现断端 DNA 重新连接,在连接的过程中会发生插入、删除和修改从而造成碱基缺失或插入(insertion-deletion,Indel),形成移码突变。传统的基因敲除技术依赖细胞内自然发生的同源重组,其效率只有百万分之一,而 ZFN 的基因敲除效率能达到 $10\%\sim20\%$。利用这些技术可以在受精卵内实现基因敲除,直接获得基因敲除的动物,这比传统胚胎干细胞基因敲除省时省力。此外,如果在切开特定序列的同时存在同源序列,也可以进行同源重组;或定点整合外源基因,也就是基因敲入。ZFN 技术中设计特异性的 ZFN 是最关键的环节,ZEN 的设计技术受专利保护,至于如何降低 ZFN 的脱靶,则仍是一个挑战。

6. TALENS 基因修饰技术

ZFN 技术的应用开拓了利用氨基酸识别碱基序列思路。转录激活因子样效应物(transcription activator-like effector nucleases,TALEN)是来源于植物病原菌黄单胞菌二聚的转录因子,可以识别短的碱基序列,在 TALE 共表达一个核酸内切酶则形成 TALEN,通过改变氨基酸序列,TALEN 可以识别不同的碱基序列,并将 DNA 序列切开,通过内源的非重组修复形成突变。目前,该技术已经发展为不剪辑组合识别模块,实验人员可以利用分子生物学技术组装这些模块,从而靶定他们想要的任何序列。与 ZFN 相比,TALEN 相对便宜,但基于两者设计思路相同,同样可以进行基因破坏和敲入。目前,TALEN 的基因组编辑技术已经被广泛应用于细胞系和受精卵内的基因敲除、敲入、转录激活等。

7. Cas9 基因修饰技术

CRISPR/Cas9 是"规律成簇的间隔重复短回文序列（clustered regularly interspaced short palindromic repeats/CRISPR‐associated nuclease 9）"的简称，是近几年迅速发展起来的一种可以对基因组中的靶位点进行敲除、敲入等操作的基因组编辑技术，目前已被广泛地应用于基础科学研究的多个领域，并且在基因治疗等方面也展现出广泛的应用前景。

CRISPR 序列是古细菌用来抵御外来噬菌体入侵的机制。该系统主要利用转录出的 RNA 与 Cas 蛋白复合物结合，达到切割外源 DNA 序列的目的。目前已经发现了 3 种类型的 CRISPR/Cas 系统，即Ⅰ、Ⅱ、Ⅲ型。2012 年，科学家首次通过Ⅱ型 CRISPR/Cas 系统在目的 DNA 的特定位点实现双链断裂。2013 年，华裔青年科学家张峰则报道了利用 CRISPR/Cas9 技术在人类和小鼠细胞中进行基因编辑，通过靶点特异性的 RNA 将 Cas9 蛋白携带至基因的特定位点，从而对靶序列进行定点切割产生突变。CRISPP/Cas9 系统凭借 RNA 的碱基互补配对原则识别目的 DNA，这种思维更容易为广大分子生物学工作者所接受。基因组内原始间隔区相邻基序（protospacer adjacent motif，PAM）是 Cas9 系统的重要组成部分，不同来源的 CRISPR/Cas9 系统，PAM 位点保守序列也不同，目前大部分实验室广泛使用的是产脓链球菌来源的 NGG 序列。在实际操作过程中，Cas9 系统对 PAM 的一段碱基序列（约 20 个碱基）作为原间隔序列进行碱基互补识别，根据这一段 20 个碱基左右的序列设计出 sgRNA，并进行打靶，操作非常简单。

由于 Cas9 技术具有设计简单、基因定位准确、编辑高效的优势，迅速在生命医学领域掀起了一场革命。科学家通过优化该系统，很快发展了单链切开系统以降低脱靶效率；单碱基突变技术以及识别不同 PAM 的 Cas9 系统，也进行了更多关于生命科学领域的研究。除了基因敲除、敲入，在基因激活、基因库筛选和基因治疗方面也表现出巨大的潜力。目前，利用 Cas9 进行的基因修复可以对患有遗传病的小鼠肝脏细胞进行修复，有效率可以达到 20% 以上。

三、基因修饰动物的应用领域

基因修饰动物的应用领域和转基因动物的应用领域没有明显的分界，而且两者经常混合使用。但是由于基因修饰动物的遗传修饰精确性高，因而有更广泛和深入的应用领域，主要表现在发育生物学研究、基因表达调控的过程和机制研究、基因功能的多时空研究、基因多态性的研究、精准的基因治疗以及可视型发育模型等方面。

参考文献

1. 李聪，曹文广. CRISPR/Cas9 介导的基因编辑技术研究进展[J].生物工程学报，2015，31（11）：1531‐1542.

2. Behringer R，Gertsenstein M，Nagy KV，et al. Manipulating the mouse embryo：a laboratory manual[M]. 4th ed. New York：Cold Spring Harbor Laboratory Press，2014：814.

3. Walters EM，Benson JD，Woods EJ，et al. The history of sperm cryopreservation[M]. United Kingdom：Cambridge University Press，2009.

4. Takeo T，Nakagata N. *In vitro* fertilization in mice[J]. Cold Spring Harb Protoc，2018，2018(6)：pdb. prot094524.

5. Leibo SP，Sztein JM. Cryopreservation of mammalian embryos：derivation of a method[J]. Cryobiology，2019，86：1 - 9.

6. Nakagata N. Studies on cryopreservation of embryos and gametes in mice[J]. Exp Anim，1995，44(1)：1 - 8.

7. Raspa M，Fray M，Paoletti R，et al. Long term maintenance of frozen mouse spermatozoa at −80℃[J]. Theriogenology，2018,107：41 - 49.

8. Yin M，Fang Z，Jiang W，et al. The Oct4 promoter - EGFP transgenic rabbit：a new model for monitoring the pluripotency of rabbit stem cells[J]. Int J Dev Biol，2013，57(11 - 12)：845 - 852.

第九章　实验动物胚胎工程

第十章

实验动物伦理与福利

随着地球生态环境的人为破坏和环境伦理学的不断发展,保护环境和动物的呼声日益高涨。从生物学的视角看,人类和其他动物一样,必须确保作为一个物种而得以生存;地球上的各个物种都必须面对自然选择的压力,为生存而奋斗。自然选择引发的病菌、寄生虫、传播疾病的昆虫和自然灾害等因素威胁着人类和其他物种的生存;同时由于人口膨胀、热核武器的发展、环境污染等人类的活动也对人类自身的生存造成了威胁。因此,出于生存竞争的需要,人类完全可以利用动物来提高自己的生存能力,这也是很多人认为利用动物合理性的根本原因。随着人类对动物资源的过度利用,国内外环境伦理学界和法学界开始思考利用动物的合理性,因此讨论有关动物是否拥有道德权利或法律权利的主张也日渐增多。

第一节　动物伦理与动物福利的关系

一、道德、法律上动物地位的争论

支持动物拥有道德或法律权利的学者认为动物和人一样,拥有某些不容损害的根本利益,哪怕是为了使社会功能最大化也不得侵犯这些利益。而反对动物拥有道德或法律权利的学者则认为,为了人类的生存和发展可以利用动物,即使这样会损害动物本身的利益。尽管目前不能统一对动物权利的争论,但保护各类物种,维护生态平衡,才能保证人类的可持续发展已成为共识。人类可以利用动物,也出于保护动物福利和生态环境的目的,要特别约束人类过度利用动物的行为。

二、动物伦理学的产生和发展

伦理原指人与人之间微妙复杂而又和谐有序的辈分关系,后泛指人与人之间以道德手段调节的种种关系,以及处理人与人之间互相关系应当遵循的道理和规范。环境伦理学是一门结合伦理学与环境学而新兴的综合性学科。在人类生存和发展过程中,人类的活动和生存环境发生尖锐对立,为了协调人和生存环境的关系,使人类和生存环境共同持续发展,才形成了环境伦理学。人类利用动物除了满足基本的生活需要外,还在其他许多方面利用动物。但这些方面不是人类生存至关重要的内容,也不对人类的发展起推动作用,很多人反对的正是这种使用动物的方式。即使人类必须利用动物来满足自己的生存和发展,在使用动物过程中是否要考虑动物的感受也需要具体情况具体分析。人类在利用动物的同时也在思考如何合理地保护动物,以确保动物应有的福利和良好的生态环境,因此又发展了一门学科,即动物伦理学。动物伦理学是关于人与动物关系的伦理信念、道德态度和行为规范的理论体系,是一门尊重动物价值和权利的新的伦理学说。根据人类对动物认识的程度,动物伦理思想的发展大致可分为 3 个阶段。① 原始动物崇拜时期:在人类诞生初期,人与动物的关系表现为人作为一个物种与动物之间的斗争和共存关系,人既食用动物又把动物当作神的化身来崇拜。② 忽视动物时期:文艺复兴以来,特别是近代以来,西方社会对动物认识的主流意识是建立在笛卡儿的"动物是机器"的观点上,认为动物没有灵魂,动物是僵死的物体而不是活的。对动物的这种认识导致人类在对待动物时按照人的愿望为所欲为。③ 重新认识动物时期:20 世纪 60 年代以来,随着全球环境运动的发展,人类开始重新反思人与自然的关系,特别是 20 世纪 70 年代动物福利与权利运动的兴起,促使人们反思人与动物的关系,使人们意识到应重新认识动物,这为动物伦理学的诞生奠定了社会基础。

三、动物伦理与动物福利的关系

动物伦理学是一门尊重动物价值和权利的伦理学说。动物作为实现人类利益的资源,人类利用动物是合理的,但同时也要贯彻保护生态平衡的原则,使之不受人类的过度利用。人们在利用动物时,倡导"人道"地使用动物并合理界定动物的利益,保护动物福利。因此,动物伦理学是动物福利的指导思想,而动物福利是动物伦理学观点的具体体现。

第二节　实验动物福利的定义

实验动物已广泛应用于生命科学有关的各个领域中。人们公认生命科学和医学研究离不开动物实验,作为研究对象的实验动物是科学研究中获取可靠、精确结果的实验基础,但动物实验中仍存在大量不合理的和残忍的行为。从伦理学角度去思考善待实验动物的伦理原则,不仅可保证生命科学研究的可持续发展,而且也是社会文明进步的一种体现。

一、实验动物福利的定义和基本内容

实验动物福利是动物福利在实验动物中的应用和延伸,包括实验动物在其整个生存过程中所涉及的福利内容。1976 年,休斯(Hughes)首次明确提出动物福利的概念,他将农场动物的动物福利定义为"动物与它的环境协调一致的精神和生理完全健康的状态";考林·斯伯丁(Colin Spedding)对于动物福利的表述为基于人道关怀、受人类行为影响(主要是被人类利用)的动物满足基本需要的康乐状态;中国台湾学者夏良宙则将动物福利归纳为:"善待活着的动物,减少动物死亡时的痛苦",这种表述已被实验动物科学领域广为接受。目前,国际上普遍认可的动物福利包括以下 5 项内容:① 为动物提供适当的清洁饮水和保持健康与精力所需的食物,使动物免受饥渴;② 为动物提供适当的房舍或栖息场所,使之能够舒适地休息和睡眠,免受困顿不适;③ 为动物做好防疫和及时诊治,使动物免受疼痛、伤害

和疾病;④ 保证动物拥有良好的条件和处置(包括宰杀),使动物免受恐惧和精神上的痛苦;⑤ 为动物提供足够的空间、适当的设施以及与同类在一起,使动物能够自由表达天性。

这5项内容也称为动物福利的"五大原则",从动物的角度体现了实验动物福利的基本内容,即身心安康与快乐(physiological and psychological well-being),包括生理需求的满足(日常饮食、生长等生理活动)和心理需求的满足(安适的环境、社会关系、无不良情绪等)。

二、实验动物福利的特殊性

动物实验研究只有在背景"干净"的动物身上才能得到真实可靠的研究结果。实验动物福利保障了实验动物拥有"干净"的背景,满足了人类进行科学探索的需求。但是单纯从动物福利的角度出发,很容易把实验动物福利看作人类对实验动物单向的"关怀"。因此,在实验动物的5项基本福利之上,必须增加"有益于科学研究"这一要求,即生理健康、心理快乐和有益于科学,才是实验动物福利的完整内涵。

为了维持实验动物的生理健康,目前从卫生防疫、营养供给、遗传筛选和改良、环境控制等方面已经建立了许多成熟的技术。而在如何保障实验动物的心理快乐,如评价和控制动物的不良情绪等方面,则仍有待于深入研究;"有益于科学"这一要求必须在前两者基础上考虑与研究本身相关的因素。如果某项技术一方面能使实验动物更健康快乐,另一方面却增加了研究的复杂性和成本、延长了研究周期或有其他不利影响,此时决定实验动物福利实现途径和水平的关键在于研究者如何平衡实验动物生命价值和科研价值之间的关系,而不仅仅是人类和实验动物的感受。

第三节 实验动物福利原理

应激(stress)作为生命体最普遍的现象和最重要的生存手段,与实验动物福利的实现有着紧密联系。实验动物每天承受着各种刺激,严重时可表现出相应的病理变化,甚至引发动物疾病、不育或生长受阻等。所谓应激是指机体的生理平衡或心理健康受到了干扰。在应激反应中机体利用自身行为或生理机制来对抗这种干扰。应激原(stressors)能使动物机体发生一系列的应对机制和适应性改变,包括行为反应、交感神经系统和肾上腺髓质的激活、应激相关激素的分泌、免疫系统的动员等。当机体不能调节自身反应应对受到的一种或几种应激原时,应激就转变成了痛苦(distress)。应激原的持续时间、强度和动物个体的反应能力,是应激向痛苦转变中几个关键因素。大多数情况下,实验活动伴随着动物应激或痛苦的增加。因此,建立在动物应激生物学基础之上,对实验动物的应激水平进行评价并探索控制适当应激水平的技术措施,是实验动物福利得以实现的主要途径。

应激是一种重要的生命现象,它的本质是动物体内平衡受到干扰时所发生的生物学反应。应激并非总是有害的,还存在对动物机体有益的应激。应激会造成动物体内平衡的破坏,但动物动用应激防御体系能克服该种影响。当应激反应不能通过应激防御体系来克服时,应激就可转化为痛苦,这时会对动物福利产生危害。

一、应激防御体系

动物的应激防御体系主要由行为反应(behavior)、自主神经系统(autonomic nervous system)、神经内分泌系统(neuroendocrine system)和免疫系统(immune system)等方面的反应构成。当应激原作用于动物时,动物会在行为上作出反应,但用行为反应评价应激原并不完全适用。例如,动物行动受到限制时,行为反应就失去了作用。应激反应时自主神经系统作用于心血管系统、胃肠道系统、外分泌腺和肾上腺髓质,使动物心率、血压、胃肠道活动以及其他许多与应激有关的生理指标发生改变。自主神经系统通常仅影响特定的生物系统,且作用时间相对较短,所以自主神经系统对动物长期福利的影响尚不确定。应激反应还可能通过下丘脑-垂体-肾上腺(HPA)轴的内分泌系统,影响动物机体。该系统所分泌的激素对机体有着长期广泛的影响,包括免疫力、繁殖力、代谢与行为等。神经内分泌系统是人们认识应激改变机体生物学功能以及转变为痛苦的关键。免疫系统则是应激反应的第四道防线。应激可以直接激活免疫反应,中枢神经系统对免疫系统也有直接的调节作用。此外,动物的免疫系统也受到应激敏感系统特别是 HPA 轴的调节。

应激防御体系具有如下特点:① 四种生物学防御体系并非总是同时对同一种应激做出反应,不同的应激原会诱发不同类型的生物学反应;② 动物的中枢神经系统都是动用综合应激反应区来对付应激,即使面对同一应激,每个动物做出的反应也有所不同,这和动物对刺激原的识别、威胁程度判断、生物防御组织本身等的差异有关;③ 应激时同群动物用到的生物防御系统对动物福利未必是最重要的。

二、应激的生物学代价

应激诱导产生的生物学功能变化有助于动物对付应激,但这种变化同时改变了机体内各种生物活动之间的资源分配。应激时这种生物学功能的改变被称作"应激的生物学代价",这是鉴别"痛苦"的关键,即应激所引发的生物功能变化将决定该应激对动物福利影响的大小。生物进化使得动物对其生命过程中短期或较小的应激原具有较好的适应能力,机体有足够生物储备应付较小的应激而不影响机体的生物学功能,此时的应激对动物构不成威胁。

当机体遭受的应激强度增加或应激持续时间延长时,应激生物学代价增大,体内生物储备无法满足其需求,机体必须调用本该用于其他生物学功能的生物储备来对付应激,大量的生理损耗导致被调用资源的生物学功能受损,动物进入亚病理状态甚至有可能发生病理变化,此时的应激就转化成痛苦。严重或长时间的应激,或多种应激联合会使机体进入一种不能适应的痛苦状态,这种状态的生物消耗要求有一个更长的恢复期才能达到初始的内平衡状态,这种状态对动物福利是有害的。

应激到痛苦的转变与应激原的持续时间和强度等因素有关,这些因素都可能使动物产生痛苦的行为、生理变化或临床信号。例如,短期限制不会产生明显的适应性问题,但是限制时间延长能导致动物行为或生理上的痛苦,有时表现为声音变化或胃溃疡等。如果动物能预测到应激性刺激的开始或能控制其持续时间时会降低动物行为性和生理性的应激反应。

第四节　实验动物福利管理

实验动物饲养和使用中保证动物福利的原则是尽量减轻或避免动物遭受到痛苦,具体方法就是遵循 3R(优化、替代和减少)原则。3R 原则由英国动物学家 William M.S.Russell 和微生物学家 Rex L.Burch 于 1959 年提出的。在其出版的《人道试验技术原则》(*Principles of Human Experimental Technique*)中,要求每一个实验方案都尽可能应用 3R 原则。所谓优化(refinement):指通过改进和完善实验程序,避免或减少给动物造成的疼痛和不安,提高动物福利的方法。替代(replacement):指用非动物模型、无感觉物种替代动物或用低等动物替代高等动物进行试验的一种科学方法。减少(reduction):指使用较少量的动物获取同样多的实验数据或使用一定数量的动物能获得更多实验数据的方法。必须要注意动物福利的保证与实验方案结果的完整性需保持一个平衡点。在实验动物饲养和使用中,由于科学实验方案设计中合理存在的痛苦很大程度上是不能完全避免的,只能尽可能减轻。

动物实验 3R 原则与动物福利"五大原则"的内容有部分重叠,但侧重点不同。3R 原则侧重于动物实验的整个过程中对动物福利的体现,而"五大原则"则侧重于动物生命过程中福利的体现。从涵盖的内容上讲,3R 原则更广泛,因为 3R 原则中的"减少"和"替代"的目标是不用动物或少用动物,如果可以不使用动物,那么就不存在提高动物福利的说法了。而 3R 原则中的"优化"原则是通过优化实验方案、技术和管理等方面,来减少实验过程中各种因素对实验动物造成的应激和痛苦,优化的方法对"五大原则"的保证不冲突。

一、实验动物饲养中提高动物福利的措施

1. 笼舍环境

潜在的环境应激原会导致动物的应激或痛苦,包括光照、噪声、振动、温度、饲养管理、设施的保养等。这些应激原引发应激的程度是高度变化的,在很多情况下,痛苦仅在受到持续刺激时才出现。例如,大部分的啮齿类动物都是夜行动物,但是实验人员对其进行实验处理却都在白天它们睡觉的时候。还有研究表明无论是正常、白化或转基因小鼠暴露在过强或持续高水平的光线下都会造成视网膜永久性损伤,这就需要降低光线强度或给动物提供遮盖物。同样声波和超声波也是应激原,能引起动物实验数据的变化。犬舍的噪声达到一定程度会损害人的听力,同样也会影响犬的听力和生理指标。在禽类和猪上,已经阐明振动是一种应激原。实验动物理想的饲养温度应在热平衡区域内。《实验动物饲养管理和使用指南》(简称《指南》)指出小鼠的热平衡区域为 26~34 ℃,大鼠为 26~30 ℃。通常为避免热应激,动物室内的温度设置低于最低临界温度值,大、小鼠为 20~26 ℃,同时需要为动物提供可用于调节温度的做巢材料、遮蔽物等。兔对热应激非常敏感,因此兔笼的温度一般较低,多数控制在 16~22 ℃。动物长期饲养在带网眼的笼具内,而不提供做窝材料会导致应激和痛苦,引发实验动物的足部溃疡或关节炎。

2. 丰富物

单调环境不能满足动物种属特异性的需要,除了可对动物福利产生影响外,也会影响实

验结果的准确性。此外,已有实验结果证实单调环境会引起动物产生异常行为和痛苦。在此种环境下给予动物抗焦虑药物,其所消耗的药物量比饲养在丰富物环境下同窝动物的量更多。有些证据表明尽管不能减轻已形成的行为模式,但生物学上相关的丰富物能帮助或避免动物异常行为的发展。环境丰富物可以减弱小鼠的焦虑和应激,恢复免疫反应,还能减缓疾病进程。总之,丰富物在不影响预期的研究结果下能提高动物福利、减少应激、提高实验数据的质量。动物的品种或品系、丰富物的类型、应激原以及应激反应类型等的不同对应激反应的影响也是不一致的。

理论上来说,使用丰富物要吸收前人的研究成果,证明对动物的健康没有不利影响,也不危害实验结果和研究目的。假如丰富物的使用增加了不可控的变量,增加组间变量而导致动物需求量增加,这就对实验结果、研究目的以及动物福利都造成了不利影响。例如,评价环境丰富物对基因敲除小鼠的影响显示,该基因型小鼠的笼盒内存在丰富物(管道和轮子)会减轻基因敲除造成的病理变化,表明笼盒内的环境类型可能干扰特定的转基因类型和实验结果。尽管缺少充分的预实验、背景数据或发表的资料,但毒理学研究中仍认为给实验动物提供恰当的丰富物,能有效地提高实验结果。目前,丰富物标准尚缺少明确的科学依据,随意使用丰富物的策略仍可能会导致出现超出预期的实验结果。

3. 社会化

通常群居动物应以群体形式来饲养,除非由于科学或福利上的特殊原因。虽然有研究发现大鼠群体饲养能激活包括下丘脑-垂体-性腺轴在内的应激反应,但是扩大样本数却发现群居饲养不产生应激也无害。大量的证据表明社会化动物(大鼠、小鼠、犬和非人灵长类)单笼饲养能导致应激和伤害。破坏已建立的社会群体、配对或把动物引进一个更大的单元都是引起攻击或应激的潜在原因。因此,优化饲养管理的方法是应尽早建立社交群体,已建立的群体尽可能不要去破坏,这在小鼠、兔、猫的研究中已被证实。

群居饲养的动物一般需要合适的空间和物体以允许它们调整社会性互动。但是在某些对雄性小鼠的研究中发现,笼具内的一些物品会触发其攻击行为,这是对资源竞争引发的攻击,所以有些实验动物(犬、猫、猪等)要提供充足的或分开的饲喂设备,能使喂食时的争斗风险降到最低。一些动物如小鼠和绒猴,其社交作用是依靠嗅觉标记来调节的,所以有规律的笼位变化和清洁能降低饲养行为对群体社交环境的破坏。例如,降低笼盒的清洁频率或留部分原来的垫料能帮助保持提高熟悉的雄鼠之间的容忍度。

不相容动物的群居饲养(如发情期后的雄鼠)能导致攻击、应激、痛苦、伤害甚至死亡。应监测所有社交群体的相容性,尤其在群体刚建立后。单独饲养动物在视觉、听觉、嗅觉甚至触觉上与其他动物相联系是有利的,这样的相互作用能提高相关的所有动物的福利。

4. 饲养管理

可预测的饲养条件变化可以作为一种有效的丰富物,但是饲养管理中的难以预料性会造成应激,若这种状况进一步持续或恶化,则可能会发生潜在的痛苦。如常规的笼具清洁和更换不能保持规律性,更换笼具时动作粗鲁都会造成动物应激或痛苦。有实验表明心血管和行为变化可在 SD 雄性大鼠换笼后持续 60 min,在这期间动物的血压、心率和活动性都会上升。笼具和房间清洁会干扰嗅觉环境,这对靠嗅觉进行社会化的动物来说也是非常重要的。管理程序对实验动物来说是一种应激,如有条件最好同时执行一个以上的处理,这样可以降低动物的操作应激;操作手法轻柔并可预知会使动物成为习惯,这样也能降低操作应激。对犬和非人灵长类实验动物采用正向奖励策略以及提高操作人员的技术熟练度,都能使动物和操作者的应激和潜在痛苦最小化。研究人员、饲养人员和技术人员均应熟练掌握正确的动物抓取和保定技术,具备扎实的实验动物学知识,了解实验动物的生物学特性,这样人们就能在实践中快速分辨出作为痛苦指示剂的非正常的临床症状,快速鉴别并关注应激原,在不影响实验方案的前提下避免或减轻这些痛苦。

5. 运输管理

在实验动物生产和使用分离的情况下,运输是连接动物生产和使用的必要纽带,因此做好运输管理对于获得健康的实验动物是必需的。动物运输可能发生在研究机构内部或外部。除了应保证运输动物的安全外,还特别要注意确保运输过程中的动物福利。因为运输过程中动物福利的损害有时是致命性的,如极端环境条件、过度拥挤等都可能造成动物健康受损甚至死亡。

运输过程对几乎所有的实验动物都有明显的生理和心理干扰效应。长途运输时,大动物通常应安排中途休息,可供动物调整状态以及饮食,并让工作人员检查动物的状况;小动物的运输笼通常都是封闭的,因此需要在笼内预先放置食物和水(含水食用胶冻)。在较短的运输过程中,体型较大的动物通常不会产生剧烈的生理反应,但大鼠和小鼠这样的小型动物仍将消耗大量体能储备。因此,实验前需要适应性饲养一段时间,以确保动物应激反应的恢复。

动物饲养设施和研究机构间的动物转移应由发送和接收地受过良好训练的专业人员来安排,以减少动物运输时间,确保动物在工作时间到达,方便接收动物。运输的笼具、围栏应牢固并有足够的躺卧和活动空间,以及足够的新鲜空气,动物不易逃脱,尽量采用与运输前动物的生活环境相似的运输条件,以减轻动物对环境突变的应激。由于运输中的微环境自身不具备调节能力,运输工具必须能够提供合适的温度、相对湿度等基本环境条件。运输动物应按来源、至少按品种分别包装或装运,小型动物常在离乳后重新组群,包装时仍应维持这个群体而不应将2个以上群体的动物混装,提前若干天将需要运输的动物组群可避免临时组群的应激。运输笼的叠放必须稳固,不会因路途颠簸而倾倒,同时必须顾及最下层动物的通风状况,以及各笼取出的先后次序等。

6. 营养管理

营养干预是相对于标准化营养供给而言的。应激可抑制动物的食欲,降低养分的消化利用效率,减少机体能够获得的可利用养分;同时机体对能量和各种养分的需求又因为应激反应而增加,如由于神经内分泌活动增强,大量激素和神经递质的合成需要消耗特定的氨基酸、脂肪酸、维生素、辅酶、葡萄糖等;急性应激下动物肝脏大量合成急性期蛋白;免疫应激时机体大量产生免疫球蛋白,以标准化饲料饲喂动物会造成营养的加倍缺乏。适时补充应激机体所需的养分,通常从提高动物的摄入量和摄入食物的营养浓度入手,如考虑动物的采食特点和习性,需要将营养素制成动物乐于接受的形态,啮齿类动物喜欢的棒状和适合猪拱食的食物。将多种营养素按特定比例配合而成的营养干预剂通常比一种营养素更有效,配方应具有高浓度养分和简单的物质分子结构。营养干预的实施时间应根据实验需要和条件许可灵活安排,但必须考虑所补给的营养素的生效时间,通常以诱使动物安静为主的营养干预在应激前实施,而补充能量的干预则在应激中或应激后,以缓解营养的消耗和促进机体修复。

摄入额外的营养可能改变动物在实验应用中的反应,因此所用的营养成分应能够确保质的安全(营养素种类是否可能干扰后续研究)以及量的安全(动物过量摄入的可能性及危害)。目前,营养干预在家畜、家禽的福利中得到较多应用,如用于运输应激、冷热应激等,但在实验动物福利领域的应用研究则刚刚起步。

二、实验动物使用过程中提升动物福利的措施

1. 替代原则的应用

在动物实验开始前要充分查阅最新的文献,了解是否可以用非动物实验的方法获得同样的实验目的。虽然大部分药物研究中都使用实验动物,但是动物研究成果并不总是能转化到临床上,有些药物在人类缺少功效或安全性问题而不能应用。这些都要求监测动物实验是否必需。替代的方法分为相对性替代和绝对性替代,前者是指用有生命的材料代替实验动物,后者是指用完全没有生命的材料代替实验动物。替代方法和技术由于彻底避免了在研究中应用高等哺乳类实验动物,实际上超越了实验动物福利技术范畴,而成为另一个研究领域即动物实验替代领域的内容。

(1)相对替代方法:主要包括体外实验、低等生物替代和人造替代物。体外实验是使用离体的器官组织、细胞等代替整体实验动物,如用鸡胚代替高等哺乳动物,鲎试剂代替兔用于热源实验,体外进行单克隆抗体生产、病毒疫苗制备、效力及安全性实验。低等动物实验主要用无脊椎动物或脊椎动物的早期胚胎来代替实验动物进行神经系统生理研究,用果蝇、线虫进行遗传学研究,用微生物进行致畸、致突变研究,污染物致突变性检测(Ames 试验)即用鼠伤寒沙门菌培养物测定化学药物致畸性。人造替代物指使用重组人皮肤或生物膜用于皮肤腐蚀性试验。

(2)绝对替代方法:主要指用物理、化学、数学模拟技术替代或的动物或组织。运用计算机辅助药物设计和结构-活性定量关系(quantitative structure – activity relationship,QSAR)模型对化合物的生物活性和毒性进行预测;计算机模拟系统模拟实验动物的生理和代谢过程,虚拟动物和虚拟人体用于医学、生物学教学和实习;高效液相色谱法(high performance liquid chromatography,HPLC)进行激素效力试验等。

2. 减少动物使用量的方法

(1)预实验:生物系统具有复杂性,一些实验如急性毒理实验等都显示会产生痛苦,但痛苦又不能完全预测。痛苦也可能来自调查者、技术需要、新动物模型的建立等。为了验证概念或得到一个研究曲线以期获得使用更多动物的批准,用较少动物的预实验是合适的。预实验可以提供预数据的收集,以更好地评估样本大小、非预期不良反应的鉴定、优化方案等。然而预实验并不适合所有方案,因为预实验也会导致动物数量增加或昂贵试剂及其他资源的不必要消耗。

(2)样本大小的确定:样本大小的统计分析对于降低动物的使用量和期望的统计效能(statistical power)是必需的。区分组别之间的显著性差异或选择实验终点时都需要确定样本的最小值。研究开始前样本量的确定原则一是要尽量减少实验动物的使用量,二是要该

动物量能保证科学数据的正确性。样本量的计算必需能在期望的效率水平上检测到统计学上的显著效果。估计样本时必须考虑效应量、总体标准差、统计检验力和显著性水平。

计算完样本量，还需要考虑用其他方法进一步减少样本量。例如，效率水平和显著性水平都是在样本量确定前设定的，增加效应量或者减少总体标准差都能使样本量减小，而不影响检验功效。一个样品的各种方法学可以描述如下：① 降低测量误差（降低样本的方差和增加敏感性）；② 选择合适的动物品系，可以帮助控制方差，如一些实验设计时使用同基因型或近交系可能比远交系更合适；③ 利用较小的连续的终点而不是二分点；④ 利用重复测量实验设计的方法，如每个动物本身作为对照，降低总体样本的变异性；⑤ 降低每个实验组的数量，利用能证明无效假设最小的数据，如降低剂量反应曲线的取点数；⑥ 可以把几个实验串联起来共享一个对照组，这样可以避免更多的动物暴露在痛苦状态。历史对照组在毒理学评价、安全性评价等一些研究中是有用的，这些确定的啮齿类品系在遗传上没有明显的漂变。虽然历史对照组能降低动物用量，但是要注意历史对照并不适合所有的研究，必须根据实际情况来选择应用。

如果对照组和处理组动物经历的痛苦水平不同，为了保证期望的统计效率，可能要降低遭受高水平痛苦的动物数量，增加遭受低水平痛苦动物的数量。由于这种操作可能会要求增加原来估计的动物数量，需要确保统计效率不打折扣。同样，如果连续的实验设计使数据积累不影响数据分析，那么这种设计可以减少动物用量，自然遭受痛苦的动物也会减少。

充足的大量样本能瞬时产生明显的组间差异。实验动物管理和伦理委员会强调必须考虑统计学上显著性差异是否与生物学事件真实相关。提出大样本量的实验方案，应该提供科学和统计学上正确的判断，这些样本相关的生物学系统或现象，或者利用这些样本数据的方法。

（3）新技术方法的利用：非侵入性影像技术的应用是降低实验动物使用量的另一个方法，已经证明可以提高对肿瘤动物模型研究的效率和准确性。传统方法是大量小鼠被接种肿瘤细胞，在肿瘤的各发展阶段（生长、转移）动物通常都是痛苦的。而非侵入性影响技术是预先用荧光标记肿瘤细胞并全程用精密影像仪器追踪每一只动物，既有效又减少了动物用量。另外，连续纵向影像技术（sequential longitudinal imaging）的应用也是一种优化方法，可以精确地测量肿瘤，在动物出现临床症状前就可以让动物安乐死，使用这种方法在估计样本量时就可以减少动物的使用量。其他受益于影像技术的动物模型有心血管疾病模型、炎症性肠病模型等。

3. 优化实验方案

各种优化实验方案的策略都能减轻实验动物的应激和痛苦。全面了解相关文献对加强分析实验方法的匹配性、适用性和正确性是至关重要。例如，在同样有效的情况下选择与情况严重或痛苦加剧相对的早期阶段（轻度）进行干预或者更换研究方法；不要让肿瘤长到影响动物的活动时才开始治疗，以减少应激或痛苦；用正向奖励的方式替代长时间禁食作为激励因素；评价新的痛苦时从较小的刺激开始；在认知实验中尽量缩短禁水、禁食的时间等。

如果痛苦的潜在来源是在数据或样品收集过程中，则越小的侵入式方法越适合。例如，在保证实验设计正确的前提下，一次手术植入血管线和传感器来替代经常性采血或测量其他一些生理指标时的人工保定，可以避免动物遭受重复性应激，这是动物长期实验中比较常见的策略。但是如果为了更换电池或传感器需重复手术，这时就需要考虑哪种方法对动物造成的应激更小。研究中的限制条件将决定替代技术的恰当性，有些替代方法可能不适合某些研究类型或饲养系统。另外，减少应激的样品收集方法包括使用口部或直肠拭子、拔毛、收集打耳号部位的组织、剪尾做基因型鉴定、用唾液或拔毛测定皮质醇或其他激素等，甚至可用排出的尿、粪、废气、体毛来测定。其他非入侵收集数据的方法包括录音、录像或给动物穿上外表布满传感器的衣服等。

4. 行为驯化

适当的行为驯化（behavior training）有利于缓解动物的操作应激、促使动物配合操作。应激驯化是利用动物早期经历进行行为管理的技术，在强应激发生之前，让动物接受相关的弱应激以诱导动物进入抵抗阶段，从而提高对强应激的适应性。如为了让动物接受捕捉和徒手固定，可以在驯化期内每天有规律地捕捉动物1次。

调教能够促进人和动物之间良好的互动，缓解未知的应激。调教犬可以使犬顺从实验者的操作，通过对犬的护理，如洗澡、散步、抚摸及喂食等，工作人员可与犬建立互信关系，培养犬对人的依赖性和信任感，从而缓解实验处理带来的紧张感和厌烦感，也可以实现无保定状态下的采血、注射等操作。但需注意犬有四种不同的神经类型，需要工作人员区别对待。猪和羊也需要与人互动，经常接近人类并获得人的照料和奖励，如拍打、友善的挠、抓等使动物容易在研究过程中保持安静并且不易害怕。调教和奖赏同样适用于非人灵长类实验动物。利用动物的自然行为比强迫动物服从更有效。

5. 人道终点

确定实验方案时就应确认实验终点。实验过程中在尚未检测到疾病、损伤及异常行为等信号时就进行人道终点（humane endpoints），能阻止实验动物痛苦的发生或使痛苦最小化。人道终点或替代终点（surrogate endpoint）的使用是科学原则的特殊应用，主要关注与疾病相关的分子或细胞现象。在这些实例中，在临床症状还未出现的疾病早期阶段就可检测出生化变化，这时结束实验可以避免痛苦或使痛苦最小化。例如，白血病模型中发病前可检测到白细胞数量显著增多，血清生化指标经常在毒性的早期阶段就有变化。因此，动物出现明显临床信号前收集标本或进行测量是值得推荐的，尤其是当这些临床信号不是研究的焦点时。在有些情况下，正确预测终点可以提早对动物进行安乐死并解剖收集样本，或者临床表现正常的动物可以在痛苦程序出现前实施麻醉，并在动物恢复意识前实施安乐死。如果对实验方案熟悉，就能经常预测到不良临床信号和痛苦过程。无论如何选择和使用人道终点或替代终点，都应该是实验方案的重要内容之一。

当研究方案结束或用镇痛剂、镇静剂及其他措施无效时，安乐死（mercy killing or euthanasia）是解除实验动物疼痛或痛苦的一种重要手段。研究方案应包括实施安乐死操作的判断依据，如躯体或行为缺陷的程度或肿瘤的大小，以保证既能达到研究方案的目标又尽可能符合人道终点的要求。安乐死操作是采用可迅速引起动物意识丧失，毫无疼痛或痛苦地处死动物的手段。在评估各种安乐死方法的可行性时应注意以下几点：① 可引起意识丧失和死亡而没有或仅有瞬间疼痛、疼痛或焦虑的程度；② 可靠性；③ 不可逆性；④ 引起意识丧失所需的时间；⑤ 动物种类和年龄的限制；⑥ 与研究课题的兼容性；⑦ 对工作人员的安全性和情感效应。

实施可预见和可控的安乐死操作必须由主治兽医和实验动物饲养与使用管理委员会（Institutional Animal Care and Use Committee，IACUC）制定并批准该标准方法。实施时应尽量避免动物遭受痛苦。制定安乐死标准时，应特别考虑对胎儿和幼体生命形式下所实施的安乐死。例如，怀孕14天内的大、小鼠对痛觉的感知很小或没有，如母体被安乐死将导致胎儿的快速死亡；而怀孕15天及以上的胎儿，其痛觉感知开始出现，并且胎儿在这个阶段对吸入式麻醉敏感性低于成年母鼠。

供安乐死操作的具体药物和方法的使用，需依据动物的种类、年龄以及研究方案的目标而定。通常化学药物（如巴比妥酸盐类、无爆炸性吸入麻醉剂类）要优于物理学方法（如颈椎脱臼法、断头法和击晕穿刺法）。然而，从科学研究方面考虑，有些研究方案不宜使用化学药物。尽管二氧化碳安乐死操作是实施啮齿类安乐死常用方法，但作为一种吸入式安乐死剂，它的效果一直有所争议。实验表明当实验动物突然暴露在高浓度二氧化碳中时，动物将在10 s内出现心率变化并感到疼痛，然后才失去知觉，并在40 s后才出现死亡。如果二氧化碳浓度缓慢上升，动物会在失去知觉后才出现心率变化，所以感受不到疼痛。今后的研究仍需寻求优化啮齿类二氧化碳安乐死操作的措施（充盈速率为每分钟30%～70%容器体积）。另外，由于啮齿类新生动物对二氧化碳的缺氧诱导作用能够耐受，在对该类动物实施安乐死操作时，需要更长时间地暴露在二氧化碳中，或采用其他方法（如注射化学试剂、颈椎脱臼法或断头法）。

安乐死操作必须由已熟练掌握各种实验动物安乐死操作的专业人员来实施，并且必须以抱有同情心的态度进行操作。特别需要注意的是当进行物理方法时，要确保该种安乐死方法是可行的。此外，需通过第二种物理的操作方法（如开胸法或放血法）来确保动物的死亡。所有安乐死的实施方法必须由兽医和IACUC进行审阅和批准。

6. 实验动物痛苦的减轻

（1）减轻不可避免的痛苦：采取合理步骤可以使饲养阶段的应激最小化，但是实验方案一旦开始或饲养管理发生变化，仍然会出现不期望的痛苦。任何方案实施之前，研究主管（或负责人）和兽医（或指定人员）都应该审查方案的目的，评价减轻痛苦的方案对实验结果是否有不利影响。

与研究目的无关的医疗状态如自发的自我伤害行为、打斗相关的伤害、新诊断出的外寄生虫感染等对研究不造成影响是可以治疗的，也可以从研究中暂时或永久去除该种状态的动物。除了去除潜在的因素外，治疗方法还包括改变环境参数，如同笼动物、笼具类型、饲养地点、使用镇痛/镇静药、行为修正或训练、提供环境丰富物、使用精神药物或者严重时麻醉动物等。

（2）减轻行为问题造成的痛苦：行为问题造成的痛苦相对比较顽固，上述给出的简单的方法很难医治，这时可以考虑给予精神类药物。如实验方案允许，可考虑使用镇静剂（anxiolytics）、三环抗忧郁药（tricyclic antidepressants，TCAs）、选择性5-羟色胺再摄取抑制剂（selective serotonin reuptake inhibitors，SSRIs）和神经松弛剂（neuroleptics）等。SSRIs和TCAs对治疗动物重复性、自我伤害和焦虑的行为是有效的。已被证实确切的某些诊断会对药物选择有帮助，因为这些药物已被用于治疗不同种动物的各种行为问题并取得不同的效果。精神类药物治疗前应对行为有确切的诊断和行为矫正（behavioral modification）方案的准备。尽管使用精神治疗来矫正行为一致备受关注，但这些药物对动物行为影响的研究数据是有限的，IACUC要小心评估这些药物的使用，也要同时完成其他行为矫正的测量，并仔细地对动物进行监测。

（3）减轻手术前后的痛苦：手术前后控制疼痛，可以减轻或消除因疼痛引起动物的恐惧感。手术流程操作应增加术前镇痛，一般为术前1~24 h提前给予镇痛药物，以使药物在动物体内浓度达到满足手术要求浓度为准。应根据兽医的专业判断来选用最适宜的镇痛剂和麻醉剂，既能最大限度地满足临床和人道方面的要求，又不会有损研究方案的科学水平。其选择取决于许多因素，例如，动物的物种、年龄、品种（品系）；疼痛的性质和程度；具体药物对待定器官系统的可能作用；手术或引起疼痛操作所持续的时间和性质；以及药物对动物的安全性等，特别是在外科或其他实验操作诱发生理性缺陷的情况下。麻醉剂可使机体产生不同程度的感觉缺失或意识丧失，从而不能感受疼痛和威胁；镇痛剂可提高动物痛阈，可协同全身麻醉药物而减少麻醉剂用量，对于减轻内脏手术造成的牵拉疼痛特别有效；镇静剂可使动物在不产生生理抑制或意识模糊的情况下使烦躁不安的状态缓解而表现平静，与麻醉剂联合使用可产生镇静、镇痛效果。有效的疼痛控制取决于麻醉剂、镇痛剂、镇静剂等药物的正确使用，必须注意防范药物不良反应对动物潜在的危害。应用疼痛控制技术应当与疼痛评估相结合，以判断是否恰当地解除了动物的痛苦。

除了术中镇痛以提高动物的稳定外，还可以通过降低术后疼痛来优化术后护理和动物福利。镇痛剂可通过肠内、口服、体内注射和贴剂给药，也可以利用局部麻醉剂来阻断疼痛信号。动物对镇痛剂的反应个体差异性很大，因此，无论最初是如何制定疼痛缓解计划的，在开展会引起动物疼痛的手术以及术后，均应密切监测动物，如有必要应使用额外的药物以确保动物得到了适宜的镇痛管理。非药物的疼痛控制也可能有效，在对研究动物的术后及术中护理时不应忽视该种方法。相应的护理包括提供一个安静、黑暗的恢复或休息场所、及时的创伤或绷带处理、提高动物休息处的温度和柔软度、通过口服或注射进行补液以及通过饲喂更适口的食物使动物饮食恢复到正常标准。

麻醉方案适用性评估应考虑以下因素：① 意识水平；② 抗伤害感受（及对有害刺激缺乏反应）的程度；③ 动物心血管系统、呼吸系统、肌肉骨骼系统和体温调节系统的状态。各种测量参数均需有对麻醉方案及动物种类非常熟悉和培训过的人员来解释和做出相应调整。动物意识的丧失一般发生在麻醉初期、疼痛感丧失之前，这时已足以满足对动物进行限制或小型且创伤小的操作要求了，但疼痛刺激可诱使动物重新获得意识；而疼痛丧失一般发生于麻醉中期且在进行手术之前必须确定达到该程度。动物对麻醉的个体反应差异很大，单一动物的生理或疼痛反射反应可能并不适合评估整个镇痛水平。

精确的蒸发器及监控装置（如确定动脉血氧饱和度水平的脉冲血氧计）能够增加啮齿类和其他小型动物的安全性。针对注射用麻醉剂方案，特殊的拮抗剂能够最大限度地减少由于长时间恢复和侧卧造成一些不良反应的发生率，应制定有关"镇痛和麻醉药物选择和正确使用"的指导方针，定期审查和对标准、技术进行细化更新。麻醉和镇痛药物必须在有效期内使用，合法且安全地进行采购、储存、使用、记录和处理。

第五节　动物实验伦理

鉴于对生命价值的尊重以及对实验动物福利的普遍认可，动物实验和人体实验同样受到伦理道德的约束。动物实验伦理的提出促使人类从伦理道德这个全新的角度来衡量动物实验研究的价值，继而探索在科学研究需求和生命伦理之间如何取得最佳平衡。

一、动物实验研究中的伦理问题

很多动物实验都会给动物带来病痛、心理伤害乃至死亡，作为研究，这是不可避免的。但从生命伦理的角度，显然违背了动物应免于遭受非自然的疾病、伤害、负面情绪，以及并非出自本意的死亡这种权利。例如，毒性测试可能是使用动物最多的动物实验项目，最典型的如半数致死剂量测试（LD_{50}），这类实验通常需要使用多种动物，并将动物死亡作为判断实验结果的指标，在测试过程中，动物可能发生恶心、口渴、腹痛、腹泻、高热等不适直至死亡。LD_{50}试验的替代方法——极限试验仍需使用动物，只不过不再将死亡作为观察的终点。生物医学研究对动物使用视研究目的而不同，很多时候需要在动物身上建立人类疾病动物模型，研究疾病的发生、发展、病因、机制，或测试某种治疗方法、药物的疗效。用人类疾病动物模型进行医学研究大大推动了人类健康事业的发展，但在此过程中，动物往往会像人类一样罹患各种疾病，忍受由此带来的病痛，并且为了获得组织样本或失去治疗价值，动物最终都要被处死。心理学实验中使用动物也越来越普遍，这是以避免在人类身上进行这些研究所要面对的技术问题和伦理问题。心理学研究会以无损或者导致伤痛的方式诱导动物心理、情绪反应，这可以规避技术问题和伦理问题。教学活动中，如今仍有相当部分动物被用于教师教学示范以及供学生练习外科操作，这些动物将面对陌生嘈杂的环境、经受生疏且不甚规范的操作直至被处死。

动物实验所涉及的伦理问题主要源自三种观点。一种谓之感觉论，即所有给动物带来痛苦的人类行为都是恶的行为，无论感受到这种痛苦的主体是人类还是动物，这是现代人类动物解放论的前驱学说。其积极的意义在于承认动物和人类一样有知觉、有意识，能够体验身体的舒适和痛苦以及精神方面的喜怒哀乐。第二种谓之权利论，即生命和感觉是人类拥有天赋权利的基础，既然动物也拥有生命和感觉，那么动物也应该有天赋权利，动物权利也当然受到保护。以汤姆·雷根为代表的现代动物权利论者把具有"生命主体"的动物所具有的"天赋价值"作为动物所拥有权利的依据，而从动物福利的角度来看，动物确实拥有五项基本的"权利"亦即动物的五大基本福利。第三种谓之残酷论，认为人类残忍地掠夺和杀害动物是一种非常残忍行为，而残酷行为本身是有悖于人的德性修养的，此外，人类对动物的残忍行为会使一般正常人养成残忍的品性，使正常人变得对其同伴也残忍、冷漠及麻木不仁，这也是西方动物保护组织所持的主流伦理观点，该观点对于现代社会人文精神的建立以及培养动物实验研究者对生命的尊重具有积极意义。

二、动物实验伦理审查原则

动物实验伦理审查通过综合评价人类利益和动物福利，为动物实验研究与伦理道德的冲突提供了一条折中的道路。审查可以提醒研究者注意并确保妥善解决其可能面临的伦理问题，从研究的必要性、设计的科学性、操作的规范性以及整个研究对实验动物福利的保障情况等方面，评价实验方案对生命伦理要求的符合程度，从而促进研究者从伦理道德的角度，而非仅仅是科学研究的角度来看待动物实验。以《上海交通大学医学院实验动物研究及使用计划》为例，审查所依据的基本原则包括动物保护原则、动物福利原则、伦理原则和综合性评估原则,具体如下。

1. 动物保护原则

审查动物实验的必要性,对实验目的、预期利益与造成动物的伤害、死亡进行综合性评估。禁止无意义滥养、滥用、滥杀实验动物;制止没有科学意义和社会价值或不必要的动物实验;优化动物实验方案以保护实验动物特别是濒危动物物种,减少不必要的动物使用数量;在不影响实验结果的科学性、可比性情况下,采取动物替代方法,使用低等动物替代高等动物,用无脊椎动物替代脊椎动物,用组织细胞替代整体动物,用分子生物学、人工合成材料、计算机模拟等非动物实验方法替代动物实验的原则。

2. 动物福利原则

保证实验动物生存时包括运输中享有最基本的权利,享有免受饥渴、生活舒适的自由,享有良好的饲养和标准化的生活环境,各类实验动物管理要符合该类实验动物的生物学特性。

3. 伦理原则

应充分考虑动物的利益,善待动物,防止或减少动物的应激、痛苦和伤害,尊重动物生命,制止针对动物的野蛮行为,采取痛苦最少的方法处置动物;实验动物项目要保证从业人员的安全;动物实验方法和目的符合人类的道德伦理标准和国际惯例。

4. 综合性科学评估原则

(1)公正性:即伦理委员会的审查工作应该保持独立、公正、科学、民主、透明、不泄密,不受政治、商业和自身利益的影响。

(2)必要性:即各类实验动物的饲养和应用或处置必须有充分的理由为前提。

(3)利益平衡:即以当代社会公认的道德伦理价值观,兼顾动物和人类利益;全面而客观地评估动物所受的伤害和应用者由此可能获取的利益基础,负责任地出具实验动物或动物实验伦理审查报告。

三、伦理审查内容

知情同意权是人体实验受试者自主权的集中体现和主要内容,然而实验动物却不能拒绝参与研究,这是人体实验和动物实验在伦理审查中的最根本区别。因此在动物实验伦理审查中,不可能采用签署知情同意书的形式,而是主要依靠研究者、审查者的专业知识和所参照的法律依据、惯例、规则等来判断研究是否有违伦理准则。审查的内容主要包括研究者资质、实验目的和方法、实验动物选择、实验动物数量、实验动物安乐死及处理等方面。

1. 研究者资质

从事动物实验的研究人员无论是否接触过动物或动物实验,在进入一个新的饲养设施都需进行培训,培训内容主要包括设施的熟悉;动物饲养相关规章制度的了解;操作实验动物时的注意事项如抓伤咬伤的处理;实验结束后的动物处理,安乐死和动物尸体处理;实验动物相关的职业安全教育。培训后还需对培训内容进行测试,通过后方可进入设施内进行实验。

2. 实验目的和方法

需要审查的内容包括实验目的的正确性、实验设施的合法性、研究技术路线和方法的科学性、可靠性等,对实验细节的审查具体涉及动物的分组、日常饲养管理、动物实验处理、观察指标的选择、观察终点的确定等。确保该研究有明确的实验目的并且具有深远的科学价值,受试动物都能得到人道对待和适宜照料,在不与研究发生冲突的前提下保证动物的健康和福利。实验方案能否进一步优化、各项保障实验动物福利的措施能否落实到位是审查重点。如果实验结束后动物仍能存活,则还须审查安乐死的必要性和方法。

3. 实验动物的选择和数量确定

审查的首要内容是判断该研究是否必须使用实验动物,审查其替代的可能性,在确认不能替代时才审查动物来源、品种品系、等级、规格、性别、数量等,是否为该研究的最佳选择。实验动物数量的计算需根据实验内容确定,有详细的计算方法和数量。

4. 实验动物的安乐死和尸体处理

实验结束后或动物在实验过程中出现严重的痛苦,经兽医诊治后确需安乐死时要对其进行安乐死处理。对动物进行安乐死处理应该在实验方案中有明确的方法和时间节点,安乐死后尸体的处理方法也应明确。

5. 其他相关方面

动物实验中,还会涉及其他方面如使用有毒有害物质、转基因产品或动物的处理、离开饲养设施的动物的管理等,这些都应根据具体情况清晰陈述并说明。

动物实验伦理审查的各项内容中,尤其关注动物福利的体现,在保证正确的科学目的和不干扰实验结果的前提下,着重关心 3R 原则是不是切实被实验人员所考虑。例如,说明使用动物的必要性;动物数量的计算是否合理;是否对实验步骤和方案优化以减轻或避免动物的痛苦和疼痛;在不可避免的痛苦和疼痛时是否有镇痛和麻醉措施,尤其是在无此项措施时更应该有充分的理由;实验方案的确定是否符合伦理要求,实验动物终点的选择是否考虑安乐死以及不同动物的安乐死方法;动物安乐死后的尸体处理要确保对环境、动物和人类的影响最小。

四、审查机构和程序

在不同国家、地区,负责动物实验伦理审查和监督的专门组织有不同的名称。1999 年以前,英国研究者在新实验进行前必须向研究机关长提交申请书,由研究机关长将《实验计划书》(简称《计划书》)报内务部,《计划书》必须经内务大臣审查批准;1999 年以后,研究机关在将《计划书》提交内务部前,必须经研究机关内的动物实验委员会审查通过,然后报送内务部。在德国,《计划书》首先由研究机关内的动物福利官审查,后转送州政府进行复查,经州政府的伦理委员对实验计划书复查批准后才可进行;1998 年以后,对《计划书》的审查方法有了改进,州政府必须在 3 个月给予答复,如 3 个月内不回答,此申请将视为自动承认;当实验申请书内容需要修改时,将限期进行修改。在荷兰,1997 年前《计划书》是由国家委员会审查批准,后改为由研究机关内设置的动物实验委员会执行。实施检查监督的机关是兽医公共卫生检查团,其中动物实验部的成员有权进入研究设施、采取标本、检查动物、对研究者进行询问,还可以对研究记录复印,对《计划书》和实验进行检查。在美国,《计划书》的审查和批准由研究机关内设置的动物实验委员会执行。加拿大对《计划书》的复查和承认与美国相同,由研究机关内的动物实验委员会执行。我国目前很多实验动物机构设置都参考美国出版的《实验动物饲养和使用指南》(简称《指南》,第8版)。该《指南》指出 IACUC 负责对实验计划进行监督和评估。IACUC 成员应该包括至少1名兽医、1名无科研背景成员、1名公众代表以及若干名具有专业知识的科研人员。机构应帮助 IACUC 成员熟悉 IACUC 相关知识,提供其背景材料和其他相关资源,必要时还应为其提供特定的培训以帮助其理解自身的角色和职责,评估动物相关的一些问题。在评估时该机构必须独立行使其职能,避免受到来自项目负责人或者行政领导方面的干预和影响。评估程序通常是由研究项目的主持者根据要求提交《实验动物研究及使用计划》申请表,经 IACUC 成员讨论后出具书面审查意见,只有通过审查方可开展实验。在审查过程中,IACUC 可以要求项目负责人提供更详细的材料或进一步解释相关内容。我国的动物实验伦理审查起步不久,尽管近年来有些地方和单位相继成立伦理委员会并制定了有关章程,但伦理审查的内容和程序以及独立性相对于国际上的要求仍有较大差距,有待进一步落实和完善。

第六节 国内外动物福利概况及现状

一、国外动物福利概况及现状

1. 英国动物福利立法

在西方法制史上,英国人在反对虐待动物方面表现得很突出。世界上第一个反虐待动物法律《马萨诸塞自由法规》记载在1641年英国在北美的马萨诸塞湾殖民地的法典中,其中第92条规定:"任何人不应以任何残酷的手段对待通常喂养以供人类使用的动物。"这一规定开创了维护动物福利的先河。1822年,英国人道主义者理查德·马丁促使国会通过了一部《防止粗暴及不恰当对待牲畜法案》(通称《马丁法令》)。尽管该法令仅适用于大家畜,不过它规定虐待动物本身即可以构成犯罪,故它属于世界动物立法史上的一个里程碑。1911年,英国通过的《动物保护法》规定不仅残酷对待驯养动物属于非法,而且行为人对自己所看管动物的不作为也构成违法行为。2006年,英国通过了《动物福利法》,这是英国自1911年《动物保护法》以来最重要的一部综合性动物福利立法。该法规定了判断不必要痛苦的标准:① 该痛苦是否可以合理地避免或减轻;② 造成该痛苦的行为是否符合规定的行为准则;③ 该行为的目的是否合法;④ 实施人员是否有资质。该法的另一个重要内容是有关促进动物福利的规定,第9条规定,如果一个人没有采取在各种情形下合理的步骤确保此人负责看管的动物的需要得到必要满足,即属犯罪。此外,英国有关驯养动物的法律还有《表演动物(条例)法》《宠物动物法》《动物寄宿场所法》等,有关农业动物的法律主要是2000年实施的《英格兰农业动物(福利)条例》。在动物屠宰方面,根据欧盟有关动物屠宰法令93/119/EC,英国通过了《动物福利(屠宰或宰杀)条例》,在其国内实施欧盟的法律规定。在动物运输方面,有2006年实施的《动物福利(运输)法令》。在动物实验方面,有《动物(科学程序)法》《动物健康法》和《动物保护(麻醉)法》等。

2. 欧盟动物福利立法

欧盟的动物福利立法主要分为两大类:一类是欧盟作为一个政治和法律实体签订和颁

布的有关动物的公约和法规。另一类是欧盟各成员国国内有关动物的立法,此等立法主要包括动物福利保护基本法律、综合性法律和其他法律对动物福利保护的附带性规定。例如,适用于农业动物的法律包括《农畜动物保护欧洲公约》《关于签署农畜动物保护欧洲公约的理事会决定》等;适用于动物屠宰的法律包括《用于屠宰的动物保护欧洲公约》《关于屠宰和宰杀时保护动物的理事会法令》等;适用于动物运输的法律有《国际运输动物保护欧洲公约》《关于签署国际运输动物保护欧洲公约的理事会决定》等;适用于野生动物的法规有《保护欧洲野生生物及其自然生态环境公约》《关于保护自然生态环境和野生动植物的理事会法令》等;科学实验动物的保护法规有 1991 年欧盟制定的《用于实验和其他目的的脊椎动物保护欧洲公约》,1998 年发布了欧盟法规《关于签署用于实验和其他目的的脊椎动物保护欧洲公约的理事会决定》,目的是减少动物实验和实验动物的用量,如果确需开展动物实验应根据选择标准来确定动物数量,并尽量避免动物承受痛苦。此外,《修改理事会关于欧盟成员国化妆品法律统一的法令 76/768/EEC 的欧洲议会和理事会法令》规定欧盟从 2004 年开始禁止开展化妆品成品的动物实验,从 2009 年起禁止销售最后通过动物实验而制作的化妆品;禁止销售含有通过动物实验所得成分或成分组合的化妆品;禁止在欧盟成员国国内开展化妆品成分或成分组合的动物实验。

3. 美国动物福利立法

美国在联邦一级和州一级都有动物福利立法。在联邦一级,联邦政府没有对驯养动物的法律管辖权,但涉及跨州事宜或海外贸易等方面的立法权和野生动物保护的管辖权主要在联邦政府。美国联邦政府制定了三部重要的动物福利法律:《二十八小时法》《人道屠宰法》和《动物福利法》。此外,在州一级,相关的立法和执法机构是管辖家养动物福利保护机构,美国各州也均有禁止虐待动物的法规。1877 年通过的《二十八小时法》是美国第一部保护动物福利的联邦法律,适用于农业动物的运输。该法规定使用铁路和普通运输工具的动物,不得连续 28 h 被关在运输车上不让其休息和饮食,且应该用人道方法让动物上下车。1960 年通过的《人道屠宰法》规定必须用人道方式对待屠宰前和屠宰时的动物。1966 年通过的《动物福利法》经过了数次修改,它主要保护用于实验的动物,该法主要规定实验用动物的人道对待和运输的行为规范,禁止偷盗猫、犬等宠物卖给实验机构的行为,并规制动物园和动物展示设施、动物角斗、某些哺乳动物的繁殖和批发、动物拍卖等行为。不过,该法将所有农业动物和实验用大小鼠和鸟类排除在保护范围之外。联邦政府也制定了一系列关于野生动物保护的法律。例如,《海洋哺乳动物保护法》禁止在美国海域抓捕海洋哺乳动物,禁止美国公民在公海上抓捕海洋哺乳动物,也禁止进口海洋哺乳动物及其产品。《濒危物种法》旨在保护和恢复受威胁的动植物物种及其生态系统。

4. 其他国家和地区动物福利立法

在亚洲,新加坡、马来西亚、泰国、日本等国和中国香港、台湾地区都在 20 世纪完成了动物福利立法。由于特殊的历史背景,早在 20 世纪 30 年代,我国香港地区就有了法律公告禁止残酷虐待动物,并有针对动物和禽鸟的公共卫生规例,随后又公布动物饲养规例、猫犬条例和野生动物保护条例等。1999 年香港特别行政区政府还颁布了新的防止残酷对待动物的法律公告,增加修订条款。这些成文法规形成了完整的管理之网。我国台湾地区则于 1998 年发布了有关动物保护的规定。这是一个综合性动物保护规定,具有全新的视野和明晰完善的规定。虽然不同国家和地区的文化、社会发展程度各不相同,但他们的动物福利法都有类似的主旨。日本在 1868 年明治维新后西方近代人文受到日本国民的强烈关注,他们开始认识到生命的自由、平等和尊严,继而制定相关法律保护动物,而日本 2000 年颁布的《动物保护管理法》是日本第一部保护、管理非野生动物的法律,该法经过 2 次修订,成为目前集经营、饲育、认养、保管、试验、展示为一体的综合性法规。新加坡于 1965 年制定了《畜鸟法》是为了"防止对畜或鸟类的虐待,为改善畜、鸟的一般福利以及与之有关的目的"。菲律宾 1998 年《动物保护法》的主旨是为了"通过督导及管制一切作为商业对象或家庭宠物之目的而繁殖、保留、养护、治疗或训练动物之场所,以对菲律宾所有动物的福利进行保护及促进"。我国香港地区的《防止残酷对待动物条例》旨在"禁止与惩罚残酷对待动物"。我国台湾地区的《动物保护法》则是为了"尊重动物生命及保护动物"。

二、国内动物福利概况及现状

1. 动物保护立法在逐步完善

根据许多国家动物福利立法的通行做法,动物可分为农业动物、实验动物、伴侣动物、娱乐动物和野生动物等。这些动物的相关利益都是动物福利立法要保护的对象,然而,我们国家关于动物福利保护的立法无论在体系上还是在内容都需要进一步完善,具体表现在以下几个方面。

首先,动物福利保护的法律体系需要完善。目前我国有关动物保护的法律除《野生动物保护法》《动物检疫法》等几部单行法外,其他的散见于《畜牧法》《渔业法》《海洋环境保护法》《森林法》等若干零散的法律中,且涉及动物福利的规定也不多。目前我国除了对野生动物保护已有立法外,对农业动物、伴侣动物、实验动物、娱乐动物的福利保护立法尚不多。就野生动物保护而言,《野生动物保护法》只是重在保护"珍贵、濒危的陆生、水生野生动物和有益的或者有重要经济价值、科学价值的野生动物",普通野生动物并不在保护之列。就实验动物的保护而言,我国也与发达国家存在很大差距。1988 年我国颁布了《实验动物管理条例》,该条例中关于实验动物福利的实质性内容只在第 29 条有叙述:"从事实验动物工作的人员对实验动物必须爱护,不许戏弄或虐待。"该条例分别在 2011、2013 和 2017 年进行修订。2004 年修订的《北京市实验动物管理条例》增加了涉及实验动物福利的内容,如第 7 条规定:"从事实验动物工作的单位和个人,应当维护动物福利,保障生物安全,防止环境污染。"第 26 条规定:"从事动物实验的人员应当遵循替代、减少和优化的原则进行实验设计,使用正确的方法处理实验动物。"

其次,目前我国的动物保护立法大部分是部门规章或地方性法规,因而效力层次不高,动物的福利保护制度难以得到应有的重视。目前有关动物福利的法律法规整理参见表 10 - 1。地方法规文件包括由省、市人大常委会发布的《实验动物管理条例》,如北京、湖北、云南、黑龙江、广东;由省市人民政府发布的《实验动物管理条例》有山东、河北、福建、天津、上海等地。各省市科学技术委员会发布的《实验动物许可证管理办法》或《细则》,包括北京、广东、湖南等地。

民众对动物权利的认知参差不齐,即先进者与发达国家理念同步,落后者尚处于对动物权利完全不知所谓、完全将动物物化的阶段。长久以来将动物看作是"物"的观念需要更正。《中华人民共和国动物保护法(专家建议稿)》公布后,社会反响强烈,且不少人持反对意见。

表 10 - 1　目前我国有关动物福利法规

法 规 名 称	发 布 部 门	实 施 时 间
《实验动物管理条例》	科技部	1988 年 11 月 14 日
《国家实验动物种子中心管理办法》	科技部	1998 年 5 月 12 日
《实验动物质量管理办法》	科技部、国家质检总局	1997 年 12 月 11 日
《国家啮齿类实验动物种子中心引种、供种实施细则》	科技部	1998 年 10 月 1 日
《实验动物许可证管理办法(试行)》	科技部、卫生部、教育部、农业农村部、国家质检总局、国家中医药管理局、总后勤部、卫生部	2002 年 1 月 1 日
《关于"九五"期间实验动物发展的若干意见》	科技部	1997 年 9 月 8 日
《动物源性饲料产品安全卫生管理办法》	农业农村部	2004 年 10 月 1 日

2. 我国动物福利保护的展望

(1) 认可和保护动物福利是人类的一项义务,保护动物福利也是保护人的利益。在我国,受社会发展水平和国民道德水准等诸多因素的限制,认可和保护动物福利尚未成为全社会的共识,这就在国民观念这一最基本的层面上制约着动物福利保护的开展与完善。对大家来说,动物福利保护不仅意味着长远利益、精神利益和整体利益,也意味着眼前的和经济上的利益。因为忽视动物福利保护会对我国造成巨大的贸易损失,也可能殃及企业本身的长远发展。

(2) 建立科学与合理的动物福利评估标准:动物福利与动物个体的生活质量相关,要保护动物福利就要科学地评估动物的福利状况。这就需要我们掌握动物相关的科学知识,才能有助于评估动物的福利。例如,动物在单个笼舍内饲养是否会造成它们身体或心理问题就需要借助动物行为学、生理学以及心理学相关知识来评价,最后得出研究结果,这个结果也是评估该种饲养方式优劣的基本依据。另外,评估动物福利还需要界定一个合理的范围,这就需要建立一个合理的评估标准,才能有章可循。

(3) 期待动物福利保护的国家立法出台:虽然民众对动物保护法的建议稿反响较大,其中不乏反对人群。但是由于忽视动物福利保护导致的食品安全、生态恶化、虐待动物等社会问题层出不穷,我国亟待制定一部动物福利保护方面的基本法规,以应对日益突出的相应社会问题,并在提升社会文明程度、提高动物保护水平的层面上真正做到与国际接轨。

参考文献

1. 崔拴林.动物地位问题的法学与伦理学分析[M].北京:法律出版社,2012.
2. 周光兴.医学实验动物学[M].上海:复旦大学出版社,2012.
3. 美国国家学术研究委员会.实验动物饲养管理和使用指南[M].王建飞,周艳,刘吉宏,等译.8 版.上海:上海科学技术出版社,2012.
4. 彼得·辛格,汤姆·雷根.动物权利与人类义务[M].曾建平,代峰,译.北京:北京大学出版社,2010.
5. 吕航.我国动物福利立法现状及发展[J].法制与社会,2014,12(中):241,248.
6. 李春喜,邵云,姜丽娜,等.生物统计学[M].北京:科学出版社,2009.

7. 严火其,等.世界主要国家和国际组织动物福利法律法规汇编[M].南京：江苏人民出版社,2015.

8. 戴维·德格拉齐亚.动物权利[M].杨通进,译.北京：外语教学与研究出版社,2015.

9. Committee on Recognition and Alleviation of Distress in Laboratory Animals，National Research Council. Recognition and alleviation of distress in laboratory animals［M］. America：The national academies press，2008.

10. Eila Kaliste. The Welfare of Laboratory Animals[M]. Finland：Hä meenlinna，Finland，2007.

第十一章

实验动物的生物安全

实验动物体内携带的病原体和致敏原,以及科学研究的病原体都可能通过动物的活动和人们的不当行为,对实验人员、实验室内外环境、自然资源、人类赖以生存的自然生态系统以及实验动物本身,造成相应的生物危害(biohazard)。因此,实验动物的生物安全防护范围通常涉及以上这些因素。

第一节　生物安全概述

一、概述

1. 生物安全定义

根据生物技术发展有可能带来的不利影响,人们提出了生物安全的概念。所谓生物安全(biosafety)是指由现代生物技术开发和应用对生态环境和人体健康造成的潜在威胁,以及对其所采取的一系列有效的预防和控制措施。生物安全有广义和狭义之分。广义的生物安全是国家安全的组成部分,它是指与生物有关的各种因素对国家社会、经济、人类健康及生态环境所产生的危害或潜在风险。在这个定义中,与生物有关的因素是生物安全问题的主体,社会、经济、人类健康和生态环境是承载生物安全的效应客体,现实危害或潜在风险是生物安全的效应。狭义的生物安全指现代生物技术的研究、开发、应用以及转基因生物可能对生物多样性、生态环境和人类健康产生的潜在危害。和生物安全相对应,生物危害亦有广义和狭义之分。广义的生物危害是指人们所利用的各种生物因素对人类及其生存环境的危害,这些生物因素主要有自然界天然的生物因子、转基因生物和生物技术。自然界天然的生物因子主要包括动物、植物和微生物。由微生物特别是致病性微生物所导致的安全问题,如生物武器、生物恐怖、重大传染病的暴发流行等,目前是人类社会所面临的最重要和最现实的生物安全问题。狭义的生物危害则指在实验室内采用感染性致病因子开展科学研究的过程中,对实验人员造成的危害以及环境污染。例如,微生物学实验室存在的安全隐患。微生物学实验室管理上的任何疏漏和意外事故,不仅可以引起实验室工作人员的感染,也可导致环境污染和大范围人群感染。

2. 生物安全的重要意义

生物安全与生物危害是一个问题的两个方面,防范和控制了生物危害也就维护了生物安全。防范和控制生物危害,维护国家社会、经济及人类健康、生态环境安全是生物安全的根本任务。防范和控制生物危害必须通过技术和管理两种手段。一般而言,防范和控制生物危害的技术(也可称为"生物安全技术"),应属于生命科学的范畴,而防范和控制生物危害的管理活动则是生物安全研究的主要内容。生物风险是现代生物技术潜在的"负效应",随着现代生物技术的飞速发展,新的生物风险必将不断产生并危及人类的生产和生活。特别是当现代生物技术与商业利益、跨国资本、地缘政治结合时,生物风险不仅是科技问题,而且是社会问题。因此,生物安全已成为当前国际安全问题的核心之一。加强生物安全建设的根本途径是生物安全文化的培育和创新。生物安全文化主要包括制度文化、物质文化和精神文化三方面。

现代生物技术已颠覆了 1992 年《生物多样性公约》中传统生物技术所指的细胞水平和组织水平上的定义,其特点和核心是分子水平上的基因工程,即在 DNA/RNA 水平上对生物类型和功能的创造或改造。如今现代生物技术已衍生成一个复杂的技术群落,包括基因工程、细胞工程、遗传工程和合成生物学等,它所涉及的研究和应用领域也已拓展至农业、食品、医药、环境和国防等很多领域。然而,现代生物技术是把"双刃剑",它给人类带来新技术、新产品、新生活的同时,也带来一些不可预知的生物风险。最典型的是各类基因操作产生的一系列风险未知的"遗传修饰体",这些基因操作可能以基因突变、重组、融合、杂交等方式,直接或间接地影响天然物种的基因库,从而给人类造成潜在的生物危害。因此,"生物安全"已成为目前世界上关注的热点之一。

二、生物安全基本内容

1. 生物安全评估

安全评估和风险控制是生物安全的两大主要内容。其中,评估是生物安全的基础,也是风险控制的前提。对所要从事的活动中存在的生物安全风险进行评估,其目的是确定开展该活动所需要的生物安全水平,以便防范可能发生的生物危害。不同性质的生物危害评估需要运用不同的工具、程序和专业判断。如评估某种微生物的危险度时必须参考其危险度等级,并结合该微生物的致病性和感染剂量、接触后果、自然或实验室感染途径、是否能够进行有效的预防或治疗干预等。而评估遗传工程生物的危险度,则必须考虑其意外释放到环境中的可能性及后果,并对其所造成的生态压力进行评估。

2. 生物安全风险控制

生物安全中的风险控制是根据生物安全评估结果,为所要开展的工作设定相应的生物安全等级(biosafety level,BSL),最大限度防范有害生物因子的扩散,达到有效管控生物安全风险的目的。目前,风险控制的基本方法主要包括物理控制和生物控制。物理控制是从物理学角度进行控制的一种防护方法,涉及操作方法、实验设备、实验室建筑和相应设施等多种因素。生物控制是从生物学角度建立的一种安全防护方法,主要针对具有潜在危害的重组 DNA 有机体,根据其高度特异的生物屏障,限制载体或媒介物(质粒或病毒)侵染特定寄主,并可限制载体或媒介物在环境中的传播和生存,使它们除了在特定的人工条件下,在实验室外部几乎没有生存、繁殖和转移的可能,从而达到控制的目的。物理控制和生物控制是相互补充和相辅相成的,针对不同重组体的各种实验,可以将物理控制与生物控制进行不同方式的组合，以达到不同生物安全等级。

三、生物安全的发展现状

1. 现实意义

现代生物技术的飞速发展不可避免地带来许多新的生物风险，这些潜在的生物风险是否会转变成生物危害，很大程度上取决于人类对生物风险的意识和防控能力。因此，加强生物安全建设，保证现代生物技术与人类健康、生态环境的和谐发展是新时期下我国生物安全的工作重点。提高从业人员和公众的生物安全意识是做好生物安全工作的前提和基础，生物安全文化作为组织成员共享的生物安全价值观、道德和行为规范组成的统一体，能够从根本上激发和提高公众的生物风险意识和防控能力，规范职业道德，从而引导人们正确、合理地应用现代生物技术。因此，培育和创新生物安全文化是当前加强我国生物安全建设的核心内容和根本途径之一。与发达国家相比，我国的生物安全文化建设起步较晚。美国在2015年的《生物安全与生物安保改革备忘录》中已将培育和传播生物安全文化作为今后生物安全工作的改革目标和工作重点，并附以详细的改革计划，而我国尚未制定生物安全文化的建设纲领和行动指南。因此，我国的生物安全文化建设仍将是一项长期、艰巨的历史任务，需要在制度、物质、精神等方面不断培育和提高，持续丰富与创新。

2. 国内外法律法规

生物安全的实现过程就是根据生物危害评估的结果确定并实施合适的生物安全策略的过程。世界卫生组织2004年发布的《实验室生物安全手册》为各国制定生物安全策略提供了基本依据。该手册第3版中涉及微生物危险度评估、基础实验室(1级和2级生物安全水平)、防护实验室(3级生物安全水平)、最高防护实验室(4级生物安全水平)、实验动物设施、实验室/动物设施试运行指南、实验室/动物设施试认证指南、实验室生物安全保障的概念、生物安全柜、安全设施、实验室技术、意外事故应对方案和应急程序、消毒灭菌、感染性物质的运输、生物安全和重组DNA技术、危害性化学、生物安全责任人和安全委员会、后勤保障人员的安全和培训规划等主要内容。将病原微生物和实验活动分为4级的概念，则由美国疾病预防控制中心和美国国立卫生研究院首次提出。他们于1993年联合出版了《微生物学及生物医学实验室生物安全准则》，首次将实验操作、实验室设计和安全设备组合成1~4级实验室生物安全防护等级。目前，4级概念已被世界上大多数国家采用，并用于进行生物危害的评价和控制。我国生物安全的相关法规和政策主要包括：《病原微生物实验室生物安全管理条例》《实验室生物安全通用要求》《生物安全实验室建筑技术规范(GB50346—2004)》《微生物和生物医学实验室生物安全通用准则(WS233—2002)》和《兽医实验室生物安全管理规范》。涉及实验动物的生物安全实验室等级要比同类型生物实验室高一级。

第二节　实验动物相关的生物
危害及风险评估

生物风险是现代生物技术潜在的"负效应"，随着现代生物技术的飞速发展，新的生物风险必将不断产生并危及人类的生产和生活。实验动物行业面临的生物安全风险主要来源于实验动物本身以及动物实验过程中要研究的生物相关因素。

一、实验动物设施的生物安全风险因子

1. 动物性气溶胶

动物性气溶胶（animal aerosol）是指来源于动物的气溶胶，是实验动物设施中人兽共患病病原、动物传染病病原、实验性病原体等各类致病微生物传播的主要方式，也是人类接触动物致敏原的重要途径。因此动物性气溶胶是最重要的生物危害因子。动物性气溶胶所携带的致病、致敏物质可通过吸入、黏膜接触或者吞入的方式进入人或动物体内，感染动物释放的气溶胶是发生实验室感染的主要原因。

气溶胶是以胶体状态悬浮在大气中的液体或固体微粒，微粒的直径小至 0.01 μm，大的不超过 200 μm，肉眼很难发现。形成气溶胶的微小颗粒为病原微生物提供了长久悬浮于空气中的载体和生存条件，从而增加被人或动物摄取并感染的概率。气溶胶颗粒越细小，在空气中悬浮时间越长，越容易穿透普通的过滤介质潜入呼吸系统深部（见表 11 - 1），直径 1～5 μm 最易引起感染。一般实验中与意外事故无关的感染约 80% 缘于气溶胶。

表 11 - 1　不同气溶胶颗粒直径及其吸入深度

颗粒直径/μm	到达呼吸系统的部位
＞10	常停留于鼻腔黏膜
4～10	可侵入支气管
2～4	能够沉积于肺部深处

动物性气溶胶广泛存在于实验动物繁育、运输和实验的各个环节。动物性气溶胶的发生不仅和特定的操作及设备有关，也与实验动物的呼吸、排泄、梳理和玩耍等日常行为有关，非常难以防范。饲养管理中的一些行为如更换垫料或饲料、清理笼具圈舍、捕捉或连笼具移动动物等，均可引起动物紧张、兴奋而促使其活动强度增加，释放大量气溶胶。实验操作中的动物反抗是导致气溶胶生成的主要原因，感染性接种尤其是鼻腔内接种更容易造成感染性气溶胶的扩散。尸体剖检和病理取材等实验过程亦能产生动物性气溶胶，因此处理动物尸体、排泄物及动物实验废弃物时，都存在着接触高浓度动物性气溶胶的风险。

2. 接触动物引发的意外创伤

接触实验动物时很可能被动物抓咬、顶撞或挤压致伤，意外创伤也常发生于使用注射器、尖锐的手术器械等开展动物实验的过程中。意外创伤和动物个体大小并无必然联系，而和动物的个性及驯化程度有关。意外创伤可导致"意外接种"，这是指实验性病原、有毒生物活性物质或动物自身携带的病原，通过注射器、手术器械等所造成的伤口进入人体引起中毒或感染，常见于感染性动物实验以及使用实验用动物、野生动物进行的研究中。由实验动物直接或间接造成的意外创伤通常并不严重，多数情况下只是皮外伤。但伤口作为致病微生物的绝佳入侵途径，可导致继发感染或"意外接种"从而引发严重的生物安全问题。实验室里动物相互打斗所致的意外创伤，同样会成为生物安全问题的诱因。在密闭空间、单一环境

条件、集约化饲养方式、强制性空气流通及设施设备运行的噪声等综合因素作用下，动物的自稳系统变得脆弱，导致易感性升高，且致病微生物的局部积累、感染途径也和自然状态下有所不同，实验动物设施内出现动物群体性感染的概率远远高于自然界。

3. 生物媒介

无论是潜入实验动物设施的昆虫，如蝇、蚊、蟑螂、跳蚤、螨虫或鸟类、野鼠和野猫等，还是意外释放的实验动物，均可能成为设施内外感染性微生物播散的媒介，遗传工程实验动物还是种群污染的起因，由此威胁设施内外的生物安全。

入侵生物可成为设施内病原微生物的重要来源和载体。由于实验动物设施内部的相对封闭性，外部生物一旦进入设施就很难自行离开，且设施内生存环境适宜、食物丰富，很容易在其中大量繁衍，从而扩大污染和危害的范围。此外，诸如野鼠、野猫和蛇类等动物还可能伤害甚至猎食实验动物。同时，入侵动物如果重新回到外界，也可能将设施内的生物危害向外扩散。例如，将感染性动物实验设施内的病原微生物带出设施并造成区域性的动物或人群感染，或者是重组 DNA 的意外释放。

实验动物的意外释放是指由于各种非预期的事件导致实验动物离开其生活的规定范围，包括笼具、饲养室和实验动物设施，从而脱离人的控制。意外释放通常源于动物的自然逃逸，有时也见于人为释放。当实验动物逃出其笼舍并在动物设施内部四处游走时，很容易成为病原微生物活动的传染源或者传播媒介。当这些动物逃逸（意外释放）到自然环境中，有可能大量繁衍，和其他动物抢夺资源或捕食某些动物，影响生物多样性，破坏当地的生态平衡。

二、生物源性病原体的危害及风险评估

生物源性病原体的危害包括人兽共患病原体、动物传染病原体和实验性病原体等。

1. 人畜共患病的感染风险

人畜共患病的病原宿主谱广泛，可感染包括人类在内的许多脊椎动物。很多人畜共患病都是人类和动物的烈性传染病或流行病。因此，与实验动物设施内的其他传染性疾病相比，人畜共患病对人类健康的危害更严重。有些人兽共患病不仅可引起实验动物及人类的发病，甚至会导致动物和人类的死亡，严重威胁工作人员和实验动物的健康和安全；如果向动物设施外扩散则可造成外界的疾病传播和流行，并严重危及公共安全。

2. 动物性传染病的感染风险

一般情况下，动物传染病性病原体仅导致实验动物致病而不会引起人类感染，但其扩散至动物设施外则极有可能破坏当地生态系统。动物性传染病是实验动物非实验性死亡的常见原因之一。患病后存活的动物通常体质衰弱，抵抗力下降，易感性升高；在外界应激因素的影响下，极易成为传染病暴发流行的传染源。实验动物的密集饲养方式可使动物传染病更容易发生。感染动物通常有不同的临床表现，按其特点分为显性感染、隐性感染、潜伏感染和病原携带状态 4 种表现形式。动物感染后表现何种状态，取决于病原体本身的致病力和毒力，以及实验动物的遗传易感性、宿主免疫状态和环境因素等。

3. 实验性病原体的感染风险

实验性病原体的意外扩散可引起操作者和非预期动物的感染，是感染性动物实验中较常见的主要生物危害。实验性病原体感染涉及的因素要比人畜共患病复杂，开展致病性微

生物的动物感染实验时,饲育及实验工作中存在着许多病原体扩散的机会,但传播范围常局限于和这些病原以及受试动物密切接触的人和动物。这是因为工作人员对实验可能导致的危害有预期了解,能够提前采取一定的防范措施。实验性病原体可能仅单独对人类或动物致病,也可能是人畜共患病。实验性病原感染的传染源主要是实验性感染的动物及其组织,以及病原体储存容器,如安瓿、注射器等。实验性病原体感染常发生于疏忽、事故或对病原的危害性估计不足时,常见的感染途径和方式如表 11-2 所示。

表 11-2　病原体常见的实验室感染途径

途　　径	操　作／事　故	备　　注
吸入(含病原体气溶胶)	混合、搅拌、研磨、捣碎、离心、接种动物	自然条件下非空气传播的病原也可在实验室发生空气传播
摄入	口吸吸管,液体溅入口中,在实验室内饮食、吸烟,将污染物品或手指放入口中(如咬笔头、指甲等行为)	13%的实验室相关感染和用口吸吸管有关
非肠道意外接种	被针尖、刀片、玻璃片所伤,被昆虫、动物咬伤	25%的实验室相关感染和针刺有关,15.9%的实验室相关感染和切割伤有关
由皮下或黏膜透入	血液和皮肤直接接触,含病原体液体溢出或溅洒在皮肤或眼睛、鼻腔、口腔黏膜,皮肤或黏膜接触污染表面或污染物,以及诸如戴眼镜、擦拭脸部等由手到脸的动作	

4. 生物源性病原体感染风险的评估

感染性微生物的危险度等级是公认的评估感染风险的依据。感染性微生物危险等级的划分主要参照 4 条基本原则:① 微生物的致病性;② 病原体的传播方式和宿主范围;③ 有无有效预防措施;④ 有无有效的治疗措施。目前,世界各国对感染性微生物的危险度等级的划分标准基本一致,但我国和世界卫生组织(WHO)对微生物危险等级的分类存在差异,这点需要注意。

世界卫生组织出版的《实验室生物安全手册(第 3 版)》中将感染性微生物由低到高分为 4 级(见表 11-3),我国的《病原微生物实验室生物安全管理条例》中将能够致人或动物患病的微生物由高到低可分为 4 类(见表 11-4),其中第 1 类、第 2 类病原微生物均称为高致病性病原微生物。

表 11-3　世界卫生组织对感染性微生物的危险度等级分类

危险度等级	危　险　度　描　述	危　　害　　性
1级	无或极低的个体和群体危险	不能引起人或动物致病的微生物
2级	中度的个体危险,低度的群体危险	病原体可使人或动物致病,但对实验室工作者、社区、家畜或环境不易造成严重危害。在实验室内接触虽有发生严重感染的可能,但可采取有效的治疗和预防措施,而且传播的可能性有限

危险度等级	危险度描述	危 害 性
3级	高度个体危险,低度群体危险	病原体通常使人或动物罹患严重疾病,但一般不致传染,具有有效的治疗和预防措施
4级	高度的个体和群体危险	病原体通常能引起人或动物的严重疾病,且易于发生个体之间直接或间接传播,一般没有有效的治疗和预防措施

注:本表适用于实验室工作

表 11-4 我国的病原微生物分类

病原微生物类别	危 害 程 度
第1类	能够引起人类或者动物非常严重疾病的微生物,以及我国尚未发现或者已经宣布消灭的微生物
第2类	能够引起人类或者动物严重疾病,比较容易直接或者间接地在人与人、动物与人、动物与动物间传播的微生物
第3类	能够引起人类或者动物疾病,但一般情况对人、动物或者环境不构成严重危害,传播风险有限,实验室感染后很少引起严重疾病,并且具备有效治疗和预防措施的微生物
第4类	在通常情况下不会引起人类或者动物疾病的微生物

注:第1类、第2类病原微生物称为高致病性病原微生物

涉及实验动物操作的感染风险评估,应该从传染源、传播途径、易感对象和管理控制4个方面来考虑。鉴于职业性感染和自然感染有许多不同之处,评估时必须结合有关实验动物的特点、可能直接或间接参与的传染性病原、工作人员的专业素养和经验、实施项目的具体活动和程序等因素。各项评估内容中,气溶胶传播以及疾病的严重程度尤其应予重视,可能接触的病原体浓度以及感染性物质的来源也需纳入评估内容。

(1) 对传染源的评估。① 传染性病原体:毒力、致病性、生物学稳定性。② 病原的宿主:实验动物种类及其自然携带的传染性病原,文献记载的职业性疾病来源。在有实验动物参与的感染性病原研究中,被研究的病原、作为病原来源或储存宿主的实验动物和易感宿主,以及进行捕捉、使用、观察、管理等与实验动物接触的易感人群是同时存在的3个感染来源,其他情况下则视动物的感染或疾病情况而定。③ 设施是否处于或邻近自然疫源地,或周围有动物疫情发生。

(2) 对传播途径的评估。① 病原逸散方式:天然逸散,如随实验动物尿液、唾液和粪便排出,从皮肤或其他损害部位释放,依附于动物体表或新侵袭的虫媒等载体;人为逸散,考虑试验程序和操作方法,操作性质和作用,如抽取病毒血症动物血样,活检或尸检等程序,通过外科器械,各种组织和体液。② 病原传播方式:气溶胶传播,还须考虑形成气溶胶的微粒沉降后污染表面进行传播;直接接触传播,如通过污染的注射器针头或直接接触感染动物;通过昆虫进行机械性和生物性传播;二次传播的可能;垂直传播的可能。③ 感染途径:经口摄入;吸入;直接接种;肠外接种途径如割破、擦伤、针刺伤、咬伤等;黏膜直接接触。

(3) 对易感对象的评估:① 人体或动物患病后的严重程度;② 人体或动物对疾病的抵

抗力;③ 有无相应免疫预防措施、治疗方法和医疗监督;④ 人的技术水平、素养和经验。

（4）对控制条件与管理措施的评估:① 拟进行的操作和使用的设备、设施造成病原逸散、传播、蓄积的可能性;② 就潜在危害性和常规及应急处理办法对工作人员的告知;③ 设施设备的可靠性;④ 医疗监督。

三、过敏及其风险评估

1. 引起实验动物过敏症的致敏原及症状

实验动物从业人员因接触实验动物而发生的实验动物过敏（laboratory animal allergy, LAA）已成为常见的职业危害。LAA又称实验动物变态反应,致敏原主要是动物性蛋白,其主要成分是一些微小的酸性糖蛋白,属于细胞外蛋白质,这些与过敏有关的胞外蛋白总称为脂质体超家族。致敏原主要来源于动物的皮屑、尿液、毛发、血清和唾液等。这些抗原蛋白的分子结构很相似,但不同物种却不具有共同抗原性,只有近交系动物间存在交叉反应。不同品种实验动物单位时间内代谢产生的致敏物质数量不同,兔和豚鼠的饲养室内含量最高,大鼠和小鼠次之。不同性别和年龄的动物单位时间内排泄的致敏物质数量也差异很大,雄性动物一般比雌性动物排泄量大;同等体重时,年龄大的动物比年龄小的排泄量大。

人类对实验动物过敏通常可引起鼻充血、鼻溢、喷嚏、眼部发痒、血管性水肿、哮喘以及各种皮肤症状,最典型的症状反应在鼻子和眼睛,且呼吸方面的症状多于皮肤症状。患荨麻疹的人接触小鼠或大鼠的尾部时其皮肤会产生疹块,潮红而隆起,被猫或犬等动物抓挠也有类似反应;橡胶手套中的乳胶是导致接触性荨麻疹的另一原因。对动物唾液有变态反应的人可能对动物蛋白敏感,一旦被动物咬伤就会出现过敏症状,严重过敏者甚至可出现咽喉水肿及呼吸困难。此外,过敏也是抗传染病能力下降的原因之一。实验动物引起的常见变态反应如表11-5所示。有关调查结果显示,每年每1 000名实验动物从业人员中分别有2.54人和1.56人患有鼻炎和哮喘。过敏性鼻炎会引发诸多并发症,且是哮喘控制不稳定的一个主要危险因素,极大地影响患者的生活质量和工作学习的效率。国外的研究表明,饲养和使用实验动物的工作人员中约有3/4的人有过敏症状,其中大约1/3的人被诊断为LAA。由于过敏是一种比较多发的症状,自然环境和生活环境中也存在数以万计的致敏原,人群的易

表11-5　实验动物引起的常见变态反应

病　症	症　状	体　征
接触性荨麻疹	皮肤发红、发痒、隆起肿块	凸起的局限性红斑损伤
过敏性结膜炎	喷嚏、发痒、鼻溢、鼻充血	结膜充血,流泪
过敏性鼻炎	喷嚏、发痒、鼻溢、鼻充血	鼻黏膜苍白或水肿,流涕
气喘症	咳嗽、气喘、胸闷、呼吸急促	呼吸声减弱,呼吸时相延长或气喘,可逆气流闭塞,导气管高反应性
过敏症	全身性瘙痒,起疹块,喉咙发紧,眼唇水肿,吞咽困难,吼叫,呼吸短促,眩晕、晕厥,恶心、呕吐,痉挛性腹痛、腹泻	潮红、疹块、血管水肿、喘鸣、气喘、低血压

感性也存在较大的个体差异。鉴于约有 80% 的人不会患 LAA,同种属动物之间也很少发生变态反应;因此,由过敏原在不同物种间传递而发生动物过敏的现象报道很少,长久以来 LAA 并未如其他生物安全风险那样受到更多的关注。

2. 过敏的风险评估

实验动物机构内存在多种致敏因素,如动物尿液、唾液、粪便、皮屑及脱落的被毛,还有化学品、药物、饲料、垫料、粉尘、辐射、物理性因素等。动物性致敏原排放后以液滴、粪渣、皮块等形式与饲料渣、垫料粉尘混合飘浮在空气中,或沾染在动物体表、吸附于衣物和饲养设施表面,一般直径 1~20 μm,多数<10 μm,可以持续飘浮超过 60 min。动物室内的气溶胶是致敏原的主要载体,不直接接触动物的工作人员也可能在同一工作环境中受到致敏原刺激。直接接触动物排泄物、污染笼器具表面或笼具洗刷的污水,也是暴露于致敏原的常见原因。

与感染性病原体不同,致敏原对人体的危害程度因人而异,且差异很大。需要通过个人既往过敏史及家族遗传过敏史等内容,来评估潜在的过敏风险,已被证实的实验动物致敏原也是评估过敏风险的重要依据。目前评估人类接触实验动物或相关物品的潜在过敏风险主要考虑以下 4 个方面。

(1) 人的易感性:① 个人及家族过敏史;② 现有的脱敏方法和预防、治疗措施。

(2) 致敏原特性:① 靶器官及其可能引起的过敏症状;② 可能产生致敏原的动物种类及其年龄、性别;③ 动物室内致敏原浓度和分布特点。

(3) 致敏原传递途径:① 致敏原的逸散途径,如通过正常代谢活动排出动物体外;② 致敏原的传播途径,如是否经空气或经表面接触传播;③ 人接触致敏原的方式,如吸入或皮肤接触。

(4) 管理措施:① 有无避免或减少接触致敏原的措施,包括减少和动物直接接触次数和时间,减少在动物室内停留时间,通过优化工作流程减少暴露概率,降低环境中致敏原的浓度等;② 有无减少或避免工作人员暴露的设备;③ 医疗卫生监督。

四、基因修饰动物的生物危害及风险评估

1. 基因修饰动物的生物危害

以基因工程和克隆技术为代表的现代生物技术所取得的巨大成就已为世人公认,但它也像一把双刃剑,如基因污染等问题可对社会经济、生态环境、人体健康和文化传统等带来负面影响,已引起国际社会的广泛关注。目前,利用遗传工程改造的转基因人类疾病动物模型,大多集中在遗传物质的变化上,一般无法在表型上鉴别其危险程度。虽然这些基因修饰动物模型造福于人类的健康,但也可能给人类健康、生物多样性及生态环境带来灾难。尤其是当使用这些实验动物模型的科技人员不能确保正确合理的操作,使其逃逸到自然环境中,与同种类动物进行遗传物质的交换和传代,其后果将很难设想。它既可通过改变动物物种间的竞争关系而破坏原有物种生物多样性的自然平衡;也可把人类疾病的病毒易感性基因转移出去,造成传染性疾病的大流行,破坏正常的生态环境,直接危害人类健康。

2. 基因修饰动物生物危害的风险评估

目前,对重组 DNA 实验的生物危害分类成熟度,远远低于微生物和生物医学实验的生

物危害分类。许多国家都以美国国立卫生研究院(NIH)的安全准则为基础,对重组 DNA 实验等级进行划分,大多数都分为 4 类;有些国家如日本将其分为 3 类。不同国家对遗传修饰生物体(genetically modified organism,GMO)相关工作的风险评估依据可能不同,世界卫生组织出版的《实验室生物安全手册》(第 3 版)明确了当从事 GMO 的整体动物实验研究时,应遵从所在国家及单位的相关规定。1993 年 12 月 24 日,我国颁布的《基因工程安全管理办法》是国内第一个对基因工程生物安全管理的部门法规,其中的基因工程是指利用载体系统的重组体 DNA 技术,以及利用物理或化学方法,把异源性 DNA 直接导入有机体的技术。法规中明确适用对象包括在我国境内进行的一切基因工程工作(实验研究、中间试验、工业化生产以及遗传工程体释放和遗传工程产品使用)。《基因工程安全管理办法》按照潜在危险程度,将基因工程工作分为由低到高的 4 个安全等级(见表 11-6)。

表 11-6 我国对基因工程工作的安全等级划分

安 全 等 级	安 全 性 描 述
Ⅰ级	对人类健康和生态环境尚不存在危险
Ⅱ级	对人类健康和生态环境具有低度危险
Ⅲ级	对人类健康和生态环境具有中度危险
Ⅳ级	对人类健康和生态环境具有高度危险

实验动物在重组 DNA 实验中可能作为 DNA 供体、载体、宿主及遗传工程体等。开展基因工程实验研究时应当对以上各种形式分别进行安全性评价,评价重点是目的基因、载体、宿主和遗传工程体的致病性、致癌性、抗药性、转移性和生态环境效应。通过安全性评价,按照危害程度将重组 DNA 实验进行分类,规定所应该通过的审批机构、程序及其权限,最终确定应该归属的生物安全等级,并采取相应防护措施。对与 GMO 有关的工作进行危险度评估时,应考虑供体和受体/宿主生物体的特性。

评估重组 DNA 技术相关动物实验的生物危害风险,应主要考虑以下内容。

(1) 插入基因(供体生物)直接引起的危害:当已经知道插入基因产物具有可能造成危害的生物学或药理学活性时,则必须进行危险度评估,如毒素、细胞因子、激素、基因表达调节剂、毒力因子或增强子、致瘤基因序列、抗生素耐药性、变态反应原等。在考虑上述因素时,应包括达到生物学或药理学活性所需的表达水平的评估。

(2) 与受体/宿主有关的危害:包括宿主的易感性、宿主菌株的致病性(包括毒力、感染性和毒素产物)、宿主范围的变化、接受免疫状况、暴露后果。

(3) 现有病原体性状改变引起的危害:许多遗传修饰并不涉及那些产物本身有害的基因,但由于现有非致病性或致病性特征发生了变化,导致可能出现不利的反应。正常的基因修饰可能改变生物体的致病性。为了识别这些潜在的危害,至少应考虑的问题如感染性或致病性是否增高? 受体的任何失能性突变是否可以因插入外源基因而克服? 外源基因是否可以编码其他生物体的致病决定簇? 如果外源 DNA 确实含有致病决定簇,那么是否可以预知该基因能否造成 GMO 的致病性? 是否可以得到治疗? GMO 对于抗生素或其他治疗形式的敏感性是否会受遗传修饰结果的影响? 是否可以完全清除 GMO?

五、污染及其风险评估

1. 污染的类型

动物设施内实验动物的逃逸、废弃物排放及人的进出，都可能使生物危害因子向外界扩散，影响人类健康以及生态环境。这些因素根据其表现形式大致可分为环境污染和生态污染，前者主要指"三废"排放对大气、水质和土壤的污染，乃至感染性病原对外界动物和人的感染；后者包括实验室内的动物及其他生命体对外界生物圈的影响等。环境污染和生态污染之间存在密切的联系，可共同发生或互为因果。

（1）动物饲养和实验中的废弃物：实验动物饲养和实验过程中产生的"三废"（废气、废液和固体废料）中含有大量生物危害物质，在设施内积累可危害设施内的环境、动物和操作人员，一旦泄漏至设施外，不仅会污染环境，还会导致所在地区动物或者人群感染疾病，危害当地的公共卫生和安全。

非感染性动物室所产生的废气主要含有各类臭气物质和气溶胶（飞沫核和粉尘）。臭气物质种类、浓度与设施内的动物种属、饲养密度以及打扫工作的频度等有关。臭气主要来自动物的排泄物，也有部分来自饲料及垫料的灭菌过程，氨是各类臭气物质中浓度最高的。在感染性动物室内，除臭气以外，空气中还可能悬浮着大量污染有感染性病原的微粒。

废液主要产生于动物的尿液、粪便以及笼器具的洗涤污水，还有动物的血液和组织液样品、动物检测或实验中的各类检测、实验试剂以及废弃液体等，也包括设备运转用水如高压灭菌器的排水和冷却用水。废液的安全风险来自动物排泄物或组织样品中可能存在的感染性微生物，以及具有生物危害的实验废液。

固体废料主要是动物的排泄物、铺垫料、动物尸体或部分肢体（组织），以及废弃的医疗器械、培养基、实验器材、一次性口罩、帽子、手套等实验室废弃物。固体废料的流动性比废气、废液小，易于控制，但其含有的生物危害物质却是最多的，而且固体废料为多数微生物提供了更好的生存环境，使后者离开宿主后能够存活较长时间。

（2）设施内动物的意外逃逸：实验动物设施内管理不当或者实验人员操作不当都会造成设施内的动物意外逃脱。如仍在动物设施内，实验人员或饲养人员不注意时将其与其他品系混放，造成品系的污染，也可能发生病原微生物交叉污染。严重时设施内动物会逃离动物饲养区，污染外部生态环境。

和传统实验动物相比，遗传工程动物可能会带来更多潜在的生态污染问题。基因工程实验的生物危害同样存在于个体危害和群体危害两个方面。个体危害是指对操作者和操作对象的危害，而群体危害则是指有害物质逸出实验室对生态环境和社会人群的危害。基因敲除动物一般不表现特殊生物危害，对自然生态的压力也相对较小。通过基因转入技术建立生物反应器，生产人类所需要的生物活性产品，或是培育异种器官及组织等转基因动物一般不具备很大的危害性。危害性更多是来自研究中人工构建的具有生物活性的载体，如构建转基因动物常用的反转录病毒载体在通过重组将外源基因转入体内的同时，其致病性可能增强，表达病毒受体的转基因动物一般不会感染该种系病毒；但当动物逃逸并将转移基因传给野生动物群体，理论上可产生这些病毒的储存宿主。在组织移植研究中，天然微生物可能因宿主的人为改变而导致原有生物学特性发生变化，如其侵袭力增强和宿主范围扩大等。此外，遗传修饰可能在无意间创造出"超级动物""超级生命体",释放到外界的后果堪比外来物种入侵。

2. 污染的风险评估

对实验动物设施的排放物评估时,可参考的依据主要有环境空气质量标准(GB3095—1996)和污水排放综合标准(GB8978—1996)。评估的内容包括:① 设施内可能产生的污染因子种类(如病原微生物、毒素、有毒有害气体、液体)和排放浓度,其危害对象和危害作用;② 污染因子逸出设施的途径,如通过"三废"排放、动物逃逸、昆虫携带、人员携带等;③ 对废弃物品的分类和专业化处理设备及程序;④ 废弃物的排放监测;⑤ 防止动物逃逸的设备和措施;⑥ 预警系统。

六、其他相关危害

物理性危害主要来源于实验动物的抓咬伤、锐器伤、重物搬运和放射线等。实验动物从业人员若不熟悉实验动物习性以及没有掌握抓取、保定等技术,极有可能被动物意外抓伤、咬伤或踢伤,当面对灵长类动物时,实验动物从业人员应格外小心。有关实验动物咬伤的文献报道显示,犬咬伤是最常见的,其次是猫咬伤,最少的是大、小鼠。锐器伤在动物实验中也比较常见,针头、破玻璃器皿、注射器、移液管和解剖刀都是在动物实验中常常用到。实验人员在工作中不可避免地需要搬运大动物及仪器设备,可能会使其肌肉和关节过度负重,引发背部受伤、腕管症候群、网球肘和滑囊炎等持续性损伤。

化学性危害主要来源于化学消毒剂、臭氧、麻醉废气和保存组织的化学试剂,以及动物废弃垫料和实验废弃材料等。实验动物屏障环境中常用的化学消毒剂有醛类消毒剂(甲醛)、烷基化气体消毒剂(环氧乙烷)、过氧化物类消毒剂(过氧乙酸、84 消毒液)、季铵盐类消毒剂(苯比溴铵)及醇类消毒剂(乙醇)。长时间接触紫外线消毒过程中产生的低水平臭氧可使人感到气短、胸闷和恶心,并可刺激眼睛黏膜和肺组织,破坏肺的表面活性物质,严重时可引起肺水肿和哮喘等。由于屏障环境进出人员多,动物笼架和笼具等物品繁多,不易或不宜用高压或化学试剂消毒,故臭氧常用于环境的消毒。高水平臭氧对人体健康的危害主要是强烈刺激呼吸道,可引起气管炎和哮喘。目前,吸入麻醉已在动物实验手术中被广泛应用,术中麻醉废气可通过多个环节弥散到手术室空气中,造成手术室空气污染。其短期危害包括困倦、易激惹、抑郁、头痛、恶心和疲乏,长期危害包括生殖系统毒性、肝脏毒性和致癌性等。甲醛常用于保存组织,其毒性涉及多器官和多系统,对健康最明显的影响就是对眼和呼吸系统的刺激,表现为头痛、流泪、打喷嚏、咳嗽、恶心和呼吸困难,接触一定量的甲醛即可发生皮肤和黏膜的强烈刺激,长期接触甚至会增加患癌症的概率,引起基因突变、染色体变异及 DNA 损伤。

第三节　实验动物生物风险的
预防和控制

一、与病原微生物危险等级对应的动物设施防护水平

生物安全等级(biosafety level,BSL)通常是指可安全进行相关研究工作的所有条件的整合。控制生物安全风险的根本措施,就是根据生物安全评估结果,为所要开展的工作设定

相应的生物安全等级。各实验室的生物安全级别根据物理控制水平所对应的能够在内安全操作的微生物危险度等级(1~4级)来确定。目前,国际上以 BSL-1、BSL-2、BSL-3、BSL-4来表示仅从事体外操作的实验室的相应生物安全防护水平,以 ABSL-1、ABSL-2、ABSL-3、ABSL-4 表示包括从事动物活体操作的实验室的相应生物安全防护水平(animal biosafety level,ABSL)。其中,ABSL-1级对生物安全要求最低,ABSL-4级的要求最高。实验室和动物设施的生物安全等级的划分如表11-7所示。

表 11-7　实验室和动物设施的生物安全等级

危险度等级	处 理 对 象	实验室生物安全等级	适用范围	动物设施生物安全等级	适 用 范 围
1级	对人体、动植物或环境危害较低,不具有对健康成人、动植物致病的致病因子	BSL-1	基础实验室:基础的教学、研究	ABSL-1	适用于饲养大多数经过检疫的储备实验动物(灵长类除外,关于这类动物应向国家权威机构咨询),以及专门接种了危险度1级微生物的动物
2级	对人体、动植物或环境具有中等危害或具有潜在危害的致病因子,主要通过皮肤、消化道和黏膜接触感染,对健康成人、动植物和环境不会造成严重危害,已有有效的预防和治疗措施	BSL-2	基础实验室:初级卫生服务、诊断、研究	ABSL-2	适用于专门接种了危险度2级微生物的动物
3级	对人体、动植物或环境具有高度危害性,通过气溶胶传播,人可能因此感染严重或致命疾病,或对动植物和环境具有高度危害的致病因子,通常具有预防和治疗措施	BSL-3	防护实验室:特殊诊断、研究	ABSL-3	适用于专门接种了危险度3级微生物的动物,或根据危险度评估结果确定
4级	对人体、动植物或环境具有高度危害,通过气溶胶途径传播或传播途径不明,或未知的、高度危险的致病因子;没有预防和治疗措施	BSL-4	最高防护实验室:危险病原体研究该等级实验室又分安全柜型、正压服型以及混合型3类,适应不同的研究需要	ABSL-4	正常情况下,此类设施中的工作与4级生物安全水平的最高防护实验室中的工作有关,国家和地方的规章和规定必须协调以同时适用于这两种实验室

注:BSL表示实验室生物安全等级,ABSL表示动物设施生物安全等级

二、物理控制

物理控制是生物安全策略的重要内容。这是指从物理学角度进行控制的一种防护方法,其防护功能体现于 3 个方面:① 将对危害因子的操作局限于能防止气溶胶扩散的环境中;② 将操作区域的空气在排放前进行净化处理;③ 将污物、污水等在送出实验室前进行彻底灭活。按物理控制的范围可分为一级防护和二级防护两个层次,所采用的技术、方法、设备及设施应根据研究的具体情况而定。

一级防护(primary barrier)是防止污染向室内环境扩散的各种安全设备,主要用于防止实验者的感染,亦可减少生物危害向外泄露的机会。一级防护通常由结构屏障、空气屏障、过滤屏障和灭活屏障 4 种单元构成。常用的安全设备包括生物安全柜、各种密闭容器和个人防护设备。

二级防护(secondary barrier)是一级防护的外围设施,由实验室的建筑与工程构件加上支撑的机械系统组成,用来防范污染在不同功能区之间或向外环境弥散或迁移,从而防止周围人(动物)的感染和外界的污染。当一级防护失效或其外部发生意外时,二级防护可保护其他实验室和周围人群不致暴露于释放的实验材料中而受到危害。二级防护主要包括实验室建筑、结构、装修、暖通空调、通风净化、给水排水、消毒灭菌、消防、电气和自控等,也包括防虫害及鼠害的功能设施,典型的组件如墙、门、气锁、传递窗、空气过滤器及穿越墙壁安置的双扉高压灭菌器等。

1. 一级防护

1)生物安全柜

生物安全柜(biological safety cabinet,BSC)是开展感染性病原体研究的实验室中最有效、最常用的基本防扩散设备之一,基本原理是控制感染性微生物以气溶胶方式逸出。生物安全柜可以保护环境,正确选择和使用生物安全柜,可以有效减少气溶胶暴露所造成的实验室感染和培养物交叉污染。

根据结构设计、排风比例、保护对象和程度的不同,生物安全柜通常可分为Ⅰ级、Ⅱ级和Ⅲ级三个级别。Ⅰ级和Ⅱ级生物安全柜采用前开放式设计,操作人员可将双手伸入柜内,Ⅲ级生物安全柜则采用全封闭设计,内部负压,操作人员通过连接于柜上的橡胶手套接触工作台面,因此俗称"手套箱(glove box)"。Ⅱ级生物安全柜又可分为 A1、A2、B1、B2 等 4 种类型。选择生物安全柜时应考虑不同安全柜能够提供的保护类型(见表 11‑8)。

表 11‑8 不同防护类型下对生物安全柜的选择

防护类型	选用生物安全柜类型
人员防护,针对生物危险度 1~3 级	Ⅰ、Ⅱ、Ⅲ级生物安全柜
人员防护,针对生物危险度 4 级,安全柜型实验室	Ⅲ级生物安全柜
人员防护,针对生物危险度 4 级,防护服型实验室	Ⅰ、Ⅱ级生物安全柜
对实验对象保护	Ⅱ级生物安全柜,柜内气流是层流的Ⅲ级生物安全柜
少量、挥发性放射性核素/化学品的防护	Ⅱ级 B1 型生物安全柜,外排风式Ⅱ级 A2 型生物安全柜
挥发性放射性核素/化学品的防护	Ⅰ级、Ⅱ级 B2 型、Ⅲ级生物安全柜

　　Ⅰ级生物安全柜的气流设计主要为人员和环境提供保护,适合中等以下感染性材料的操作,以及操作放射性核素和挥发性有毒化学品。在Ⅰ级生物安全柜内,房间空气从前面的开口处进入安全柜,空气经过工作台表面,并经排风管排出安全柜,因空气未过滤,故不能对操作对象提供保护。定向流动的空气可以将工作台面上可能形成的气溶胶,迅速带离实验室而被送入排风管内。安全柜内的空气通过高效空气净化器(HEPA)过滤器排出,HEPA过滤器可以装在生物安全柜的压力排风系统里,也可以装在建筑物的排风系统里。Ⅱ级生物安全柜只让经HEPA过滤的(无菌的)空气流过工作台面,由此保护工作台面的物品不受房间空气的污染。Ⅱ级生物安全柜可用于操作危险度2级和3级的感染性物质,在使用正压防护服的条件下,也可用于操作危险度4级的感染性物质。

　　外排风式Ⅱ级A2型、Ⅱ级B1型和Ⅱ级B2型生物安全柜都是由Ⅱ级A1型生物安全柜演变而来,这些生物安全柜之间的差异在于前面的开口吸入空气的速度、在工作台面上再循环空气的量以及从安全柜中排出空气的量、安全柜的排风系统以及压力设置等,设计上的每一种变化可以使不同的类型适用于特定的目的。Ⅲ级生物安全柜是全密闭的,安全柜内部始终处于负压状态,可以提供最好的个体防护,用于操作危险度4级的微生物材料,适用于3级和4级生物安全水平的实验室。Ⅲ级生物安全柜的送风经HEPA过滤,排风则经过2个HEPA过滤器,由一个外置的专门的排风系统来控制气流。Ⅲ级生物安全柜须配备一个可以灭菌的、装有HEPA过滤排风装置的传递箱,可以与一个双开门的高压灭菌器相连接,并用它来清除进出安全柜的所有物品的污染。三个等级生物安全柜的差异如表11－9所示。

表 11－9　Ⅰ、Ⅱ、Ⅲ级生物安全柜的差异

| 生物安全柜 | 正面气流速度/m・s | 气流百分数/% | | 排风系统 |
		重新循环部分	排出部分	
Ⅰ级	0.36	0	100	硬管
Ⅱ级 A1 型	0.38～0.51	70	30	排到房间或套管连接处
外排风式Ⅱ级 A2 型	0.51	70	30	排到房间或套管连接处
Ⅱ级 B1 型	0.51	30	70	硬管
Ⅱ级 B2 型	0.51	0	100	硬管
Ⅲ级	不适用	0	100	硬管

2) 隔离器

　　隔离器(isolator)是一种从微生物学角度与外界隔离的装置,对外没有直接开口、通过橡胶手套进行操作,问世以来已广泛应用于无菌动物的饲养繁殖、实验操作和实验观察。根据内部与外界的气压差,可将隔离器分为正压隔离器和负压隔离器两大类。正压隔离器内空气压力约高于外界150Pa,有利于保持隔离器内的洁净状态,主要用于饲养无菌动物及悉生动物,材质通常为塑料薄膜。负压隔离器常用于饲养感染动物和放射性核素污染动物等,材质多采用不锈钢和玻璃。隔离器主要由隔离舱、灭菌渡舱、送风机、空气过滤器和排气阀等构成。空气由送风机送入,经空气过滤器处理后进入隔离舱;排气阀可防止舱内空气向外排

出时外界空气逆流入内。负压隔离器的排气部位必须安装空气过滤器,以防止内部的生物危害因子逸出;灭菌渡舱常为圆筒状,两端有 2 个盖子,器材在此密闭进行表面灭菌后可传入及传出;一切操作通过手套进行。

3）独立通风系统

独立通风系统是一种以饲养笼盒为单位的独立送风屏障设备,每只笼盒都有相对独立的通风系统,可有效避免人与动物以及动物之间的交叉污染。独立通风系统(independent ventilation cage,IVC)运行有正压和负压两种状态,正压时常用于饲养清洁级动物和 SPF 动物,负压状态下可用于饲养感染动物。IVC 系统设计的原则是既要保护动物免受空气中微生物和饲养排泄物的污染,又要保护操作人员的健康以及周围环境的安全,密闭独立单元(笼盒)内洁净气流高换气率,独立通气和废气集中外排是其主要特点。系统由主机(包括送风和回风系统)、导风通道笼架和笼盒 3 部分组成。外部空气经主机送风系统中、高效二级过滤进入导风通道笼架,通过即插即用的连接装置送入每个笼盒,笼盒中的废气通过笼架回风管道进入主机排风系统,再经中、高效二级过滤后排放到外界,既可为动物提供统一的符合标准的微环境,亦可保护工作人员的安全。笼盒及各连接口的密封设计是该设备的关键,采用自闭式供排气阀及供水通道,可在取下笼盒进行操作及更换饮水时,确保笼内环境密闭,同时硅胶密封圈、锁扣和过滤膜等设计的应用,也进一步提高了密封效果。通过调节主机的送排风频率,可以对笼盒内的换气次数和气流速度等进行调控,以适应不同研究的需要并确保动物安全。IVC 适宜 SPF 动物和 CL 动物的培育、繁殖、保种和动物实验观察,尤其适用于饲养免疫缺陷动物和转基因动物。日常饲育工作如清除垫料、添加食水等需打开笼盖进行,由此导致笼盒内的微环境和外界直接相通,故需要使用专用的 IVC 配套工作台或其他适宜的设备,IVC 笼盒通常只能在相应的配套设备内打开,以防范可能的生物危害因子播散。

4）个人防护装备

个人防护装备(personal protection equipment)是减少操作人员暴露于气溶胶、喷溅物以及意外接种等危险的一个屏障。所涉及的防护部位主要包括头面部、躯体、手、足、耳(听力)以及呼吸道,可根据防护级别选择相应的个体防护装备。使用前必须充分了解这些装备的用途和正确使用方法,用后按正确顺序穿戴和脱卸。当卸下个人防护装备时,发现装备受到潜在或明显污染,必须先戴一副干净手套后再卸去其余装备。

(1)正压防护服:是在宇航服基础上改良而成的一种连身工作服,其生命保障系统包括提供超量清洁呼吸气体的正压供气装置。为防止外界物质入内,防护服内气压相对周围环境为持续正压。正压防护服的生命保障系统有内置式和外置式两种,适用于涉及致死性生物危害物质的实验操作,通常用于 4 级生物安全水平。

(2)安全眼镜:主要由屈光眼镜或平光眼镜配以专门镜框,将镜片从镜框前面装上,镜框用可弯曲或侧面有护罩的防碎材料制成。安全眼镜的防护效果最小,即使侧面带有护罩的安全眼镜也不能对喷溅物提供充分的保护。

(3)护目镜:用于有可能发生污染物质喷溅的工作中,应该戴在常规视力矫正眼镜或隐形眼镜的外面,以避免飞溅和撞击的危害。

(4)防护面罩/面具:可保护面部和喉部,用于防范潜在面部碰撞、感染性材料飞溅或滴落接触整个脸部，以防止污染口、鼻及眼。防护面罩采用防碎塑料制成，形状与脸型相配，通过头带或帽子佩戴。佩戴防护面罩的同时，常佩戴安全眼镜或护目镜，实验完毕后应先脱下手套，再用手卸下防护面罩。

（5）防毒面具：适用于高度危险性的操作，如清理溢出的感染性物质。防毒面具中装有一种可更换的过滤器，可以保护佩戴者免受气体、蒸汽、颗粒和微生物的影响。有些单独使用的一次性防毒面具，具有配套完整的一体性供气系统，主要设计用来保护工作人员避免生物因子暴露。使用时应根据危险类型来选择防毒面具，过滤器必须与防毒面具的类型相匹配。为了达到理想的防护效果，每一个防毒面具都应与操作者的面部相适合并经过测试，在选择正确的防毒面具时，应听从专业人员的意见。防毒面具不得随意带离实验室区域。

2. 二级防护

实验动物设施的二级防护在工程设计上主要有如下特点。

（1）建筑设计：单个动物实验室平面布局，动物室和附属功能区的组合与配置，建筑屏障（气锁、更衣室）的设置和定位。

（2）通风设备：空气进出设施的方式，气流组织，换气速率，气压梯度。

（3）环境保护：污染空气排放处理，液体、固体污染物处理。

建筑屏障、通风设备和环保系统可有效降低实验室内偶发的危害因子扩散，保护动物设施内未进入动物室的人群免受侵害，但对于进入动物室的工作人员则需要另行提供有效的防护办法。因此，必要的配备主要包括：① 气锁（air lock），供人员、设备和物品进入动物室；② 更衣室，内设更衣、淋浴设备；③ 穿越式高压灭菌器，用于运送实验物品和动物产生的废弃物。

动物实验设施和生物安全实验设施在工作内容、性质及程序上都密切相关，WHO 对于不同生物安全水平下的设施要求如表 11-10 所示。

表 11-10　不同生物安全水平下的设施要求

设施要求	生物安全水平			
	1 级	2 级	3 级	4 级
实验室隔离[a]	不需要	不需要	需要	需要
房间能够密闭消毒	不需要	不需要	需要	需要
通风				
向内的气流	不需要	最好有	需要	需要
通过建筑系统的通风设备	不需要	最好有	需要	需要
HEPA 过滤排风	不需要	不需要	需要/不需要[b]	需要
双门入口	不需要	不需要	需要	需要
气锁	不需要	不需要	不需要	需要
带淋浴设施的气锁	不需要	不需要	不需要	需要
通过间	不需要	不需要	需要	—

设 施 要 求	生物安全水平			
	1 级	2 级	3 级	4 级
带淋浴设施的通过间	不需要	不需要	需要/不需要c	不需要
污水处理	不需要	不需要	需要/不需要c	需要
高压灭菌器				
现场	不需要	最好有	需要	需要
实验室内	不需要	不需要	最好有	需要
双门	不需要	不需要	最好有	需要
生物安全柜	不需要	最好有	需要	需要
人员安全监控条件d	不需要	不需要	最好有	需要

注：a. 在环境与功能上与普通流动环境隔离；b. 取决于排风位置；c. 取决于实验室中所使用的微生物因子；d. 例如，观察窗、闭路电视、双向通讯设备

三、管理控制

1. 各级动物设施生物安全实验室的管理

（1）一级动物生物安全实验室（ABSL-1）。ABSL-1的基本要求是限制出入，并穿戴防护服和手套。建立标准的动物饲养和管理操作规程，包括适当的医疗监督措施。其一级防护（安全设备）根据每种动物正常管理要求设置。二级防护（安全设施）为标准动物设施，建议采用定向气流并安装洗手池。

（2）二级动物生物安全实验室（ABSL-2）。ABSL-2的基本要求是在ABSL-1的操作基础上增加危险警告标志；可产生气溶胶的操作应使用Ⅰ级或Ⅱ级生物安全柜；废弃物和饲养笼具在清洗前先清除污染。操作技术和管理规范是在ABSL-1技术与规范基础上增加：限制人员进入；生物危害警示标识；锐器伤害预防措施；制定生物安全手册；处理传染性废弃物和清洗动物笼前先消毒。一级防护（安全设备）也是在ABSL-1设备基础上增加；对各种动物设置适当的防扩散设备；使用个人防护用品如实验室工作服、手套，必要时用面部和呼吸道防护装置。二级防护（安全设施）的要求是在ABSL-1设施基础上增加：专用的高压灭菌器；适合于动物实验室内的洗手池；专用的笼具机械清洗设备。

（3）三级动物生物安全实验室（ABSL-3）。ABSL-3的基本要求是在ABSL-2的操作基础上增加：进入控制；所有操作均在生物安全柜内进行，并穿着特殊防护服。其操作技术和管理规范是基于ABSL-2技术与规范并增加；衣服送洗前先高压灭菌；倾倒动物笼垫料前先高压灭菌；必要时采用脚部浸泡消毒。一级防护（安全设备）是在ABSL-2设备条件上增加：饲养动物和清理动物笼内排泄物的防扩散设备；采用Ⅰ级或Ⅱ级生物安全柜进行可能产生传染性气溶胶的操作，如尸体解剖和接种；适当的呼吸道防护装置。二级防护（安全设施）亦在ABSL-2设施基础上增加：在走廊入口加设物理屏障；自动关闭式双门入口；封闭孔洞与缝隙防止空气渗透；密封窗户；专用的双扉高压灭菌器。

（4）四级动物生物安全实验室（ABSL‐4）。ABSL‐4 的要求最高，其基本要求是在 ABSL‐3 的操作基础上增加：严格限制出入；进入前更衣；配备Ⅲ级生物安全柜或正压防护服；离开时淋浴；在清除出设施前，所有废弃物需先消除污染。操作技术和管理规范要求在 ABSL‐3 技术基础上增加：通过更衣室进入，在更衣室内脱除便服，换上实验室工作服；离开时淋浴；室内移除的所有物品均事先消毒。一级防护（安全设备）系在 ABSL‐3 设备条件上增加：所有操作和活动都在最有效的防扩散设备中进行，如Ⅲ级生物安全柜或部分防扩散设备结合正压防护服。二级防护（安全设施）是在 ABSL‐3 设施基础上增加：独立的建筑或有效的隔离区；专用供气和排气系统；真空系统和消毒系统等。在二级以上的生物安全实验室入口，应标示有国际通用的生物危害符号以警示，并明确标示出操作所接触的病原体名称、危害等级、预防措施负责人性命、紧急联络方式等。

2. 预防和应急预案

任何一级的动物生物安全实验室都应有安全手册和标准化规范操作程序，但是这些正确的操作和规定应让进入实验室的每一个人都熟悉，也就是安全培训要做到位，不断进行岗位安全教育对于维持实验室工作人员的安全意识是很重要的。安全培训应首先评估需求，然后确认培训目标，针对不同的培训对象调整培训内容，最后评估培训结果。

每一项实验动物设施的管理制度都应包括重大突发事件的应急处理程序，其中应包括发生生物安全相关事件的处理程序。一旦发生事故，操作人员应首先能及时保护自己。在保证人员安全的情况下尽快向有关管理部门汇报，保证设施内的动物安全并尽量减少对设施外人员和环境的影响。

参考文献

1. U.S. Department of Health and Human Services，Public Health Service. Biosafety in microbiological and biomedical laboratories［M］. 5th ed. Centers for Disease Control and Prevention，National Institutes of Health，2009.

2. 世界卫生组织.实验室生物安全手册［M］.3 版.日内瓦：世界卫生组织，2004.

3. 中华人民共和国国家卫生和计划生育委员会.病原微生物实验室生物安全通用准则：WS 233—2017［S］.北京：中国标准出版社，2018.

4. Sewell DL. Laboratory-associated infections and biosafety［J］. Clin Microbiol Rev，1995，8（3）：389‐405.

5. Committee on Occupational Safety and Health in Research Animal Facilities，Institute of Laboratory Animal Resource，Commission on Life Sciences，National Research Council，et al. Occupational health and safety in care and use of research animals［M］. Washington：National Academies Press，1997.

第十二章

动物实验常用技术和方法

动物实验操作中,为了不损害动物健康,不影响观察指标,防止被动物咬伤,首先要限制动物的活动,使动物处于安定状态,实验人员必须掌握合理的动物保定方式。抓取动物前,必须对各种实验动物的一般习性有所了解。操作时要小心仔细、大胆敏捷、熟练准确;不能粗暴,更不能恐吓动物;要爱惜动物,使动物少受痛苦。

第一节　实验动物的抓取和固定

一、小鼠

小鼠性情较温顺,一般不会主动攻击,比较容易抓取固定。通常用右手提起小鼠尾巴,将其放在饲养笼盒网盖或其他粗糙表面上,在小鼠向前挣扎爬行时,用左手拇指和示指捏住其双耳及颈部皮肤,将小鼠置于左手掌心,用无名指和小指夹住其背部皮肤和尾部,即可将小鼠完全固定。抓取小鼠尾部时一般在尾中部,应避免抓取尾尖部或抓取后摇晃小鼠,因为在小鼠挣扎的时候容易对尾部造成损伤。也可采用头部带有橡胶护套的镊子从颈部抓取小鼠。转移出生时间小于 10 天的仔鼠时,应采用捞取并混合部分垫料的方法,既减少抓取动作对仔鼠的影响,又可使其保留原有群体的特征。

在进行尾静脉注射时,可使用专用的固定器。对小鼠进行腹腔注射操作时应先抓取小鼠尾部,然后再抓取颈部背侧皮肤;如果实验者单独进行注射操作时,可在抓取后采用小拇指和无名指固定尾部,另一只手进行注射操作。颈部皮肤抓取时应尽量靠近头部,避免小鼠回头咬伤操作人员。麻醉和止痛是小鼠进行存活手术操作的必要条件,任何非存活手术或需要采集组织或器官前,都应该对小鼠实施安乐死。

二、大鼠

抓取大鼠尾巴时,只能抓取尾巴根部(即尽量靠近臀部),如果沿尾巴远端抓取大鼠时可能会撕裂尾部皮肤或引起其他伤害。抓取大鼠尾巴只能用于短暂操作,例如在不同笼盒间的转移。抓住大鼠尾部时其也会挣扎向前爬行,此时可以将一只手放在大鼠背部,然后用拇指和示指牢牢地钳住前肢并向头部按压固定大鼠。如果需要更牢固地控制大鼠,可以用另一只手固定大鼠的尾巴和后肢。也可用毛巾包裹的方法,或将大鼠插入一个锥形塑料袋,或使用专用的固定器。任何固定装置都应该有通气孔，以保证动物能够正常呼吸。

大鼠门齿很长，抓取方法不当使其惊吓或激怒，易将操作者手指咬伤。所以，不要以突然袭击的方式去抓取大鼠，抓取时应轻轻抓住其尾巴后提起，置于固定器内，然后进行尾静脉取血或注射。如要做腹腔注射或灌胃等操作时，应使用右手轻轻抓住大鼠尾根部向后拉，左手抓紧大鼠的两耳和头颈部皮肤，将大鼠固定在左手中，保持动物颈部绷直，右手即可进行操作。

三、兔

兔性格温顺，一般不会咬人，但应避免兔在挣扎时抓伤操作者皮肤。操作者可用一只手抓住兔的颈部皮毛，将兔提起，用另一只手托其臀部，或用手抓住其颈后部皮肤提起来，放在实验台上，即可进行采血、注射等操作。兔背部皮肤较为敏感，因此在实验兔抓取过程中避免直接抓取背部。兔耳大，故人们常误认为抓其耳可以提起，或有人用手挟住其腰背部提起均为不正确的操作。兔也可以采用设备来辅助固定。固定装置由头闸、背部限定板和头部的稳定器等部分组成。使用固定装置时，应注意小心规范操作，以免造成兔的背部骨折等病理性损伤。固定袋也可以用来固定兔，可以将兔放在这种简易的帆布包内，暴露其头部和耳朵以便于操作。

温和及熟练的操作，可以使兔进入一种催眠般的状态，即安静地趴着不动，对轻度刺激无反应。兔有非常敏感的背，抓取和保定时其后臀及后腿必需始终有支持。兔的耳朵也容易受伤，所以抓取兔时不要选择它的耳朵。如果兔是从一个房间转移到另一个房间，则需用一只手抱住兔后臀及后腿，把它的头塞进操作者的臂弯。这种方法可以解放操作者的另一只手以便于打开饲养室门或笼子。

四、豚鼠

豚鼠胆小易惊，抓取时必须稳、准及迅速。豚鼠对频繁、温和的处理反应良好，带有不善于逃脱和温顺的特质，这使豚鼠比大多数实验啮齿类动物更容易保定。抓取豚鼠时，将一只手放在它的前腿和胸部下方，用拇指和示指直接放在前腿后面，用另一只手掌放在后躯干的下方以支撑其体重。用这种保定豚鼠的方式时可以安全地搬运豚鼠。为了更好地控制豚鼠，可以用支撑臀部的手抓住并限制其后肢。

五、犬

不同品种的犬具有不同的性格，但是大多数犬性情温和，渴望取悦主人。有些犬胆小；少数犬具有攻击性，难以处理。对实验犬进行操作时，应避免将其围堵到角落，使它会觉得被困住，容易激怒，不利于操作。当遇到害羞或惊恐的实验犬时，需要耐心等待其安静后再进行操作。

1. 靠近陌生犬

操作者第一次接触实验犬时，应慢慢地接近它，以确保靠近它之前它就能知道操作者的存在。靠近犬的时候，操作者应下蹲到犬的高度，用一种安静、舒缓的声音说话，这有助于让其保持平静。当操作者手臂在能触及实验犬的范围内，可慢慢伸展手臂，手掌向下，手指合拢。操作时不可以抓取犬的项圈。操作者可以把一只手放在胸部下面，另一只手放在臀部下面,将其抱起。提起和怀抱温和的犬时,用手、手臂和身体来约束犬。有些大型犬类,体重较重,进行保定操作时,应及时借助膝盖进行托举,避免损伤操作者的腰部和背部。

2. 处理有攻击性的犬

保定有攻击性的实验犬时,可使用捕捉杆,避免人员伤害。使用捕捉杆的套环用来控制犬的头部,另一个人抓住犬的后肢以实施药物注射镇静或麻醉。有些犬可能需要绑嘴,以防止其咬伤操作人员。可以用两条长条状纱布绷带绑住犬的口鼻,或用纱布紧紧地绕行犬的口鼻连同下巴2次,把绳结打在犬的脑后。

3. 保定方式

经过训练的实验犬可以通过徒手保定的方式,做注射或类似操作。操作时把犬放在一个平坦的桌面,并保持其胸部可接触到桌面。把一只手臂放在其脖子上,让犬的头靠在操作者的肩膀上。单手抱住犬头部和颈部并牢牢保持这个姿势,把另一只手臂放在犬的胸部以约束其前肢活动。当保定侧卧犬的行为时,犬应背向操作者,四肢远离操作者。用一只手穿过动物的身体,抓住前肢,让犬的颈部靠在操作者的前臂上;用另一只手抓住后肢,让犬的臀部靠在操作者的前臂上。保定稳妥后,另一个操作者可以进行抽血和注射等各项操作。当犬需要长时间保定操作时,应对犬进行充分麻醉,并由兽医进行全程生命体征监护,确保犬的生理指标无异常。异常突发情况下,负责监护的兽医可以提供充分的紧急处理措施,确保动物的安全。

六、仓鼠

抓取仓鼠之前,需缓慢靠近它,并用手抓住仓鼠肩膀游离的皮肤,或用手兜接、捧起仓鼠,把它从一个笼子转移到另一个笼子。也可以在笼子里放置一个小盒子,仓鼠通常会爬进盒子,从而可以将其从一个笼子转移到另一个笼子里。在对仓鼠进行操作时,可以轻轻地抓起仓鼠背部松弛的游离皮肤,将其放在笼子顶部,然后手指张开,手掌轻轻地压住其背部,随后拇指和其他手指卷曲在仓鼠的两侧,尽可能多地抓取其游离皮肤。抓紧游离皮肤将使仓鼠的腹部和胸部的皮肤绷紧。注意控制手的抓取力度,既不能太紧使动物无法呼吸,也不能太松使其头部回转而咬伤抓取者。

七、沙鼠

沙鼠的抓取方法与小鼠和大鼠相同,即抓取尾巴和颈部皮肤。避免尾巴抓得太紧和抓取尾巴的尖部,以免其尾部皮肤脱落,造成永久性损害。对受伤的尾部,必要时应进行手术切除。绝大多数长爪沙鼠性情温和,可以用双手将其简单地捧起来。也可以将示指和中指叉开卡住沙鼠的颈部,大拇指和无名指环绕在身体周围来固定和抓取沙鼠。在需要长时间固定的操作中,可以使用辅助工具进行保定。

八、猫

猫对实验操作可能会出现抗拒保定约束的行为,因此选择保定方法时,需要技术熟练的操作者,并且考虑猫的情绪状态及注意观察其可能的反应。如果由于惊吓导致猫的情绪过度紧张,则需要等待其安静后再进行操作。

将猫从笼子里移出或短距离运输,可以用一只手的手掌放在猫颈后,并牢牢抓住尽可能多的颈背部皮毛,同时用另一只手垫在后臀和后腿下面。抓取猫时应保持其直立,使动物身体靠近操作者的胸部,并背向操作者。将猫从一个房间转移至另一个房间时,可用前臂支持猫身体、用肘部控制其后腿。若需要更多时间的保定,则需要用一只手握住前腿,另一只手抓住颈背以控制头部。操作时应尽量小心以防止被猫咬伤。如果猫全力撕咬时,其尖牙可能刺穿皮肤,并将细菌传输到深层组织,如果没有立即治疗,会导致严重感染。

九、猪

处理和保定小型猪与保定实验犬相似。小型猪处理时应轻柔小心,将动物怀抱在手臂上。当初次接近实验猪时,技术人员应该弯腰或蹲伏,减少动物的畏惧感。可以采用食物奖励的方法对小型猪进行训练,以便于操作者抓取。实验猪的保定,也可采用吊索或吊床等辅助工具。采用辅助工作有利于进行颈静脉采血、给药及注射等操作。

十、猴

对非人灵长类的抓取和保定,是对其进行血液采集、结核菌素试验、体检等程序的重要保障。所有非人灵长类动物处理都必须谨慎对待。操作者必需穿戴合适的个人防护用品,以便将操作人员被动物咬伤或抓伤的风险降到最低。对非人灵长类的保定也可以采用挤压笼或麻醉等方法实现。值得注意的是,只有经过培训和充分了解动物生物学特性的操作人员才能熟练和安全的抓取和保定非人灵长类。采用"套杆"的方法可用于清醒状态下非人灵长类的抓取,与猴椅联合使用实现动物的保定。对非人灵长类进行操作时,穿戴个人防护用品是最重要的环节。常用的个人防护用品包括隔离服、防割手套、护目镜或面罩等。

非人灵长类有可能会携带猴疱疹病毒1型(猴B病毒),该病毒可能对人类是致命的,并可通过咬伤、抓伤、尿液或粪便飞溅,以及被猴笼或其他受污染的设备割伤等途径传播。操作者必须穿戴有效的个人防护装备,正确处理动物,妥善处理和清洁受污染的设备和猴笼。任何暴露于B病毒的潜在风险都需要立即处理。处理伤口时应首先采用肥皂水、氯己定(洗必泰)或碘酒彻底擦洗与猴接触过的伤口15 min,然后再采用清水冲洗15~20 min,并立即就医。也可以先采用0.25%的次氯酸盐溶液冲洗15 min,再使用洗涤剂冲洗10~15 min后立即就医。当眼睛等黏膜部位暴露于B病毒的潜在危险时,应及时采用清水或生理盐水冲洗15 min,然后立即就医。

第二节　实验动物的编号

实验过程中,为便于饲养管理和实验观察,实验动物常需要标记对个体进行识别。已有的编号方法很多,动物种类、数量和实验时间等因素是选择标记方法的主要依据。目前常用的实验动物编号方法主要分为永久标记法和临时标记法。永久标记法包括:耳缘打孔、耳标、文身、吊牌、剪趾、芯片植入和自动编号机(荧光染料)等方法;临时标记法有染色法、剪毛和笼盒卡片等方法。

一、染色法

用化学物质在实验动物身体的明显部位，如被毛、四肢等处进行涂染，以染色部位、颜色不同来标记区分实验动物，该方法是最简便易行的编号方法。根据染液不同，可染成黄色、红色、咖啡色、黑色等。此法仅适合于被毛白色的啮齿类大鼠及小鼠，其他毛色的小鼠则不宜用。由于动物会舔食染料，并且部分染料的毒性会影响动物健康和实验结果，因此这种临时的动物标记方法不建议在实验群体中普遍使用。

二、耳缘打孔法

用打孔钳直接在实验动物的耳朵上打孔编号，根据打在动物耳朵上的部位和孔的多少，来区分实验动物的方法。用打孔机在耳朵打孔后，必须用消毒过的滑石粉抹在打孔局部，以免伤口愈合过程中将耳孔闭合。耳孔法可标记 3 位数以内的号码。

三、文身法

文身法是直接把标记编号通过文身枪，直接纹在实验动物身体上，主要适用于非人灵长类等大型动物。非人灵长类、犬等大动物，可将标记号码纹在其皮肤上（如胸前、四肢和耳等部位）；小鼠和大鼠等有尾的小型动物可以借助文身枪或特殊的动物标记文身机，将数字编号纹在尾部。

四、吊牌法

将需要的号码烙印在金属牌上，挂在实验动物颈部、耳部、肢体或笼具上，用来区别实验动物，此方法即为吊牌法。金属牌应选用不生锈、刺激小的金属材料，制成轻巧、美观的小牌子。

五、剪毛法

此法适用于犬和兔等大、中型实验动物。方法是用剪毛刀在动物一侧或背部剪出号码，此法编号清楚可靠，但仅适于短期观察。

六、剪趾法

此方法只适用于新生动物尤其是小鼠，小鼠出生后 7 天内，由于其痛觉神经未发育健全，因此可以通过剪断个别脚趾进行标记。

根据实验动物的种类、实验类型及实验方式，选择合适的标记编号方法。实践中，大、小鼠多采用染色法和耳缘打孔法；兔则宜使用耳缘打孔法；犬、猴及猫较适合挂牌法；非人灵长类使用文身的方法；仅新生小鼠可使用剪趾法进行标记。

第三节　实验动物的麻醉与止痛

麻醉的基本目的是使动物在实验操作过程中全身或局部失去感觉，保障实验动物的安全,使动物在实验中服从操作,确保实验顺利进行。动物实验麻醉应遵循可控、可逆的原则,确保实验动物福利的实施和避免不必要的创伤。

一、麻醉剂

1. 麻醉前用药

(1) 抗胆碱能药物:主要包括阿托品和格隆溴铵等。抗胆碱能药物可用于阻止迷走神经反射,防止唾液腺和上呼吸道的腺体分泌过多所导致的动物在麻醉状态下的意外窒息。阿托品还可以增加心率,抵消一些麻醉剂对动物心率的抑制效应。相对格隆溴铵,阿托品更容易导致动物的心律失常。由于有接近50%的兔体内含有阿托品降解酶,因此可使用格隆溴铵代替阿托品用于兔实验。

(2) 意识与感觉分离麻醉剂:常用于实验动物的该类药物主要包括氯胺酮(ketamine)和替来他明(tiletamine)。氯胺酮可导致动物肌肉僵直,对呼吸系统轻微抑制,可能会导致唾液和呼吸道分泌物的增加。同时氯胺酮有升血压的作用,因此氯胺酮常与甲苯噻嗪(xylazine)联合用药,可以缓解其肌肉僵直和血压升高给动物带来的麻醉副作用。

替来他明的药效强于氯胺酮。常用于犬、猫麻醉的"舒泰"注射液为替来他明和唑拉西泮(zolazepam)的合剂。由于"舒泰"作用动物持续时间较长,并且具有抑制心脏功能的作用,因此不适用于小型啮齿类动物。与氯胺酮不同,"舒泰"不会导致动物出现肌肉僵直的现象。

(3) α-2肾上腺素能激动剂:常用的该类麻醉剂主要有甲苯噻嗪(xylazine)、美托咪定(medetomidine)和右旋美托咪定(dexmedetomidine)。该类药物对动物具有抑制心律和降低血压的作用,因此对心脏功能有缺陷或实施心脏手术的动物慎用。甲苯噻嗪和美托咪定类药物具有很好的镇静作用。甲苯噻嗪常与氯胺酮联合用药,但该混合物不是很稳定,因此配置后不宜长期存放。小鼠麻醉操作可使用右旋美托咪定和咪达唑仑(midazolam)联合用药,并且可采用阿替美唑(atipamezole)作为右旋美托咪定的拮抗剂,作为小鼠术后苏醒用药。

(4) 苯二氮䓬类药物:地西泮(安定,diazepam)和咪达唑仑(midazolam)是该类常用药物。苯二氮䓬类镇定剂不具有止痛作用,在动物术前和术后都需给予额外的止痛剂,减少动物所承受的疼痛。该类药物常与氯胺酮联合用药,在镇定动物的同时,缓解氯胺酮对动物所带来的肌肉僵直副作用。该类药物对心血管系统影响小,可用于心脏功能缺陷或心脏相关手术的动物实验。地西泮常用于大型动物,由于地西泮制剂中含有丙二醇成分,因此通过肌内注射会使动物产生疼痛感,因此采用静脉注射的方式给药,以减少动物的痛苦。

(5) 吩噻嗪类药物:乙酰丙嗪(acetylpromazine)是常用的吩噻嗪类镇静剂。动物给药后会减少焦虑行为,使其肌肉放松。高剂量会引起动物出现昏睡。与其他镇静和镇定药物一样,不具备止痛效果。乙酰丙嗪注射后会导致动物血管扩张和血压下降,因此需要实时监控动物的各项生理指标,确保动物生理状态的稳定。吩噻嗪类药物还包括马来酸乙酰丙嗪(acepromazine maleate)、普马嗪(promazine)、氯丙嗪(chlorpromazine)、三氟丙嗪(triflupromazine)等。

2. 诱导和维持麻醉用药

(1) 戊巴比妥类药物:具有起效快,使动物迅速丧失意识的优点,在以往的实验中被广泛作为动物麻醉剂使用。某些戊巴比妥类药物在动物体内代谢时间较长,术后恢复非常不利;不同动物个体对戊巴比妥类药物的反应也差异较大,在啮齿类动物使用过程中属于治疗指数相对狭窄的药物,即剂量或血药浓度的微小差异可能导致不同个体出现差异较大的不良反应甚至死亡。戊巴比妥类药物是否对动物产生呼吸抑制取决于注射速度,对老龄动物或低血容量体弱的动物会出现心血管功能抑制,并呈剂量相关性,表现为直接心肌抑制导致的低血压和血管扩张导致的心动过速。目前国内可获得的戊巴比妥类药物多为化学纯或分析纯粉末,使用配置过程中由于很难准确掌握 pH 值,容易出现沉淀,影响麻醉效果。因此,不鼓励使用非医用级别的戊巴比妥类药物作为动物麻醉剂。

(2) 丙泊酚(propofol):是一种白色乳剂,很多实验室俗称"牛奶",只能用于静脉注射。丙泊酚属于短效麻醉剂,可作为呼吸麻醉插管时的诱导麻醉剂使用,也可以通过持续静脉给药的方式来维持麻醉。体内丙泊酚代谢降解较快,停药后动物可以迅速从麻醉状态苏醒,因此丙泊酚也被称为"注射气体"麻醉剂。丙泊酚的不良反应主要包括对动物心血管和呼吸系统的抑制作用,因此丙泊酚配合呼吸麻醉使用是较为安全的用药方式,在动物出现呼吸抑制时可以及时通气进行复苏。医用级别的丙泊酚注射液接触空气后需在 6 h 内使用,避免药物稳定性变化对动物麻醉效果和健康的影响。

(3) 三溴乙醇(tribromoethanol):商品名阿佛汀,常用于转基因小鼠操作,是胚胎移植相关操作中常用的麻醉剂。三溴乙醇作为一种刺激物,特别是在高剂量、高浓度或重复使用时,腹腔注射后会出现肠粘连,甚至几周后导致肠梗阻,最终造成动物死亡。目前,作为医用级别出售的阿佛汀已经逐步停止生产和销售,很多实验室都是通过化学级别的粉末自行配置,会产生性状不稳定、不良反应不明等问题;当配置的三溴乙醇在非避光情况下存放或预热后,会对动物造成更严重的不良反应。因此,使用三溴乙醇需常用常配,避光及低温保存,同时也不鼓励使用非医用级别的三溴乙醇作为动物麻醉剂。

(4) 三卡因甲基磺酸盐(tricaine methanesulfonate,MS‐222):主要用于麻醉鱼类、两栖动物和其他水生冷血动物。最常用的方法是将动物浸泡在5~50 mg/ml 药物浓度的饲养水域中,动物一旦浸入水中就会很快被麻醉。为保证被麻醉动物的生命体征,应确保麻醉水域的氧气含量和温度。麻醉后通常将动物转移至洁净无药物添加的水域,就可苏醒。

3. 呼吸麻醉用药

呼吸麻醉剂,也称为挥发性或气态麻醉剂,是通过让动物吸入麻醉剂的蒸汽来实施麻醉。气体麻醉药物都是以液态形式存在的,需通过麻醉机与氧气混合蒸发。氧气作为一种载体,然后以氧气的形式输送给动物。呼吸麻醉的深度与血液中麻醉剂的量成正比,而血液中麻醉剂的量与吸入麻醉剂的浓度成正比,可以调整气体的浓度和通气量来精确控制麻醉深度。麻醉气体通过肺部进入动物的循环系统,对中枢神经系统产生影响,通过动物的呼吸行为,将麻醉剂以原化学形式排出体外。相对注射用麻醉剂必须经过肝脏和肾脏代谢和排泄,呼吸麻醉剂更加安全和毒性更小。因此,呼吸麻醉已被广泛应用在动物实验中。

(1) 常用气体:目前常用的呼吸麻醉气体有:恩氟烷(enflurane)、异氟烷(isoflurane)、地氟醚(desflurane)、七氟烷(sevoflurane)以及一氧化二氮(nitrous oxide)。动物实验中常用的是异氟烷和七氟烷,七氟烷比异氟烷起效和复苏更快,但是由于其成本高于异氟烷,因此动物麻醉中异氟烷更有优势。一氧化二氮也可用于动物麻醉操作中,具有轻微的阵痛和肌肉松弛的效果,如联合异氟烷使用可减少异氟烷的使用量,并将动物稳定地维持在麻醉状态。

乙醚也曾经作为麻醉气体被用于动物实验,但是乙醚的组织溶解度较高,起效和复苏都慢,且具有严重的刺激性,对操作人员伤害较大。同时乙醚属于易燃易爆的化学品,从实验室安全角度考虑,在非特殊实验需求情况下,乙醚已不作为呼吸麻醉气体使用。

(2)麻醉形式:在动物呼吸麻醉操作时可使用插管和面罩两种形式,除特殊实验需求外,啮齿类小型动物多采用面罩形式;大型动物多采用插管操作。根据动物体积和肺活量的大小,呼吸麻醉又可分为:重复呼吸链接方式和非重复呼吸式链接方式。体重小于 5 kg 的动物通常采用非重复呼吸式链接方式的呼吸麻醉系统,在麻醉过程中产生的废气通过废气回收罐(scavenger)处理,不再重新回到麻醉气体循环中。体重大于 5 kg 的动物则可采用重复呼吸链接方式的呼吸麻醉系统,即动物呼出的废气通过二氧化碳过滤后再回到麻醉气体循环中,最终废气也是通过回收罐或排风装置处理。

(3)术中监护:采用呼吸麻醉对动物进行操作时,应注意监护动物的主要生命体征和生理指标,确保动物的体温和血压。如出现呼吸抑制、体温下降及心律不齐等情况,应立即关闭手术创口,切断麻醉气体,输送氧气,缓解不良症状。

4. 局部麻醉用药

普鲁卡因的毒性小,见效快,常用于局部浸润麻醉,用时配成 0.5%～1%;利多卡因见效快,组织穿透性好,常用 1%～2% 溶液作为大动物神经干阻滞麻醉,也可用 0.25%～0.5% 溶液作局部浸润麻醉。

5. 神经肌肉阻断药物

神经肌肉阻滞剂药物(neuromuscular blocker drugs,NMBD)可与全身麻醉药一起使用。在需要静止肌肉运动的动物实验中,如眼球实验等,该种药物常作为联合用药。神经肌肉阻滞剂不是麻醉剂,它们只会导致骨骼肌麻痹,如果剂量较高,还会导致呼吸肌麻痹。当它们单独使用时,肌肉麻痹的动物是完全清醒的,可以感觉到疼痛,因此整个过程需对动物实施止痛给药。由于该种药物可导致呼吸抑制,因此在使用神经肌肉阻断剂时,必需配备呼吸机,及时对出现呼吸抑制的动物进行通气恢复。神经肌肉阻断剂也会引起心动过缓、心律失常、心搏骤停及支气管痉挛等症状,甚至出现过敏性休克死亡。常用的神经肌肉阻滞剂包括泮库溴铵(pancuronium)、维库溴铵(vancuronium)和琥珀胆碱(succinylcholine)。

二、止痛剂

实验动物常用的止痛剂,可分为阿片类药物(opioids)和非甾体抗炎药(non-steroidal anti-inflammatory drug,NSAID)。

1. 阿片类药物

阿片类止痛片是从阿片(罂粟)中提取的生物碱及体内外的衍生物,与中枢特异性受体相互作用,能缓解疼痛。常用的阿片类药物主要有:吗啡(morphine)、羟吗啡酮(oxymorphone)、丁丙诺啡(buprenorphine)和芬太尼(fentanyl)。

(1)吗啡:是阿片类药物的原型,它是一种镇静剂,也是一种强效止痛药。它能显著降低呼吸中枢功能,并在较小程度上抑制心功能。在犬身上,注射吗啡经常会引起呕吐和排便。在猫和小鼠的应用中，往往会导致颤抖和抽搐，因此吗啡在小型啮齿类的应用中应该更加谨慎。其他阿片类药物要么是吗啡的衍生物，或合成类似物，一般不会产生类似吗啡的一些不良反应。

（2）羟吗啡酮：能与吗啡发挥同样的止痛作用，但是对呼吸抑制较少，几乎没有心脏抑制作用。其止痛效果比吗啡更有效，而且作用时间更长。

（3）丁丙诺啡：既可以作为术前止痛使用，也可以在术后根据动物所承受痛苦的具体情况继续使用。丁丙诺啡的作用时间相对较长，与其他阿片类药物相比，可以有较长的剂量间隔。丁丙诺啡在大多数实验动物的常规手术后都能提供有效的镇痛作用。然而，对于新陈代谢较快的物种，如小鼠，其作用时间仅为 3~5 h。因此，在使用丁丙诺啡时应注意术前和术后给药的时间间隔，确保有效缓解动物的疼痛。

（4）芬太尼：一种阿片类止痛剂，主要通过外敷形式对动物进行止痛，最长作用实验可以持续 72 h。通常在术前阵痛中就可以采用芬太尼贴片给药，以便充分吸收，使药效持续至术后。也可以每 3 天定期更换贴片，以维持适当的镇痛效果。用芬太尼贴片的时应注意动物撕咬和舔食，对大动物可采用包扎绷带的方法将贴片包裹，防止动物撕咬贴片。

（5）阿片类药物拮抗剂：阿片类镇痛药的优点之一是有特定的药物拮抗剂可以逆转其作用。纳洛啡(nalorphine)和纳洛酮(naloxone)是阿片类药物的典型拮抗药。当阿片类药物引起动物过度中枢神经系统和呼吸抑制时，使用拮抗剂可以缓解症状，恢复正常的生命体征。

2. 非甾体抗炎药

非甾体抗炎药是一类重要止痛药，可与阿片类药物一起使用或作为减轻疼痛的替代药物。这类药物不属于管控药物，比较容易获得。与阿片类药物不同，此类药物不会引起中枢神经系统抑制，尤其对脑部神经系统，因此可应用于脑部神经研究动物实验中。

经典的非甾体抗炎药是阿司匹林(aspirin)，但在动物实验中主要使用美洛昔康(meloxicam)、氟尼辛(flunixin)、酮洛芬(ketoprofen)、卡洛芬(carprofen)和罗贝考昔(Robenacoxib)等药物，以上药物均被证明对缓解疼痛有较好的效果。这些药物有多种剂型，对于那些在恢复后不久就能进食的较大动物来说，口服药物是首选；也可以将该类药物添加进食用果冻中，对术后恢复期无法进食的小型啮齿类动物效果显著。这类药物最常见的不良反应是胃肠道刺激，因此在使用过程中应注意动物饮食和排泄习惯的变化，如出现异常应及时停止给药。

三、麻醉过程注意事项

给动物施行麻醉时，必须注意方法的可靠性，根据不同的动物选择合适的麻醉方法。

（1）麻醉剂的用量，除参照一般标准外，还应考虑个体对药物的耐受性不同，而且体重与所需剂量的关系也并不是绝对成正比。一般说，衰弱和过胖的动物，其单位重所需剂量较小。使用麻醉剂过程中，应随时观察动物的反应，尤其是静脉注射，绝不可将按体重计算出的用量匆忙进行注射。

（2）静脉注射必须缓慢，同时观察肌肉紧张、角膜反射和对皮肤夹捏的反应，当这些活动明显减弱或消失时，应立即停止注射。配制的药液浓度要适中，不可过高，以免麻醉过急；但也不能过低，以减少注入溶液的体积。

（3）动物在麻醉状态下容易出现体温下降，因此保温措施必不可少，避免因失温造成动物出现麻醉并发症,导致动物实验操作失败。除体温监测外,动物麻醉过程中,还应对心率、血压、血氧饱和度以及其他生理指标进行阶段性监测,确保动物在实验过程中能够维持正常生命体征,保证实验过程顺利结束,也便于术后恢复。

（4）小型啮齿类在麻醉后不会主动闭合双眼,长时间麻醉操作后会导致眼球干涩甚至坏死。因此在麻醉过程中需要在动物眼部涂抹眼膏或采取其他保湿措施。

四、实验动物用药量的确定及计算方法

1. 动物给药量的确定

观察一种药物对实验动物的作用时,一个重要的问题就是给动物用多大的剂量较合适。剂量太小,作用不明显;剂量太大,又可能引起动物中毒致死。因此,可以按下述方法确定剂量。

（1）先用少量小鼠粗略摸索中毒剂量或致死剂量,然后用小于中毒量的剂量,或取致死量的若干分之一作为应用剂量,一般可取 $1/10\sim1/5$。

（2）植物药的粗制剂,其剂量多按生药折算。

（3）化学药品可参考化学结构相似的已知药物,特别是化学结构和作用都相似的剂量。

（4）确定剂量后,如第一次用药的作用不明显,动物也没有中毒的表现,可以加大剂量再次实验。如出现中毒现象,作用也明显,则应降低剂量再次实验。一般情况下,在适宜的剂量范围内,药物的作用常随剂量的加大而增强。因此有条件时,最好同时用几个剂量做实验,以便迅速获得关于药物作用的较完整的资料。如实验结果发现剂量与作用强度之间毫无规律时,则更应慎重分析。

（5）用大动物进行实验时,为防止动物中毒死亡,开始的剂量可采用鼠类的 $1/15\sim1/2$,以后可根据动物的反应调整剂量。

（6）确定动物给药剂量时要考虑给药动物的年龄和体质。一般说确定的给药剂量是指成年动物的,如是幼龄动物剂量应减小。如以犬为例:6个月以上的犬给药剂量为1份时,3～6个月的给 $1/2$ 份,45～89日龄的给 $1/4$ 份,20～44日龄的给 $1/8$ 份,10～19日龄的给 $1/16$ 份。

（7）确定动物给药剂量时,要考虑因给药途径不同所用剂量也不同。如口服量为100时,皮下注射量为30～50,肌内注射量为20～30,静脉注射量为25(此处剂量以相对值表示)。

2. 人与动物的用药量换算方法

人与动物对同一药物耐受性不同,通常动物的耐受性要比人大,单位体重的用药量动物也比人要高。必须将人的用药量换算成动物的用药量。一般可按下列比例换算:如果人用药量为1,则小鼠、大鼠为50～100,兔、豚鼠为15～20,犬、猫为5～10。以上系按单位体重口服用药量换算。如给药途径为静脉、皮下、腹腔注射,换算比例应适当减小。

第四节　实验动物去毛及给药方法

一、实验动物常用的去毛方法

动物实验过程中,被毛有时会影响实验操作与观察,因此必须除去。除去被毛的方法主

要有剪毛、拔毛、剃毛和脱毛等几种,可以根据实验动物种类和实验的具体内容来选择使用。

1. 拔毛法

实验动物被固定后,用示指和拇指或者镊子将暴露部位的毛发拔去。进行采血或动、静脉穿刺时,常用此方法暴露血管穿刺的部位。拔毛不但能暴露血管,而且可刺激局部组织产生扩张血管的作用。如作兔耳缘静脉采血,就要拔去静脉表面的被毛。

2. 剪毛法

实验动物被固定后,打湿局部被毛,绷紧局部皮肤,用剪刀紧贴皮肤表面剪去被毛。这是兔和犬的颈部手术,兔胸部、腹部手术的局部皮肤需要去除被毛时常采用的方法。剪毛过程中切不可提起被毛,以免剪伤皮肤。

3. 剃毛法

实验动物固定后,用刷子蘸取温肥皂水将需要暴露部位的被毛湿透,用剪刀剪去被毛,然后用剃毛刀逆着被毛生长方向剃去残留被毛。剃毛时必须绷紧局部皮肤,尽量不要弄破皮肤。剃毛法通常用于大动物手术区域皮肤的术前准备;也可以采用小动物和宠物专用电动剃刀,方便快捷的剃除手术部位毛发。

4. 脱毛法

采用化学脱毛剂进行脱毛的方法叫脱毛法。此法常用于动物无菌手术,局部皮肤刺激性实验,实验动物局部血液循环等的实验观察。

(1) 常用脱毛剂配方。① 配方1:硫化纳8 g溶于100 ml水中。② 配方2:硫化纳:肥皂粉:淀粉的比例为3:1:7,再加水调至糊状。③ 配方3:硫化纳10 g和生石灰15 g溶于100 ml水中。④ 其他:可以购买市售脱毛膏,但在进行动物实验前应通过预实验判断其对实验结果和动物福利的相关内容是否存在不良影响。

(2) 脱毛方法:使用脱毛剂前应剪去局部被毛,但剪毛前不能用水湿润被毛,以免脱毛剂流入毛根造成损伤。脱毛时用镊子夹棉球或纱布团蘸取脱毛剂涂抹一层在已剪去被毛的部位,3~5 min后用温水洗去脱下的毛和脱毛剂。再用干纱布将水擦干,涂上一层油脂。操作时动作应轻巧,以免脱毛剂沾在实验人员的皮肤或黏膜上,造成不必要的损伤。配方1和配方2适用于兔和啮齿类动物的脱毛,配方3适合于犬脱毛。

二、实验动物给药方法

为了观察药物对实验动物机体功能、代谢及形态引起的变化,常需要将药物注入动物体内。给药的途径和方法多种多样,可根据实验目的、实验动物种类和药物剂型、剂量等情况确定。

1. 注射给药法

1) 皮下注射

注射时用左手拇指及示指轻轻捏起皮肤,右手持注射器将针头刺入,固定后即可进行注射。一般小鼠在背部或前肢腋下,大鼠在背部或侧下腹部;豚鼠在后大腿内侧、背部等脂肪少的部位;兔在背部或耳根部注射;犬多在大腿外侧注射,拔针时,轻按针孔片刻,以防药液逸出。

2) 皮内注射

此法用于观察皮肤血管的通透性变化或观察皮内反应。如将一定量的放射性同位素溶液、颜料或致炎物质、药物等注入皮内,观察其消失速度和局部血液循环变化,作为皮肤血管通透性观察指标之一。

3) 肌内注射

当给动物注射不溶于水而混悬于油或其他溶剂中的药物时,常采用肌内注射。肌内注射一般选用肌肉发达、无大血管经过的部位,多选臀部和颈部。注射时针头要垂直快速刺入肌肉,如无回血现象即可注射。给大、小鼠作肌内注射时,选大腿外侧肌肉进行注射。

4) 腹腔注射

先将动物固定,腹部用75%乙醇棉球擦拭消毒,然后在动物右侧腹部将针头刺入皮下,沿皮下向前推进约0.5 cm,再使针头与皮肤呈45°角方向穿过腹肌刺入腹腔,此时有落空感,回抽无肠液、尿液后,缓缓推入药液。此法大小鼠用得较多。

5) 静脉注射

将药液直接注射于静脉管内,使其随着血液分布全身,迅速奏效。但排泄较快,作用时间较短。

(1) 小鼠、大鼠静脉注射:常采用尾静脉注射。鼠尾静脉共有3根,左右两侧和背侧各1根,两侧尾静脉比较容易固定,故常被采用。操作时,先将动物固定在暴露尾部的固定器内,用75%乙醇棉球反复擦拭使血管扩张,并可使表皮角质软化,以左手拇指和示指捏住鼠尾两侧,使静脉充盈,注射时针头尽量采取与尾部平行的角度进针。开始注射时宜少量缓注,如无阻力,表示针头已进入静脉,这时用左手指将针和鼠尾一起固定起来,及时解除对尾根部的压迫,便可进行注射。如有白色皮丘出现,说明未穿刺入血管,应重新向尾部方向移动针头再次穿刺。注射完毕后把尾部向注射侧弯曲以止血。如需反复注射,尽量从尾的远端开始。每次注射量为每10克体重0.1~0.2 ml。

(2) 豚鼠静脉注射:一般采用前肢皮下头静脉。豚鼠的静脉管壁较脆,注射时应特别注意。

(3) 兔静脉注射:一般采用外耳缘静脉,因其表浅易固定。注射部位除毛,用75%的乙醇消毒,手指轻弹兔耳,使静脉充盈,左手示指和中指夹住静脉的近心端,拇指绷紧静脉的远心端,无名指及小指垫在下面,右手持注射器,尽量从静脉的远端刺入血管,移动拇指于针头上以固定,放开食、中指,将药液注入,然后拔出针头,用手压迫针眼片刻以止血。

(4) 犬静脉注射:犬的静脉注射多采用前肢外侧静脉或后肢外侧的小隐静脉。注射部位除毛后,在静脉血管的近心端用橡皮带扎紧,使血管充盈,从静脉的远心端将注射针头平行血管刺入,回抽注射器针筒,如有回血,即可放开橡皮带,将药液缓缓注入。

2. 经口给药法

1) 口服法

把药物放入饲料或溶于饮水中让动物自动摄取。此法优点简便易行,缺点是不能保证剂量准确。通常适用于动物疾病防治或药物毒性实验,以及与营养有关的人类疾病动物模型复制。

2) 灌胃法

在急性实验中,多采用灌胃法。此法剂量准确。灌胃法是用灌胃器将所应投给动物的药物灌到动物胃内。灌胃器由注射器和特殊的灌胃针(针的前端均为钝形)构成。小鼠的灌胃针长 2.5～3.8cm,直径为 1.25～2.25 mm,大鼠的灌胃针长 3.8～10cm,直径 2.25～4.0 mm。

（1）大、小鼠灌胃法：用左手固定鼠,右手持灌胃器,将灌胃针从鼠的口腔插入,压迫鼠的头部,使口腔与食管成一直线,将灌胃针沿咽后壁慢慢插入食管,可感到轻微的阻力,此时可略改变一下灌胃针方向,以刺激引起吞咽动作,顺势将药液注入。对小型啮齿类动物进行灌胃操作的最大体积控制在动物体重的 1‰,例如 25 g 的小鼠最大灌胃剂量为 0.25 ml。但因液体体积量小,会导致操作误差增大。因此,实际操作中可按药物属性适当调整灌胃剂量,例如 30 g 的小鼠灌胃剂量为 0.4～0.5 ml。

（2）犬、兔灌胃法：先将动物固定,再将开口器的小孔插入动物口中,再慢慢沿上腭壁插入食管,将灌胃管的外端浸入水中,如有气泡逸出,则说明灌胃管误入气管,需拔出重插。插好后,将注射器连接于灌胃管将药液推入。灌胃操作结束后先拔出灌胃管,再拿出开口器。灌胃剂量兔为 10 ml/kg,犬理想灌胃剂量为 5～8 ml/kg,最大灌胃剂量为 15 ml/kg。

3. 其他途径给药方法

（1）呼吸道给药：呈粉尘、气体及蒸气或雾等状态的药物或毒气,均需要通过动物呼吸道给药。如实验时给动物乙醚作吸入麻醉、用锯末烟雾制作慢性气管炎动物模型等,特别在毒理学实验中应用更为广泛。

（2）皮肤给药：为了鉴定药物或毒物经皮肤的吸收作用、局部作用、致敏作用和光感作用等,均需采用经皮肤给药方法。如兔和豚鼠常采用背部一定面积的皮肤脱毛后,将一定的药液涂在皮肤上,药液经皮肤吸收。

（3）脊髓腔内给药：主要用于锥管麻醉或抽取脑脊液。

（4）脑内给药：常用于微生物学动物实验,将病原体等接种于被检动物脑内,然后观察接种后的各种变化。

（5）直肠内给药：常用于动物麻醉。兔直肠内给药时,常采用灌肠的胶皮管或用 14 号导尿管代替。

（6）关节腔内给药：常用于关节炎的动物模型复制。

第五节　实验动物的采血方法

动物实验中,经常要采集实验动物的血液做质量检测、细胞学实验和生理生化分析,掌握正确的采血技术对于顺利开展动物实验非常重要。如何选择采血方法,主要取决于动物种类、实验目的和所需血量的多少。

一、大鼠、小鼠采血方法

1. 割尾采血

需血量很少时常用此方法,如进行红细胞和白细胞计数,以及血红蛋白测定和制作血涂片等。用刀片轻轻滑过尾部血管,轻轻挤压后,血即从断端流出。采血结束后,立即消毒和止血。用此法每只小鼠可每次采血约 0.1 ml,大鼠约 0.4 ml。

2. 颌下静脉采血

颌下静脉采血用于小样本的连续血液采集方法,连续采样时应交替采集脸颊两侧的血样,并轻轻地清除血块。白化小鼠在上颌静脉有一个明显的表征,类似于一个秃斑或发旋,可以沿着下颌骨的曲率找到这个明显的标记处。颌下静脉就在这个标记处的下面,在下颌骨的凹槽里。也可以选择下颌骨到耳朵边缘的中心位置为穿刺位置进行定位。采血时用普通手术刀片或专用刀片的尖端,刺破颌下静脉所在的位置,血流会自动流出。

3. 颈(股)静脉或颈(股)动脉采血

将小鼠麻醉,剪去一侧颈部外侧被毛,做颈静(动)脉分离手术,用注射器即可抽出所需血量。大鼠则多采用股静脉或股动脉。大鼠麻醉后,剪开其腹股沟处皮肤,即可看到股静脉,将此静脉剪断或用注射器采血即可;股动脉较深需做钝性剥离暴露,然后再采血。

4. 断头采血

采用此种方法采血,需训练有素的人员才能够操作,并且需经过充分的实验动物福利审查后在科学判断的基础上才能够实施。这种方法主要用于其他采血过程可能会影响实验结果的情况下,即无可替代的其他方法可利用。操作时,使用锋利的专用闸刀,在动物还未警觉前迅速地将动物头部与身体分离,此时血液可流入已准备好的容器中。

5. 心脏采血

心脏穿刺采血是小鼠一次性大量采血的最佳方法,25～30 g 的小鼠一次最多可以采 0.8～1.0 ml。操作前将麻醉后的小鼠固定好,让小鼠仰卧,左手轻轻捏住小鼠腹部皮肤,作为着力点,右手持 1 ml 注射器,针尖斜面朝上,从剑突与左肋弓的交界处刺入,与腹部呈 20° 夹角,一直向上插入,心脏就在这条直线上,整根针头几乎全部进入体内后,稍抽针芯,给予一点负压,观察有无血液流入注射器,如果没有则保持负压稍稍向后退针,通常此时可见血液流入注射器。见血后保持注射器位置不动,匀速向后抽注射器,保持枕芯与血液平面大约 0.1 ml 距离,即有一定的负压。也可以从小鼠心脏所在第 3 和第 4 肋间进针,20～30 g 的小鼠心脏一般位于两上肢连线下 0.5 cm 中线稍偏左。进针时,左手大拇指和示指轻触心脏部位,感觉心脏的搏动,注射器倚靠大拇指以稍倾斜接近垂直的角度进针,在进针前同样需要稍抽针芯,给予一点负压,在观察有血液回流后,开始抽取。

二、豚鼠采血方法

1. 耳缘切口采血

先将豚鼠耳消毒,用刀片沿血管方向割破耳缘,切口约长 0.5 cm,在切口边缘涂上 20% 的枸橼酸钠溶液,防止血凝,则血可自切口处流出。此法每次可采血 0.5 ml。

2. 背中足静脉采血

固定豚鼠,将其右或左后肢膝关节伸直,脚背消毒,找出足静脉,左手拇指和示指拉住豚鼠的趾端,右手将注射针刺入静脉,拔针后立即出血。

3. 心脏采血

用手指触摸,选择心跳最明显的部位,把注射针刺入心脏,血液即流入针管。心脏采血时所用的针头应细长些,以免发生采血后穿刺孔出血。

三、兔采血方法

1. 耳缘静脉采血

将兔用固定器固定,拔去耳缘静脉局部的被毛,消毒,用手指轻弹兔耳,使静脉扩张,用针头刺耳缘静脉末端,或用刀片沿血管方向割破一小切口,血液即流出。此法为最常用的兔采血方法,可多次使用。

2. 耳中央动脉采血

将兔用固定器固定,在兔耳中央有一条较粗的、颜色较鲜红的中央动脉。用左手固定兔耳,右手持注射器,在中央动脉的末端,沿着与动脉平行的向心方向刺入动脉,即可见血液进入针管。由于兔耳中央动脉容易痉挛,故抽血前必须让兔的耳朵充分充血,采血时动作要迅速。采血所用针头不要太细,一般用 6 号针头,针刺部位从中央动脉末端开始,不要在近耳根部采血。

3. 颈静脉采血

方法同啮齿类小鼠及大鼠的颈静脉采血。

4. 心脏采血

清醒状态下使兔仰卧固定,穿刺部位在第 3 肋间胸骨左缘 3 mm 处,针头刺入心脏后,持针手可感觉到兔心脏有节律的跳动。此时如观察不到血液回流,可以前后进退调节针头的位置,注意切不可使针头在胸腔内左右摆动,以防损伤兔的心、肺。

四、犬采血方法

1. 后肢外侧小隐静脉采血

后肢外侧小隐静脉位于犬后肢胫部下 1/3 的外侧浅表皮下,由前侧方向后行走。采血时,将犬固定,局部剪毛并消毒,采血者左手紧握剪毛部位上部或扎紧止血带,使下部静脉充血,右手用连有针头的注射器刺入静脉,左手放松,以适当速度抽血即可。

2. 前肢背侧皮下头静脉采血

前肢背侧皮下头静脉位于前脚爪的上方背侧的正前位。采血方法同上。

3. 颈静脉采血

前两种方法需技术熟练,且不适于连续采血。大量或连续采血时,可采用颈静脉采血,方法同小鼠、大鼠的颈静脉采血方法。

4. 股动脉采血

本法为采取动脉血最常用的方法,操作简便。稍加训练的犬,在清醒状态下将犬仰卧位固定,后肢向外伸直,暴露腹股沟三角动脉搏动的部位,剪毛、消毒,左手中指及示指探摸股动脉跳动部位,并固定好血管,右手取连有针头的注射器,针头由动脉跳动处直接刺入血管,若刺入动脉一般可见鲜红血液流入注射器,有时还需微微转动一下针头或上下移动一下针头,方见鲜红血液流入。有时可能刺入静脉,必须重抽。抽血毕,迅速拔出针头,用干药棉压迫止血 2~3 min。

第六节　实验动物的安乐死

一、小鼠及大鼠的安乐死

1. 二氧化碳方法

二氧化碳方法是常用的小鼠安乐死方法。吸入二氧化碳可迅速降低细胞内的 pH 值，导致酸中毒和出现可逆的麻醉状态。当动物吸入 100％浓度二氧化碳后会迅速导致神经反射和传导的抑制；吸入 7.5％的二氧化碳时会降低其对痛觉的感知；当吸入 30％的二氧化碳或更高浓度时，会导致深度麻醉甚至死亡。当动物突然吸入大量二氧化碳时，会产生由于酸中毒、呼吸抑制和恐惧感所造成的痛苦；但是当浓度缓慢增加时，会在可能出现这些痛苦感觉之前，动物即已经失去知觉并进入深度麻醉期。根据美国兽医学会（American Veterinary Medical Association，AVMA）关于动物安乐死指南中的描述，对大鼠和小鼠实施二氧化碳操作时，气体流量应控制在每分钟 10％～30％缓慢地充盈安乐死容器内，动物出现死亡症状后应维持此浓度至少 1 min，确保动物不会从深度麻醉中苏醒；当动物从安乐死容器中取出时，可通过刺激足底或结膜角的方法确保相关疼痛反射已消失。在实施二氧化碳方法对大鼠和小鼠安乐死过程中还应该注意以下情况。

（1）安乐死容器应为透明的容器或动物饲养笼盒，可减少动物的恐惧感，同时操作人员也可以随时观察到动物的状态；当动物出现窒息挣扎等行为时，应停止操作，减少动物的痛苦，待动物恢复后再采用合理的二氧化碳浓度和流量进行安乐死。

（2）干冰产生的二氧化碳不适用于安乐死。

（3）大鼠和小鼠不能够在同一个容器中同时进行安乐死操作，避免给动物造成不必要的恐惧，甚至出现打斗现象。同一容器中实施安乐死的动物不宜太过密集，过于拥挤也会对动物造成恐惧感和导致动物间互相伤害。安乐死容器中的动物都应确保能够四肢着地。

（4）一批动物安乐死结束后，应清理安乐死容器，同时清空残留的二氧化碳（二氧化碳比重大于空气，因此会残留在容器底部），避免下一批动物进入容器后直接暴露在高浓度的二氧化碳中。

（5）无论选择什么方法，都必须采用第二种物理方法对动物死亡进行确定。颈椎脱臼、放血、打开胸腔以及采集组织器官等方法，都可以作为确保动物死亡的方法。

（6）安乐死后的动物必须根据相应的国家和地方法规进行无害化处理。

2. 其他方法

（1）麻醉剂过量：是一种可以接受的安乐死方法。常用安乐死的麻醉剂分为吸入麻醉剂和注射麻醉剂，为确保动物福利的顺利实施，避免给动物造成其他不必要的损伤，安乐死使用的麻醉剂也需尽量使用医用级别药物。

（2）部分条件性接受的安乐死方法：某些实验过程中，可能需要采集血液或组织而不能使用二氧化碳窒息或其他化学物质过量等方法。此时需要在非麻醉状态下实施物理方法安乐死，如颈椎脱臼或断头法。但是，这些方法只能在科学依据合理的情况下使用，并且必须经过所在单位"实验动物饲养与管理委员会"的批准。与小鼠相比,大鼠较少使用颈椎脱臼法,因为大鼠的体积较大,实施颈椎脱臼较为困难。在美国《AVMA 指南》中对动物实施颈椎脱臼安乐死限制了大鼠体重,规定实施颈椎脱臼安乐死的大鼠体重必须低于 200 g(通常为未成年的大鼠)。

二、其他小型啮齿类

其他小型啮齿类动物的安乐死方法与大、小鼠安乐死方法一致。需注意不同个体的大小和年龄,针对新生动物在采用二氧化碳方法安乐死时,应注意其对二氧化碳具有较强的耐受力,因此需要更多的气体和时间。新生动物也可以用断头等方法对其进行安乐死,在刚出生时痛觉神经发育尚未完善,快速操作也可减少动物的痛苦。针对胎儿时期的动物实施安乐死,可以采取安乐死母体的方法。

三、兔的安乐死

1. 常用可接受的安乐死方法

(1)二氧化碳方法:兔对二氧化碳会有抵抗行为,表现为主动屏住呼吸,这样对实验兔采用二氧化碳方法实施安乐死比较困难;通常采用对兔镇静或麻醉后,再采用二氧化碳的方法进行安乐死。

(2)颈椎脱臼:兔也可以采用颈椎脱臼的方法实施安乐死,体重小于 200 g 的新生兔此法操作比较方便,体型较大的兔则不建议使用此方法,需要多人配合麻醉后再进行颈椎脱臼。

(3)麻醉剂过量:与其他动物一样,兔也可以采用注射麻醉剂过量的方法实施安乐死,但需注意麻醉剂医用等级、注射方式和剂量。

2. 特殊情况

当实验兔进行非存活手术后,可以在深度麻醉后,采用心脏注射氯化钾,打开胸部以及放血的方法,这些都是可以接受的安乐死方法。

四、犬的安乐死

犬的安乐死既可采用过量麻醉剂法,也可以用急性失血法。犬深度麻醉后,暴露股三角区,用手术刀在股三角区做一个约 10 cm 的横切口,把股动、静脉全切断,立即出血。用一块湿纱布不断擦去股动脉切口周围处的血液和血凝块,同时不断地用自来水冲洗流血,使股动脉切口保持畅通,犬在 3～5 min 内即可致死。采用此种方法,动物十分安静,对脏器无损伤,对采集病理组织标本是一种较好的方法。

大型动物不建议使用二氧化碳的方法安乐死。犬还可以采用深度麻醉后心脏注射氯化钾的方法进行安乐死。采取以上任何一种方法进行安乐死,都应通过第二种物理的方法来确定动物死亡。

五、猴的安乐死

静脉注射过量麻醉剂是非人灵长类安乐死的一种常用方法。过量麻醉剂可在动物接受非存活手术或在实验结束时镇静情况下进行注射。与其他实验动物一样,安乐死动物的死亡必须得到验证。

第七节　裸鼠的肿瘤接种

一、肿瘤细胞接种

将培养的细胞收集起来调整到适宜浓度重悬于不含血清的培养液或 PBS 中,放于冰盒中携至动物房,直接注射即可。注射时一般采用带有 6 号(23G)针头的注射器,取适量细胞悬液注射于裸鼠的皮下,注射部位视实验要求而定,一般在腋下或背部皮下,每个接种部位注射 0.1～0.2 ml。细胞接种后 2～3 周后,一般瘤块生长至 1～1.5 cm 时,可采用组织块接种法大批量接种用于实验,也可作为瘤株传代。具体肿瘤块生长的限度需根据所在机构相关人道终点的标准界定,需确保动物未承受过多的痛苦,动物福利有所保障。

二、肿瘤组织块接种

将荷瘤鼠的瘤块取出后,切开,选出生长良好而无变性坏死、呈淡红色的瘤组织,切成小块(约 5 mm×5 mm);在受体动物腹部外例剪开一个小口,用无钩眼科镊子夹取小块,送入切口内皮下。本法多用于建瘤株初期和少量接种。接种部位以腋窝和鼠蹊部为佳,特别是腋窝部皮肤松弛能使瘤结长得较大,宿主寿命也可延长。需大批量接种实验时,可采用将 1 mm×1 mm 大小的瘤组织放入 6 号穿刺针中,由裸鼠的颈后背皮肤或腋窝处刺入将组织块接种于裸鼠皮下。具体接种部位还应根据实验需求和动物接种肿瘤后的活动性而定,接种部位肿瘤生长后不应影响动物的正常活动行为。

参考文献

1. Leary S, Cartner S, Corey D. et al. AVMA Guidelines for the Euthanasia of Animals:2013 Edition[R]. American Veterinary Medical Association,2013.
2. HuiChu Lin, Paul Walz. Farm animal anesthesia[M]. Hoboken:John Wiley & Sons Inc,2014.
3. Flecknell P. Laboratory animal anaesthesia[M]. 3rd ed. Amsterdam:Elsevier, 2009.
4. Weichbrod RH, Thompson GA, Norton JN. Management of animal care and use programs in research, education, and testing[M]. 2nd ed. New York:Taylor & Francis Group,2018.
5. Tasker L. Methods for the euthanasia of dogs and cats:comparison and recommendations[R]. World Society for the Protection of Animals,2013.
6. Fish RE, Brown MJ, Danneman PJ, et al. Anesthesia and analgesia in laboratory animals[M]. 2nd. London (UK):Academic Press, Elsevier Inc,2008.